KNAUR

Über das Buch:
Wenn Frauen die Sprechstunde von Dr. med. Silke Bartens besuchen, geht es nicht mehr nur um klassische Frauenthemen, sondern auch immer öfter um intime, ästhetische Gesundheits- und Schönheitsfragen, oder auch um psychosomatische und traumatisierende Beschwerden, wie sexuelle Gewalt, Missbrauch und andere Erfahrungen.
Frausein hat viele Facetten. Schon in der Pubertät beschäftigen sich Mädchen mit sexuellen Schönheitsidealen. Die Pille scheint sich einerseits in ein Lifestyle-Produkt mit zahlreichen Wirkungen inklusive Nebenwirkungen verwandelt zu haben, andererseits wollen aber auch immer mehr junge Frauen auf die Verhütung mit einer Pille verzichten. Schwangere werden heute so intensiv betreut wie nie zuvor. Warum gibt es aber immer weniger risikofreie Schwangerschaften und immer mehr terminierte Kaiserschnitte?
Kann eine Frau auch ohne Hormone durch die Wechseljahre kommen? Und wie reagiert sie auf Arzneimittel und Therapieempfehlungen der Industrie?

Frauensache ist ein wegweisendes Gesundheitsbuch für Frauen von 13 bis 93 Jahren, das alle diese relevanten weiblichen Themen aus schulmedizinischer sowie auch aus komplementärer Sicht umfassend und kritisch behandelt. Es macht Mut, selbstbestimmt zu entscheiden, indem es ausführlich erklärt und aufklärt.

Über die Autorin:
Dr. med. Silke Bartens war mehr als 13 Jahre als Oberärztin in verschiedenen Kliniken in der Schweiz, u.a. in der Universitätsfrauenklinik in Basel, sowie in einer großen Münchner Frauenklinik tätig, bevor sie 2008 ihre Praxis für Frauenheilkunde und Geburtshilfe, gynäkologische Onkologie und Psychoonkologie eröffnete. Sie lebt mit ihrem Mann, Dr. Werner Bartens, Arzt, Autor und Wissenschaftsjournalist bei der Süddeutschen Zeitung, und den drei Kindern bei München.

DR. MED. SILKE BARTENS

Frauensache

Alles über die weibliche Gesundheit

Illustrationen im Innenteil
von Lisa Braasch und Tom Menzel

KNAUR

Besuchen Sie uns im Internet:
www.knaur.de

Aus Verantwortung für die Umwelt hat sich die Verlagsgruppe
Droemer Knaur zu einer nachhaltigen Buchproduktion verpflichtet.
Der bewusste Umgang mit unseren Ressourcen, der Schutz unseres Klimas
und der Natur gehören zu unseren obersten Unternehmenszielen.
Gemeinsam mit unseren Partnern und Lieferanten setzen wir uns für
eine klimaneutrale Buchproduktion ein, die den Erwerb von Klimazertifikaten
zur Kompensation des CO_2-Ausstoßes einschließt.
Weitere Informationen finden Sie unter: www.klimaneutralerverlag.de

FSC www.fsc.org MIX Papier | Fördert gute Waldnutzung FSC® C083411

Aktualisierte Taschenbuchausgabe Januar 2023
Knaur Taschenbuch

Ein Imprint der Verlagsgruppe Droemer Knaur GmbH & Co. KG, München

Unter Mitarbeit von Dr. med. Werner Bartens
Redaktion: Nadine Lipp
Covergestaltung: Isabella Materne
Coverabbildung: Наталья Дьячкова/AdobeStock
Bildnachweis:
SOFAROBOTNIK, Augsburg & München, teilweise unter
Verwendung von Illustrationen von Shutterstock.com
Lisa Braasch und Tom Menzel, teilweise unter
Verwendung von Illustrationen von Shutterstock.com
S. 343 Maxi Matuschka
Satz: Wilhelm Vornehm, München
Druck und Bindung: CPI books GmbH, Leck
ISBN 978-3-426-78652-9

2 4 5 3 1

Inhalt

Vorwort

Seit 28 Jahren arbeite ich, Silke Bartens, in der Frauenheilkunde. 15 Jahre lang war ich in verschiedenen Kliniken tätig, seit 13 Jahren bin ich in eigener Praxis niedergelassen. Ich wusste bald, dass mich dieses Fach begeistern würde, denn es bietet ein weites Spektrum: junge und alte Patientinnen, gesunde und kranke Frauen.

Kleine und große Operationen, Geburtshilfe und Schwangerschaftskonflikte, unerfüllter Kinderwunsch, psychosomatische Beschwerden und schwere Krebserkrankungen – das waren und sind die Themen, die mich interessieren, bei denen es immer noch viel zu lernen gibt. Vieles ist im Wandel, manches bleibt gleich. Die Illusionen oder der Wunsch, dass sich die Medizin immer weiter für die Patienten verbessert, haben sich nur zum Teil bewahrheitet. Zwar sind eine Menge neuer Testverfahren auf den Markt gekommen, aber nicht alle helfen, und es gibt immer weniger Zeit, darüber zu sprechen.

Ich wollte immer in einem Team arbeiten, in Krankenhäusern in der Schweiz (in St. Gallen, Schaffhausen und Basel) waren die Hierarchien flach, die Kompetenzen hoch. Ich lernte von erfahrenen Hebammen die Geburtshilfe und von hervorragend ausgebildeten Krankenschwestern den Umgang mit Krebspatientinnen.

Mit den Jahren legte ich meinen Schwerpunkt in die Betreuung von Krebspatientinnen. Immer wieder wurde mir von Kolleginnen und Kollegen die Frage gestellt, wie ich das aushalten könne, so oft und so viel mit so schwer kranken Frauen zu tun zu haben, und ob mich das nicht zu sehr belaste.

Der Kontakt mit schwer kranken Menschen ist eine Bereicherung für mich bis heute. Genauso wie der Kontakt zu schwangeren Frauen, die keine Patientinnen sind, denn sie sind nicht krank. Das ist das Besondere in diesem Fachgebiet: Wir haben neben den kranken auch mit gesunden Menschen zu tun.

Immer wieder stellen uns die »Fortschritte« in der Medizin, neue Diagnosegeräte, genetische Testverfahren und Hightech-Operationsmöglichkeiten vor Herausforderungen. Vieles ist machbar geworden, die personalisierte Medizin ein großes Ziel.

Eines kann aber kein Test, kein Gerät und keine Telemedizin ersetzen: das Gespräch mit den Patientinnen. Dies ist der für mich wesentliche Teil einer guten Medizin. Vertrauen aufzubauen und in schweren Zeiten und hilflosen Momenten den Bedürftigen zur Seite stehen, das ist es, warum ich genau diesen Beruf gewählt habe.

Dieses Buch enthält viele Beispiele aus meiner praktischen Erfahrung. Sie sollen verdeutlichen, mit welchen typischen Beschwerden und Fragen Frauen in eine gynäkologische Praxis kommen. Natürlich ist das nur ein kleiner Ausschnitt aus einem großen Spektrum. Und natürlich sind die Namen der Patientinnen nicht real und die Beispiele verfremdet und verändert und damit so stark anonymisiert, dass sie keiner einzelnen Frau zugeordnet werden können.

Ein Besuch bei der Frauenärztin/beim Frauenarzt kann viele Gründe haben – eine Routinekontrolle, unklare Beschwerden, eine Schwangerschaft, ein unerfüllter Kinderwunsch oder eine schwere Krankheit wie beispielsweise Krebs. Was immer auch der Anlass für Fragen und Sorgen ist: In diesem Buch sollen die Erwartungen und Hoffnungen, aber auch die Ängste und Sorgen der Frauen im Mittelpunkt stehen. Es ist sowohl für das Arzt-Patientinnen-Verhältnis als auch für die richtige medizinische Betreuung hilfreich, die eigenen Sorgen und Nöte zu kennen beziehungsweise sich zunächst darüber klar zu werden – und sich dann gut verstanden zu wissen. Auch dazu wollen wir mit diesem Buch einen Beitrag leisten.

Gute Medizin bedeutet aber nicht nur, den nötigen Rat, die hilfreiche Behandlung und die passende Ansprache im Gespräch für jede Frau zu finden, sondern auch niemanden mit unnötigen oder fragwürdigen Untersuchungen oder Therapien zu belasten. Auch wenn es überraschend klingt: In der modernen Medizin ist der Nutzen vieler ärztlicher Maßnahmen nicht hinreichend belegt. Bei manchen Tests und Therapien überwiegt sogar der Schaden den Nutzen. **Überdiagnose und Übertherapie** gehören mittlerweile zu den **größten Risiken in der Medizin.** Deshalb wollen wir im Folgenden nur etwas empfehlen, wovon wir uns auch tatsächlich Hilfe, Linderung oder Heilung versprechen und was auf einer seriösen wissenschaftlichen Basis beruht.

Gemäß den Prinzipien der **evidenzbasierten Medizin (EbM)** ist es uns besonders wichtig, dass es fundierte Belege dafür gibt, dass eine Behandlung wirkt und ein Test oder eine Untersuchung auch die gewünschte Klarheit bringen. Das ist leider keineswegs selbstverständlich, aber aus unserer Sicht eines der wichtigsten Kriterien für fundierte Entscheidungen, egal ob sie Diagnostik, Therapie oder Nachsorge betreffen. Wir greifen deshalb in diesem Buch auf gesichertes Wissen zurück und warnen vor obskuren Angeboten und fragwürdigen Versprechen.

Dazu gehört auch, dass wir manche »alten Zöpfe« und medizinischen Rituale kritisch hinterfragen. So hat es beispielsweise in der Behandlung von Beschwerden in den Wechseljahren, zur Notwendigkeit des Kaiserschnitts, aber auch in der Bewertung der Mammografie in den vergangenen Jahren eine Neuausrichtung gegeben, die auf gründlicheren Untersuchungen und besseren Erkenntnissen beruht. Dieses Wissen wollen zwar immer noch nicht alle Ärzte anerkennen, es darf den Frauen aber nicht weiter vorenthalten werden.

Übersteigerte Körperbilder und Körperideale sind allgegenwärtig und mittlerweile zu einem medizinischen Problem geworden. Sie finden sich längst nicht nur im Fernsehen und in Zeitschriften, sondern auch in den sozialen Medien. Ständig Bilder zu sehen, wie man aussehen könnte oder auszusehen hat, verunsichert viele Frauen. Der Trend scheint unaufhaltsam zu sein: Auf Facebook, Instagram, Snapchat und Whatsapp werden täglich millionenfach Bilder ausgetauscht, wie sich Mädchen und junge Frauen sehen wollen und welche Vorstellungen und Posen sie bewundern. Schnell wird aus der vagen Sehnsucht ein sozialer Druck, diesen Bildern auch selbst entsprechen zu müssen. Zu einem wohligen Körpergefühl und souveränen Selbstbewusstsein trägt das nicht gerade bei. Manche Frauen macht es sogar krank.

Unter dieser Dauerberieselung von Einflüssen und Einflüsterungen – und vielen anderen Einmischungen mehr, die das Leben von Frauen betreffen – ist es manchmal schwierig, sich unabhängig zu informieren und für sich die richtige Entscheidung zu treffen. Was der einen Frau hilft, kann für die andere gänzlich unpassend sein. Für viele Patientinnen ist es hilfreich, wenn sie herausfinden, was ihnen guttut und was für sie angemessen ist. Auf diesem Weg soll dieses Buch Begleitung und Hilfestellung geben, Rat anbieten und Raum lassen – und Frauen verschiedene Möglichkeiten aufzeigen sowie Antworten näherbringen, die sich nicht mit einer schnellen Suche im Internet finden lassen.

Das Gesundheitswesen ist die umsatzstärkste Branche in Deutschland wie auch in vielen anderen Ländern. Das zieht unseriöse Anbieter an sowie Menschen, bei denen hauptsächlich die ökonomischen Interessen im Vordergrund stehen. In keinem Bereich gibt es so viele Lobbyisten, Einflüsterer und PR-Berater wie im Gesundheitswesen. Aber nicht nur Pharmaindustrie und Medizingerätehersteller wollen verdienen, sondern auch die diagnostischen und therapeutischen Rituale in Kliniken und Arztpraxen sind manchmal in erster Linie ökonomisch und nicht medizinisch motiviert. Sie dienen nicht immer dem Wohle der Patientinnen.

Neben der Medizin selbst sind aber auch jene Zweige an der Gesundheitsindustrie beteiligt und profitieren davon, die mit Mode, Medien, Kosmetik, Körperpflege, Ernährung, Diät, Lifestyle und Wellness handeln. Sie versuchen – manchmal absichtlich, manchmal unbewusst –, Frauen wahlweise ein schlechtes Gewissen einzureden oder ihnen nahezulegen, worauf sie zu achten haben und was sie unbedingt verändern sollten. Zahlreiche Empfehlungen reden ihnen ein, worauf sie verzichten sollten, wie sie auszusehen haben und was sie besser essen, trinken und sonst noch unbedingt mit sich anstellen sollten. Nicht immer bekommt das den Frauen gut.

Wir möchten hingegen die Frauen in dem bestärken, was ihnen guttut, und sie ermuntern, sich nichts einreden zu lassen. Außerdem wollen wir ihnen zeigen, was helfen, lindern und heilen kann und wie sie sich und ihrem Körper Wohlgefühl und Wohlbefinden verschaffen. Manchmal braucht es dazu große Veränderungen, oft ist es aber auch nur ein kleiner Schritt. Die Wege dahin aufzuzeigen und Möglichkeiten zu eröffnen, ist ein Anfang.

Der weibliche Körper

Frauen merken schon früh im Leben, dass sie anders sind als Männer. Mit Beginn der Pubertät verändert sich ihr Körper nicht nur äußerlich, indem Brüste und Schamhaare wachsen. Der Körper beginnt sich regelmäßig, im Monatsrhythmus, anders anzufühlen und anders zu reagieren. Wenn man sich an die regelmäßigen Veränderungen erst einmal gewöhnt hat, kann es beunruhigend werden, wenn sie plötzlich nicht eintreten. Bleibt die Periode aus, die meist doch eher als unangenehm empfunden wird, kann es ein Grund zur Sorge sein. Hatte ich zu viel Stress? Bin ich ungewollt schwanger? Oder steckt eine Krankheit dahinter? In seinen Regelmäßigkeiten und Unregelmäßigkeiten spricht der Körper der Frau zu ihr. Und so gehört es zur Kunst einer jeden jungen Frau, ihren Körper kennenzulernen, seine Signale zu hören und sie deuten zu können.

Wird eine Frau schwanger und bekommt ein Kind, sind die Veränderungen noch umfassender, die sie an sich, in sich und mit sich spürt. Im eigenen Körper wächst ein neues Leben heran und das stellt schon vor der Geburt vieles und anschließend nahezu alles auf den Kopf. Wochenbett und Stillzeit sind ein weiterer Abschnitt im Leben einer Frau, der ihr ein völlig neues Erleben beschert. Und mit den Wechseljahren wird wieder alles ganz anders. Der Körper verändert sich, die Stimmung und die Wahrnehmung sind plötzlich auch anders, und manche Frauen gewinnen einen neuen Zugang zu Liebe, Lust und Körperlichkeit.

Viele Frauen wissen oder lernen über die Jahre, was ihnen in schwierigen Phasen und in Zeiten der Veränderung hilft und wie sie sich sowohl körperlich als auch seelisch etwas Gutes tun können. Allerdings ist nicht jede Frau in der Lage, gut zu sich zu sein und so für sich zu sorgen, dass sie sich auch wohlfühlt. Frauen sind sich manchmal unsicher und vertrauen ihrem Körpergefühl nicht. Sie lassen sich irritieren von den vielfältigen Empfehlungen, mit denen ihnen vermittelt wird, was sie zu tun, zu spüren und wie sie sich zu verhalten haben. Sie fühlen sich unter Druck gesetzt, alles richtig zu machen.

Doch meistens sind diese Ratschläge nicht gut gemeint, geschweige denn gut gemacht. Im besten Fall handelt es sich um **medizinische Mythen, Märchen und Traditionen,** die unhinterfragt weitergegeben werden – weil etwas »schon immer« so gemacht wurde und sich für Mädchen und Frauen angeblich »so gehört«. Häufiger sind allerdings **Moden, Marketing und merkantile Interessen** der Grund für unsinnige Trends, die Frauen unnötig belasten. Übertriebene und ständig wechselnde **Schönheitsideale** tragen ebenfalls immer häufiger dazu bei, dass sich Frauen mit sich und ihrem Körper nicht mehr wohlfühlen. Sie fragen sich verunsichert: Bin ich noch normal?

Frauen leiden anders

In der neueren Menschheitsgeschichte waren Frauen selten gänzlich unabhängig und sich selbst und ihren Wünschen und Entscheidungen überlassen. Ihr Körper war schon früh das Ziel von Untersuchungen und Ratschlägen, aber auch von Peinigungen und schmerzhaften Eingriffen durch Ärzte, selbst ernannte Heiler und andere Behandler. Häufig waren diese Eingriffe schlecht getarnte Übergriffe. Den Frauen ist es selten gut ergangen, wenn andere für sie und über ihre Köpfe hinweg entschieden haben.

So weit wir historisch zurückblicken können, wurden Weiblichkeit, Sexualität, Schwangerschaft und Geburt fast durchgehend **reguliert, eingeengt, beschnitten und gemaßregelt.** Sie waren ein Instrument der Politik. Haben sich Frauen dagegen gewehrt, wurden sie zumeist ausgegrenzt, verfolgt, verfemt, denunziert oder wahlweise zu Hexen, Irren oder lasterhaften Wesen erklärt. Oft wurde ihnen Gewalt angetan, und sie mussten fürchterliche Misshandlungen ertragen, wenn sie sich abweichend verhielten.

Die sogenannte sexuelle Revolution in den 1960er-Jahren hat den Frauen in den westlichen Ländern zu einem gewissen Grad die Macht und Kontrolle über ihre Körper gegeben, mit der Antibabypille war die Frau nun unabhängiger. Dennoch wurde und wird in der Medizingeschichte nicht immer zum Wohle der Frau gehandelt. Wenn in den letzten Jahren in Deutschland der uralte und wichtige Beruf der Hebamme immer mehr zurückgedrängt wird, ist das ebenso gefährlich wie bedauerlich, da für eine unkomplizierte Geburtshilfe nicht ein Arzt, sondern eine Hebamme gebraucht wird. Und das ist eine Entwicklung, die nicht dem Wohle der Frau dient. Gleichzeitig nimmt unter diesem vorgegebenen Motto die in allen Disziplinen zu beobachtende Absicherungshaltung in der Medizin zu, sie trägt dazu bei, dass immer mehr **unnötige, überflüssige und gefährliche Untersuchungen** und Behandlungen durchgeführt werden.

Unter anderem davor wollen wir Frauen mithilfe dieses Buches schützen.

Die Medizin hat die Unterschiede der Geschlechter lange vernachlässigt und tut es häufig immer noch. Außerhalb der Gynäkologie und Geburtshilfe fehlt vielen Ärzten das Bewusstsein dafür, dass Frauen anders leiden als Männer. In den Heilberufen muss erst noch die Wahrnehmung dafür geschärft werden, dass es geschlechtertypische Krankheiten und ein **geschlechtertypi-**

sches Krankheitserleben gibt. Erst seit wenigen Jahren spielen Tagungen, Fachartikel und Forschungsstellen für »genderspezifische Medizin« überhaupt eine Rolle in der Heilkunde.

Es muss betont werden, dass der weibliche Körper anders funktioniert als der männliche, dass er anders altert, anders auf Therapien reagiert und dass die gleiche Krankheit oft unterschiedlich erlebt wird. Für Frauen hat dies manchmal handfeste Nachteile: In Europa sterben beispielsweise 55 Prozent der Frauen an Herz-Kreislauf-Erkrankungen – gegenüber 45 Prozent der Männer. Trotzdem gilt der Herzinfarkt als typische Männerkrankheit. Dies führt dazu, dass Frauen mit Infarkt länger auf den Notarzt warten, im Krankenhaus 20 Minuten später und seltener invasiv – etwa mithilfe eines Herzkatheters – behandelt werden. Ihr Leiden gilt als nicht so dringlich, und sie bekommen auch weniger Medikamente. Frauen werden in der Kardiologie zu wenig berücksichtigt, zu wenig erforscht und zu schlecht therapiert.

Dies liegt auch daran, dass **Frauen andere Symptome** haben: Männer spüren beim **Infarkt** typischerweise eine Enge in der Brust und Schmerzen, die in die Schulter, das Kinn oder den linken Arm ausstrahlen. Frauen sind hingegen im Falle eines Infarkts eher kurzatmig und erschöpft, haben eventuell Rückenschmerzen oder Bauchdrücken. Ein Grund für die Unterschiede ist, dass bei Männern der Herzmuskel im Alter schneller abgebaut wird. Die Kranzgefäße von Frauen scheinen hingegen Schädigungen besser reparieren zu können.

Auch als Forschungsobjekt sind die Frauen benachteiligt: Bis heute sind an klinischen Studien nur zu etwa 25 Prozent Frauen beteiligt – meist werden männliche Studenten untersucht. Untersuchungsergebnisse von jungen Männern lassen sich aber selten auf Frauen mittleren Alters übertragen. Manchmal spielt der Geschlechtsunterschied für die Forschung keine Rolle, manchmal wird dadurch hingegen verkannt, was Frauen tatsächlich besser helfen könnte.

Die Benachteiligung von Frauen in der Forschung hat auch historische Gründe: Nach den Skandalen um Contergan und das Östrogen Diethylstilbestrol, das bei Töchtern behandelter Frauen Krebs auslöste, wurden zunehmend mehr Männer rekrutiert. Immerhin gibt es einige Fortschritte. Inzwischen versucht man, den Rückstand aufzuholen. Es gibt Forschungsstellen für Gender-Medizin, und von den amerikanischen Gesundheitsinstituten wurde von 1992 an die **Women's Health Initiative (WHI)** gegründet, die schon zahlreiche Fragen zur Frauengesundheit untersucht hat.

Die WHI-Studien an mehr als 160 000 Frauen im Alter zwischen 50 und 79 Jahren gehören zu den größten Untersuchungen weltweit. **Sie erfassen, wie sich Ernährung, Vitamine und Hormone auf Herzleiden, Krebs und Osteoporose auswirken.** 2002 deckte eine Teilstudie der WHI-Untersuchung auf, dass die Hormongabe Frauen in den Wechseljahren mehr schaden als nutzen kann.

Die wenigen Beispiele zeigen, dass es für die Medizin und die Wahrnehmung von Gesundheit insgesamt von Bedeutung ist, dass Frauen anders krank sind und anders gesund werden als Männer. Das Bewusstsein dafür muss in allen Bereichen der Heilkunde noch wachsen und gestärkt werden.

Das Temperament von Frauen, ihre Stimmungen und ihre Lust in unterschiedlichen Lebensphasen und innerhalb des monatlichen Zyklus wurde – von Männern – immer wieder auf die angeblich ja so ganz andere Biologie der Frau zurückgeführt. Ärzte diskutierten noch im 19. Jahrhundert auf Kongressen und in Lehrbüchern darüber, ob Frauen bei seelischen Schwankungen nicht das »unruhige« Organ, also die Gebärmutter, entfernt werden sollte. Bis heute wird die operative Entfernung der Gebärmutter (in der Fachsprache Uterus, aber eben auch Hyster) als **Hysterektomie** bezeichnet. Auch der Begriff **»hysterisch«** ist sprachlich darauf zurückzuführen – eine krankhafte Aufgeregtheit, die auf das »störrische« Organ zurückgeführt wurde.

Solche Vorschläge werden heutzutage zwar nicht mehr gemacht, dafür ist das Bild von der Frau als **»hormongeplagtem Wesen«** noch immer aktuell. In den 1980er-Jahren haben Frauenärzte immerhin noch diskutiert, ob nicht Hormone ins Trinkwasser gemischt werden sollten. Dieser Vorschlag war nur halb scherzhaft gemeint, und es ist vermutlich vor allem deshalb nichts daraus geworden, weil dann auch die Männer dem künstlichen Hormonschub ausgesetzt gewesen wären.

Jene Ärzte, die in der Frau vor allem das Mängelwesen sehen, gehen davon aus, dass die Frau mithilfe von Operationen, Medikamenten und anderen medizinischen Interventionen erst wieder in ihre körperliche wie auch seelische Balance gebracht werden muss, um gesellschaftlich wie sexuell »zu funktionieren« und den Erwartungen zu entsprechen. Fast das ganze Leben der Frau ist schließlich von »besonderen Umständen« geprägt: Pubertät, bestimmte Phasen des Zyklus, Schwangerschaft, Geburt, Wochenbett und Wechseljahre gelten als chronische Ausnahmesituationen, die medizinisch kontrolliert und gegebenenfalls behandelt werden sollten.

Diese Wahrnehmung von Frauen lässt außer Acht, dass die psychische, soziale wie auch biologische Vielfalt mit all ihren Schwankungen und Eigenheiten einen wichtigen Teil des weiblichen Erlebens ausmacht und weder anormal noch krankhaft ist. Die Frau ist kein Mängelwesen, dem medizinisch auf die Sprünge geholfen werden muss.

In der Frauenheilkunde können viele schwierige Fragen auftauchen: Während einer Schwangerschaft steht für viele Paare die Frage im Raum, ob sie die Angebote der vorgeburtlichen Diagnostik in Anspruch nehmen sollen. Zur Geburtserleichterung wünschen sich immer mehr Frauen einen Kaiserschnitt, was jedoch nicht nur Erleichterung, sondern auch Schwierigkeiten mit sich bringen kann. Bei unerfülltem Kinderwunsch gibt es diverse, aber oftmals anstrengende Verfahren, um doch noch den ersehnten Nachwuchs zu bekommen. In der Krebsmedizin stehen viele verschiedene Therapien zur Verfügung, die unterschiedlich belastend – aber auch unterschiedlich Erfolg versprechend sind.

Aber auch bei eigentlich harmlosen Beschwerden oder leichteren Beeinträchtigungen fürchten viele Frauen gleich, dass sie krank sein könnten. Sie haben Unterleibsschmerzen oder Blutungen zwischendurch und sind dann gleich in Sorge, dass etwas Ernsthaftes dahintersteckt. Weil das eigene Körperbild so oft hinterfragt wird, werden Frauen verunsichert und fragen sich, ob sie und ihr Körper noch normal sind.

Leider geht es auch in der Medizin zunehmend ums Geld. Der **ökonomische Druck in Krankenhäusern und Arztpraxen** erhöht die Zahl der fragwürdigen Angebote, die Patienten unterbreitet werden. Medizinische Mythen und eingeschliffene Denk- und Verhaltensmuster tragen ein Übriges dazu bei, dass viele Frauen nicht in Ruhe auf sich und ihren Körper hören können. Ihnen fehlt die Muße, um gelassen abzuwägen, was sinnvoll ist und was sie besser bleiben lassen sollten. Sie werden bedrängt, statt frei entscheiden zu können.

Auf die Errungenschaften und Erkenntnisse der wissenschaftlichen Medizin möchte niemand mehr verzichten. Sie hat vieles erleichtert und manche Krankheit geheilt. Trotzdem ist es für gesunde Frauen wie für Patientinnen wichtig, ihren eigenen

Weg im Dschungel der Behandlungen, Angebote und Anpreisungen zu finden. Dazu gehört es auch, dass sie sich die Zeit nehmen und ihnen Zeit gelassen wird, sich an neue Lebensumstände zu gewöhnen oder um die passenden therapeutischen und diagnostischen Entscheidungen zu treffen, wenn es denn nötig sein sollte.

Junge Frauen

Ein Mädchen wird zur jungen Frau, wenn sie sich nicht nur äußerlich verändert, indem ihre Brüste wachsen und Schamhaare sprießen, die größte Veränderung, die im Leben einer jeden Frau den Übergang zu einer neuen Zeit markiert, ist das Einsetzen der Menstruation. Von verhasst zu heiß erwartet wird die Menstruation sie nun einen Großteil ihres Lebens begleiten.

Die erste Menstruation, der erste Zyklus

Irgendwann ist es so weit. Mit elf, zwölf, 13 oder 14 Jahren bekommt ein Mädchen zum ersten Mal seine Periode. Manchmal bleibt es zunächst bei einer einmaligen Blutung, von einem Zyklus kann dann noch keine Rede sein. Es ist normal, dass die Periode zu Beginn nicht regelmäßig kommt – bei den meisten Mädchen ist das so. Eine weitere Blutung kann nach vier Wochen, aber auch erst nach drei, vier Monaten das nächste Mal auftreten. Die Hormone werden ja noch unregelmäßig produziert, und der **Zyklus** ist deshalb **zunächst instabil.** Das ist allerdings kein Grund zur Sorge, denn mit der Zeit stellt sich bei fast allen jungen Frauen alle 26 bis 35 Tage der Zyklus ein.

Noch ist auch unter Wissenschaftlern ungewiss, warum der kindliche Körper überhaupt plötzlich auf Pubertät umstellt. So viel ist klar: Der Prozess beginnt im Gehirn. Die Nebenniere stimuliert die Nervenzentren in der Hirnanhangsdrüse, dann werden Hormone abgesondert, die auf die Keimdrüsen einwirken, Östrogen und andere Geschlechtshormone überschwemmen den Körper. Es dauert nicht lange, und ein Wachstumsschub setzt ein, die Schamhaare und andere Körperhaare sprießen, die Brust wächst, die erste Regelblutung setzt ein.

Sprechstunde

Die Mutter kommt mit Julia, ihrer elfjährigen Tochter, in die Praxis. Das Mädchen sitzt verschüchtert neben ihr und sagt wenig. Ihre Mutter redet hingegen ohne Unterlass: Bald steht für die Tochter eine Klassenfahrt mit einer Woche Aufenthalt im Schullandheim an. Einige Freundinnen der Tochter haben schon einen regelmäßigen Zyklus. Julia hat vor zwei Monaten das erste Mal ihre Tage bekommen, danach aber nicht mehr. Was tun, wenn sie unterwegs ihre Periode bekommt? Muss sie Angst vor Schmerzen haben, kann man etwas dagegen tun? Und kann sie schon Tampons benutzen?

Gerade **junge Mädchen** empfinden die Schmerzen, die durch die Muskelkontraktionen der Gebärmutter ausgelöst werden, **zu Beginn der Periodenblutung oftmals stärker.** Manche werden sogar in der Schule ohnmächtig und meiden den Sportunterricht. Dabei hilft gerade Bewegung, um die Beschwerden zu lindern.

Tampons erleichtern den Alltag. Mädchen können damit schwimmen gehen und müssen nicht den Sportunterricht versäumen. Allerdings haben viele Mädchen anfangs Angst, sich zu verletzen, und Respekt davor, einen Tampon einzuführen. Hilfreich ist es, zunächst die kleinsten Größen (Mini) zu benutzen und ein wenig **Creme** auf dem **Tampon** zu verteilen, damit er **geschmeidiger** wird. Zu Hause kann in Ruhe probiert und geübt werden. Dabei muss kein Mädchen Angst haben, ihr

Jungfernhäutchen zu verletzen. Es ist nämlich keine geschlossene Membran, sondern nur ein weicher, durchlässiger Ring.

Mit der Zeit lernt die junge Frau sich und ihren Körper immer besser kennen. Sie spürt, wenn sie bald ihre Tage bekommt. Sie merkt, wie sie sich dann fühlt und was ihr in dieser Zeit guttut. Ob sie lieber Tampons benutzt oder Binden oder eine Menstruationstasse, muss sie erst herausfinden, und das ist auch eine Frage der Gewöhnung.

Wie stark die Beschwerden während der Menstruation sind, ist von Frau zu Frau unterschiedlich. Manche spüren kaum etwas davon, andere fühlen sich richtig krank. Gerade am Anfang, im jugendlichen Alter, können die Schmerzen besonders stark sein. Die krampfartigen Kontraktionen der Gebärmutter durchziehen dann den gesamten Unterleib. Manche Frauen leiden in dieser Zeit zusätzlich unter starken Kopfschmerzen und Übelkeit.

Was Frauen hilft, kann ganz unterschiedlich sein. Manchmal tun es schon ein bisschen Ruhe und eine Wärmflasche, bei ande-

Was hilft

Natürliche Abhilfe gegen Zyklusbeschwerden

- Wärmflasche
- Krampflösende Tees (Fenchel, Schafgarbe, Kamille)
- Magnesiumhaltige Getränke und Vitamin B (besonders enthalten in Fisch, Milchprodukten, Brokkoli oder Spinat)
- Mönchspfeffer/Keuschlamm (Agnus castus) als Tablette oder in Tropfenform, allerdings muss das Mittel über zwei, drei Monate täglich eingenommen werden
- Gänsefingerkraut
- Schüssler-Salze (Magnesium)

ren Frauen helfen hingegen nur Schmerzmittel. Verschiedene pflanzliche Präparate werden ebenfalls als wohltuend empfunden. Die richtige Form der Entspannung und ein Tee wirken oft auch schon Wunder und bringen Linderung.

Unser ärztlicher Rat: Bei jeder Frau beginnt der weibliche Zyklus anders. Er ist unterschiedlich lang, und die Beschwerden sind unterschiedlich stark. Das ist kein Grund zur Sorge. Wichtig ist in dieser Zeit, für sich herauszufinden, was hilfreich ist und Beschwerden lindert. Grundsätzlich spricht nichts gegen Tampons, die Anwendung sollte in Ruhe geübt werden. Erfahrungsgemäß nehmen junge Mädchen, die zum ersten Mal ihren Zyklus haben, aber lieber Binden.

Wenn die Pubertät immer früher beginnt

Wenn ein Mädchen zu einer jungen Frau wird, geht das mit etlichen Veränderungen einher. Diese Entwicklung ist zwar besonders für die junge Frau selbst irritierend, sie kann sich aber auch auf das ganze Umfeld auswirken. Die **körperlichen Veränderungen** sind deutlich sichtbar, aber auch **seelisch** spielt sich in dieser Zeit vieles ab. Der Busen beginnt etwa im Alter von zehn Jahren zu wachsen, Schamhaare sprießen mit elf. Wichtig ist es für Mädchen und junge Frauen in dieser Zeit, geduldig mit sich zu sein und dem Körper wie der Seele genügend Zeit zu gönnen. Dazu gehört auch, sich zu nichts drängen zu lassen.

Die Pubertät kann in einer Familie für alle Beteiligten anstrengend sein: Autoritäten werden angezweifelt, es geht um neue Freiheiten, um die gerade erlangte Autonomie und um große Pläne. Selten geht das völlig reibungslos vonstatten. Genervte Eltern schlagen schon mal vor, auf der Stirn ihrer pubertieren-

Entwicklung der Brust und der Schambehaarung in der Pubertät: die Tanner-Stadien

I

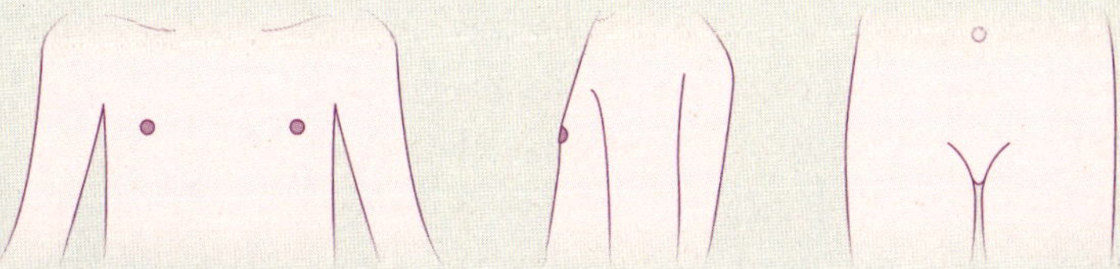

- keine tastbare Drüse
- keine Schambehaarung

II

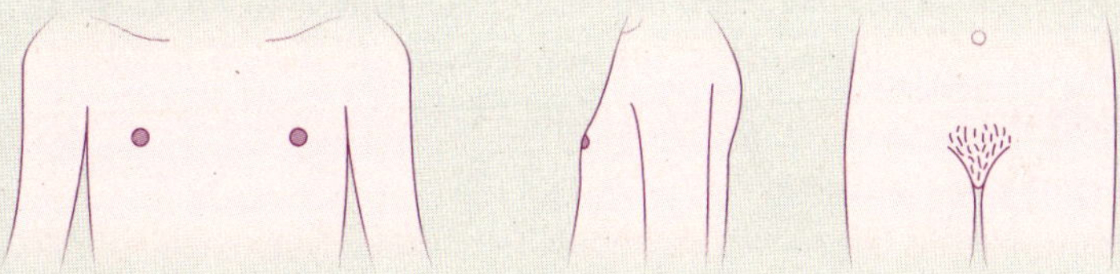

- Knospenbrust-Stadium: Warzenhof vergrößert, Drüse vorgewölbt
- wenige Schamhaare im Bereich der Schamlippen

III

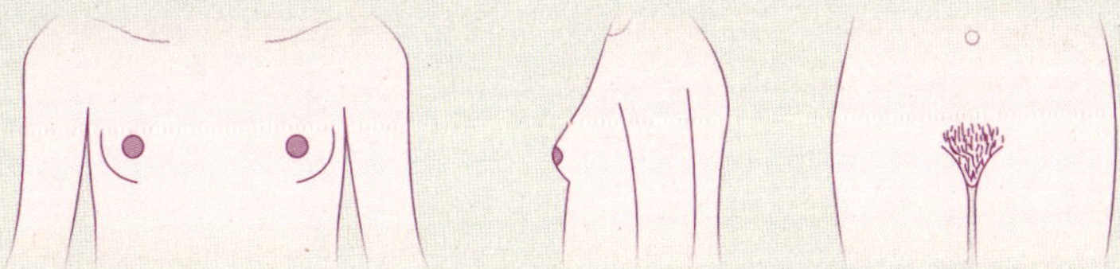

- weitere Vergrößerung der Brustdrüse, Drüse größer als Warzenhof
- dunkle, gekräuselte Schamhaare im Bereich des Schambeins

IV

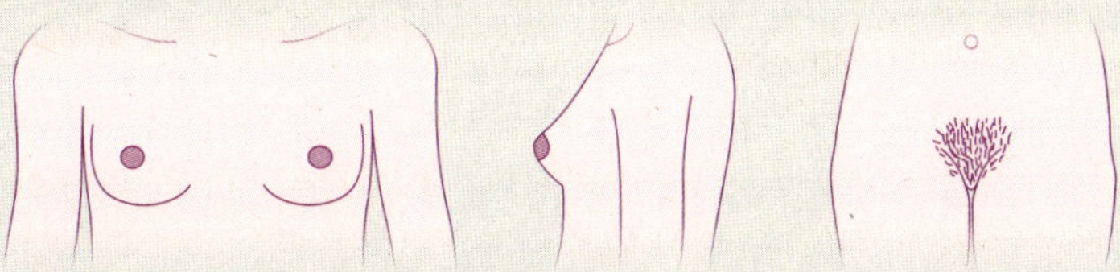

- Drüse im Warzenhofbereich hebt sich ab
- Schambehaarung vom adulten Typ, jedoch weniger ausgebreitet

V

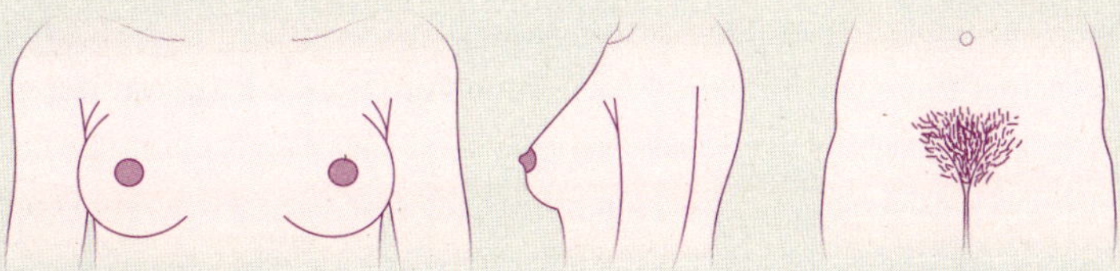

- reife Brust: Warzenhof weicht in die allgemeine Brustkontur zurück
- kräftige Behaarung nach oben begrenzt, u. U. Übergreifen auf die Oberschenkelinnenseite

den Kinder ein Schild anzubringen: »Wegen Umbau geschlossen.«

Zudem scheint die äußere Verwandlung immer früher zu beginnen. Die Pubertät geht häufig schon bei Neunjährigen los. Wissenschaftler haben verschiedene Erklärungen, wissen aber auch nicht mit letzter Sicherheit, warum sich der Beginn der Pubertät immer weiter nach vorne verschiebt.

Ein Hauptgrund, dass **die Pubertät immer früher einsetzt,** ist vermutlich die reichhaltigere Ernährung – um sich überhaupt fortpflanzen zu können, ist genügend Fettgewebe nötig. Erst wenn der Körper lebenswichtige Funktionen sichergestellt und ausreichend Substanz hat, kann er sich einen Luxus wie die Pubertät überhaupt leisten. Ohne ausreichende Reserven keine Pubertät.

Den Zusammenhang zwischen Fett und der Fähigkeit zur Reproduktion belegt das umgekehrte Phänomen, die Magersucht. In diesem Fall fehlen die körperlichen Reserven: Wenn der Organismus nicht ausreichend Energie zur Verfügung hat, reduziert er schon bald die Sexualfunktion. Aufgrund dieser Sparmaßnahme haben magersüchtige Frauen keinen Zyklus mehr und können nicht schwanger werden.

Womöglich lösen auch chemische Substanzen wie Bisphenol A die frühe Pubertät aus. Die Plastikbestandteile finden sich in etlichen Haushaltsmitteln und enthalten Stoffe, die dem weiblichen Geschlechtshormon Östrogen gleichen. Sie signalisieren dem Körper, mit der Entwicklung vom Mädchen zur Frau loszulegen. Aber auch Belastungen, die auf moderne Lebensgewohnheiten zurückgehen, wie ein ständig erhöhter Lärmpegel, Licht, Umweltverschmutzung und wenig Schlaf könnten Auslöser sein.

Auch wenn **Stress** ein insgesamt zu häufig benutzter Begriff ist, gibt es Hinweise dafür, dass seelische Belastungen den Beginn der

Faktoren, die zu einem früheren Pubertätsbeginn beitragen

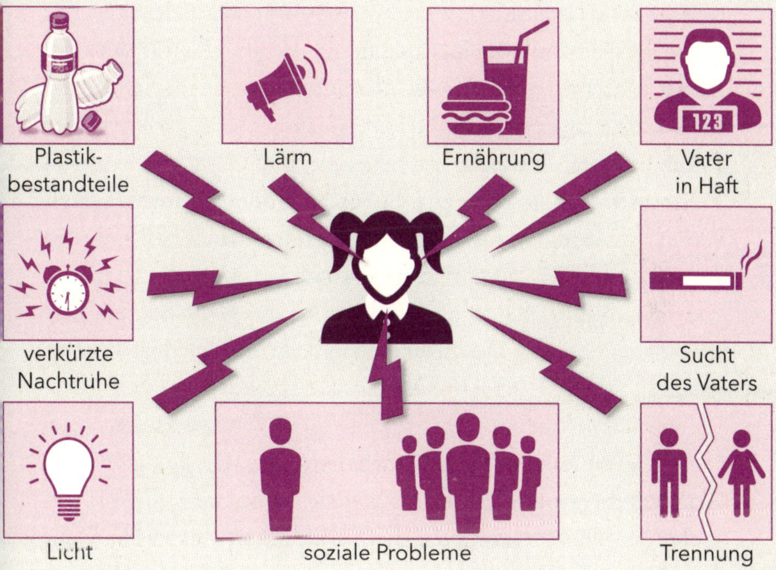

Pubertät beschleunigen. Ist die Mutter während der Schwangerschaft oft angestrengt, kann dies zu einer früher einsetzenden Pubertät beitragen. Sind Frauen während der Schwangerschaft viel Stress ausgesetzt, besteht die Gefahr, dass Kinder früher geboren werden. Den Wachstumsrückstand machen sie schnell wieder wett, aber in der Folge beginnt bei ihnen häufig auch die Pubertät früher. Aus evolutionsgenetischer Sicht könnte das daran liegen, dass Kinder **schnell erwachsen** werden und fortpflanzungsfähig sein müssen, **wenn ihr Leben ständig in Gefahr zu sein scheint.** Dieses Bedrohungsgefühl treibt den Körper zur Eile an, sodass die Entwicklung eben etwas früher abgeschlossen wird.

Zudem kommen Kinder auch dann früher in die Pubertät, wenn sie in schwierigen sozialen Verhältnissen aufwachsen, das heißt also, dass eine anstrengende Kindheit den Körper stimuliert, eher zu pubertieren. Die Biologie gibt das Signal, dem Elend schnell zu entkommen, was wiederum soziale Schwierigkeiten mit sich bringen kann.

Eine wissenschaftliche Studie zeigte, dass Mädchen früher in die Pubertät kommen, wenn sie im Vor- oder Grundschulalter waren, als ihre Eltern sich trennten oder ihre Väter auffällig waren, das heißt eine Gefängnisstrafe absitzen mussten, zu Gewalt neigten oder drogenabhängig waren. Auch hier mag die seelische Belastung die Entwicklung der Kinder beschleunigt haben.

Das alles geht nicht spurlos an der Kinderseele vorüber: Mädchen, die früher pubertieren als andere, sind eher schwermütig. Zudem haben sie nicht so viel Zeit, die üblichen Entwicklungsphasen zu durchleben. Sie müssen sich bereits in der Welt der Erwachsenen behaupten, während andere noch unbeschwert Kind sein dürfen. Womöglich gleicht sich das später aus. Denn kommen Mädchen früh in die Pubertät, verläuft diese oftmals langsamer. Die Entwicklung kann 18 Monate dauern – oder aber auch fünf Jahre. Demnach würde das Ende der Pubertät doch bei den meisten Mädchen in einen recht ähnlichen Altersabschnitt fallen.

Statistiken belegen, dass seit 150 Jahren das Alter, in dem durchschnittlich die Pubertät beginnt, immer weiter gesunken ist. Bekamen Mädchen im 19. Jahrhundert ihre erste Regelblutung meist zwischen dem 15. und 17. Lebensjahr, liegt der Durchschnitt heute bei zwölf Jahren. In den 1980er-Jahren fielen amerikanischen Ärzten weitere Veränderungen auf. Seit den 60ern wurde angenommen, dass die Brust bei Mädchen mit etwa elf

Jahren zu wachsen beginnt, in den 80ern aber bemerkten Ärzte, dass häufig schon acht oder neunjährige Mädchen zu ihnen kamen, denen schon Brüste und Schamhaare wuchsen.

Nachdem die Kinderärzte in einer großen Studie 17 000 Mädchen untersucht hatten, wussten sie: Durchschnittlich beginnt die Brust bei weißen Mädchen bereits zu wachsen, bevor sie zehn Jahre alt sind, bei schwarzen sogar noch früher. Mit der Veröffentlichung dieser Befunde Ende der 1990er-Jahre wurde eine Debatte um die immer kürzere Kindheit angestoßen, die bis heute anhält – und manche Eltern massiv beunruhigt.

Dabei ist die Veränderung ganz normal: Alles gerät durcheinander, wird geschüttelt und auf den Kopf gestellt. Es braucht eine Weile, bis das wieder sortiert ist und sich gesetzt hat. Das gesellschaftliche Umfeld ist oft recht verständnisvoll und gesteht

Pubertätsbeginn bei Mädchen seit dem 19. Jahrhundert

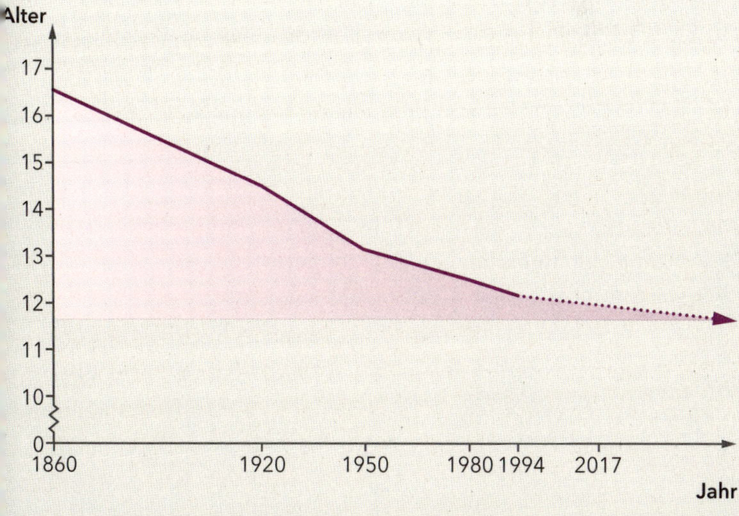

jungen Menschen in dieser Phase zu, dass der Unterschied zwischen ihrer sexuellen Reife und der Lebensreife noch ziemlich groß ist.

Setzt die Pubertät hingegen immer früher ein, wirkt die **Schere zwischen der körperlichen und der geistigen Reife** allerdings noch größer. Auch der Abstand zwischen der Selbst- und Fremdwahrnehmung nimmt zu: Sind Mädchen mit elf Jahren körperlich schon voll entwickelt und sehen aus wie Frauen, werden sie in einem sexuellen Kontext wahrgenommen – obwohl sie sich selbst noch wie Kinder fühlen.

Moden und Ideale in der Pubertät

Früher probierten Jugendliche relativ naiv aus und ließen sich überraschen. Heute haben bereits Kinder eine Erwartung, was beim ersten Kuss passieren sollte, sie haben eine Vorstellung davon, was danach geschehen könnte, und entwickeln eine Art Zeitplan, was bis zu welchem Alter alles dran ist. Auch die ästhetischen Vorstellungen sind festgelegt, Beispiel Körperbehaarung: Die war früher selbstverständlich, sogar Stars und Sternchen konnten in den 80er-Jahren noch ihre Achselhaare in der Öffentlichkeit zeigen, ohne dass jemand Anstoß daran genommen hätte.

Das Schönheitsideal hat sich verändert. Heute sind Scham- und Achselhaare unter Jugendlichen und zunehmend unter Erwachsenen nicht mehr akzeptabel – es gibt kaum noch Frauen unter 50, die nicht rasiert sind. Sobald die ersten Haare sprießen, haben Jugendliche den Drang, sie schnell abzurasieren. Das ist nicht unbedingt ihr originärer Wunsch – sie wollen schlicht so aussehen wie ihre Idole im Internet, im Kino oder auch in der Werbung.

Je früher die Pubertät beginnt, desto früher fangen die Eltern an, sich zu sorgen. Etwas widersprüchlich ist die Angst vor einer frühen Pubertät allerdings schon – alles andere soll schließlich auch immer früher erledigt sein: Kinder kommen eher in die Schule, ihre Zeit dort ist verkürzt, das Studium wird ebenfalls gestrafft. Der Führerschein und das Wahlrecht werden in einigen Ländern schon mit 16 vergeben. Aber wenn die Periode früher beginnt und sich bei Neunjährigen Brüste wölben, fürchten offenbar viele Eltern, dass ihre Kinder zu schnell erwachsen werden und die unschuldige Zeit zu früh endet.

Eine frühe Pubertät kann in der Tat gesundheitliche Nachteile haben. Sie hemmt das Wachstum, früh pubertierende Mädchen sind häufig kleiner. Außerdem erhöht sie das Risiko für Brustkrebs – zwar nur in geringem Maße, aber je länger die Brust den weiblichen Geschlechtshormonen ausgesetzt ist, desto wahrscheinlicher ist es, dass sich bösartige Veränderungen bilden. Hormone können das Wachstum von Tumorzellen beeinflussen (siehe Kapitel Brustkrebs). Ein später Beginn der Wechseljahre erhöht übrigens ebenfalls das Risiko, Brustkrebs zu bekommen, weil die Hormone länger ausgeschüttet werden. Auch dann dauert der Einfluss der Geschlechtshormone länger an.

Und auch die psychischen Faktoren sind nicht zu unterschätzen: Wenn Mädchen schon in der Grundschule Brüste wachsen, ist das nicht einfach für sie. Sie müssen sich an ihren veränderten Körper gewöhnen und es ertragen, wenn Mitschüler sie hänseln. Andererseits weckt die frühere Reife auch ein früheres körperliches und sexuelles Interesse. Die Pubertät aufzuhalten würde deshalb womöglich auch zu weniger Teenagerschwangerschaften führen.

Dabei stimmt ein Vorurteil überhaupt nicht – das von der Jugend, die durch frühe Aufklärung und Pornografie immer jünger, immer hemmungsloser und immer öfter Intimkontakte eingeht. Was hingegen stimmt: Jugendliche benehmen sich heute in der Mehrheit ziemlich verantwortungsbewusst. 90 Prozent berichten in Umfragen, erst dann **sexuell aktiv** zu werden, wenn sie den Partner sehr gut kennen. Und ebenfalls 90 Prozent der Jugendlichen verhüten zuverlässig.

Doch was spricht dagegen, dass Mädchen früh pubertieren – und ist es gar therapiebedürftig? Viele Ärzte empfehlen, die biologische Entwicklung einfach zu akzeptieren – und die Kinder zu unterstützen, wenn sie ein offenes Ohr oder Hilfe brauchen. Zudem sollte darauf geachtet werden, dass sie nicht übergewichtig werden und genügend Sport treiben. Damit werden wenigstens diese Risikofaktoren für eine früh einsetzende Pubertät minimiert.

Pubertät und Autonomie

In der Pubertät sind verschiedene Entwicklungsschritte notwendig, um selbstständig und erwachsen zu werden:

1. Wichtig ist die gelungene Ablösung von den Eltern. Jugendliche müssen Gleichaltrige finden, die ihnen Zuneigung und Geborgenheit bieten.
2. Die soziale Anerkennung unter Gleichaltrigen ist wichtig. Eltern können hier keinen Einfluss nehmen.
3. Der Weg in die Selbstständigkeit muss zwar in der Pubertät beginnen, aber ihn zu Ende zu gehen ist manchmal schwierig. Junge Menschen bleiben auch danach oft lange abhängig - ein Umstand, der durch die eigene Unselbstständigkeit bis zum Alter von fast 30 Jahren, aber auch durch lange Ausbildungszeiten begünstigt wird. Eltern müssen sich hier umstellen: Behandeln sie junge Erwach-

sene weiterhin wie Kinder, benötigen diese umso mehr Zeit, um sich ihre eigene Freiheit zu erkämpfen und mündig zu sein.

Geht die Entwicklung weiter wie bisher, müssen sich Mädchen zukünftig vielleicht auf eine Pubertät einstellen, die früher beginnt und länger dauert. Für die Eltern ist die Umstellung womöglich gar nicht so groß, sie sind bei einer spät pubertierenden Tochter schließlich auch nicht gelassener als bei einer früh pubertierenden. Es ist der Lauf der Zeit: Kommt ein Kind in die Pubertät, verlieren die Eltern die Kontrolle.

Unser ärztlicher Rat: Nie wieder im Leben ist der Unterschied zwischen körperlicher und seelischer Reife so groß wie in der Pubertät. Junge Frauen sollten sich in dieser Phase Zeit lassen und sich nicht selbst überfordern. Ihr Körper mag schon weit entwickelt sein, ihre Psyche muss noch aufholen. Es beweist mehr Stärke, zu sich selbst zu stehen und für sich herauszufinden, was einem guttut, als dem Gruppenzwang zu folgen. Gute Freundinnen und Vertraute sind in dieser Zeit besonders wichtig.

Das erste Mal

Was für ein Moment: Die Unsicherheit ist mindestens so groß wie die Neugier und die Vorfreude. Irgendwann ist es kaum noch auszuhalten. Dann wieder die Fragen: Wie wird es wohl? Ist es tatsächlich so unbeschreiblich schön, wie es immer heißt? Und was ist, wenn das erste Mal gar nicht so schön wird? Wenn es aus irgendwelchen Gründen bei ihr oder bei ihm nicht klappt? Oder wenn es wehtut? Viele Fragen stellen sich, und manchmal ist es schwer, jemanden zu finden, mit dem man darüber reden kann.

Weil beim ersten Mal alles neu ist, hilft es, **sich vorzustellen und zu überlegen, was man will und was nicht:** Wo soll es stattfinden? Wie wollen wir verhüten? Was möchte ich auf keinen Fall, und worauf bin ich richtig neugierig? Wer sich darüber klar wird und mit seinem Partner redet, tut viel dafür, dass es beim ersten Mal schön wird.

Wenn die Erwartungshaltung enorm ist und der Anspruch riesig, kann das erste Mal allerdings auch enttäuschend verlaufen. Die Freude und Ausgelassenheit davor sind verständlich, aber zu **großer innerer Druck und Anspannung können die Freude am Sex nehmen.**

Auch wenn Youporn und andere Angebote im Internet, in Zeitschriften und im Fernsehen es möglich machen, millionenfach alle Details, Spielarten und Positionen der körperlichen Liebe zu studieren, heißt das nicht, dass diese auch nachgemacht werden müssen. Man kann vieles ausprobieren und sich darüber verständigen, wie sich das anfühlt. Wenn es aber nicht mehr angenehm ist, sollte es immer heißen: Nicht mehr weiter, das ist nichts für mich.

Beim Sex geht es nicht um Akrobatik und möglichst ausgefallene Techniken, sondern darum, es sich gegenseitig so angenehm und aufregend wie möglich zu machen. Erlaubt ist, was gefällt – gleichzeitig gilt: Alles kann, nichts muss. Wer etwas unangenehm findet oder sich gar davor ekelt, der sollte es auch nicht machen. Viele Formen des Liebesspiels entwickeln sich erst mit der Zeit, wenn beide einander besser kennen und mehr Vertrauen zueinander haben. Mit der Zeit kommen auch die Übung und das Wissen um die Dinge, die besonders viel Spaß machen und Lust verschaffen.

Ob Frauen einen Orgasmus haben oder nicht und ob der Sex nur dann erfüllend und schön ist, lässt sich nicht so einfach sagen. Manchmal haben Frauen erst nach Jahren der sexuellen Aktivität ihren ersten Orgasmus – andere erleben ihn gleich mehrmals hintereinander. Viele Frauen haben großartigen Sex auch ohne Orgasmus, bei anderen ist er mittelmäßig, obwohl sie zum Höhepunkt kommen. Das Erleben von Lust ist vielfältiger als bei Männern.

Für junge Frauen und das erste Mal gilt, was auch für ältere Frauen und das tausendste Mal zutrifft: **Beim Sex muss kein Programm abgespult werden,** bei dem mehrere Stationen und Techniken abzuarbeiten sind. Eine erfüllte Sexualität ist auch dann möglich, wenn man immer auf die gleiche Weise »Löffelchen« macht oder schlicht die Missionarsstellung bevorzugt. Es kommt auf Vertrauen und Verständnis und den Gleichklang der Körper an und nicht auf eine durchgestylte Choreografie.

Auch für Analsex gilt, dass er nicht zum Pflichtprogramm gehören muss. Manche Paare empfinden die Stimulation des Anus und das behutsame Eindringen in den Enddarm als besonderen Höhepunkt der Lust, andere mögen sich das nicht einmal vorstellen oder wollen sich aus anderen Gründen nicht darauf einlassen. Oder es gefällt ihnen nicht. Das ist nicht prüde und auch nicht falsch, sondern Liebe und Sex gehorchen schlicht einzig und allein den **eigenen Vorlieben, Grenzen und Geboten** – sowie denen des anderen. Sich hier abzustimmen, aufeinander einzulassen, aber nicht zu bedrängen sind die einzigen Empfehlungen für eine erfüllte Sexualität.

Ein weiterer Mythos betrifft das Jungfernhäutchen. Es ist keine undurchlässige Membran, sondern eher ein zarter Ring, der spätestens seit Beginn des Zyklus durchlässig sein muss. Deshalb reißt ein Jungfernhäutchen auch nicht zwangsläufig beim ersten Mal. Die Mehrheit der Frauen hat beim ersten Geschlechtsverkehr keine Blutung, die Vorstellung, dass das Hymen reißt, ist irreführend. Der Test auf die Jungfernschaft mithilfe blutiger Laken, der manchmal in Filmen oder Erzählungen theatralisch inszeniert wird, ist daher aus medizinischer Sicht unsinnig. Oft ist da auch beim ersten Mal nichts, was reißt

Jungfernhäutchen

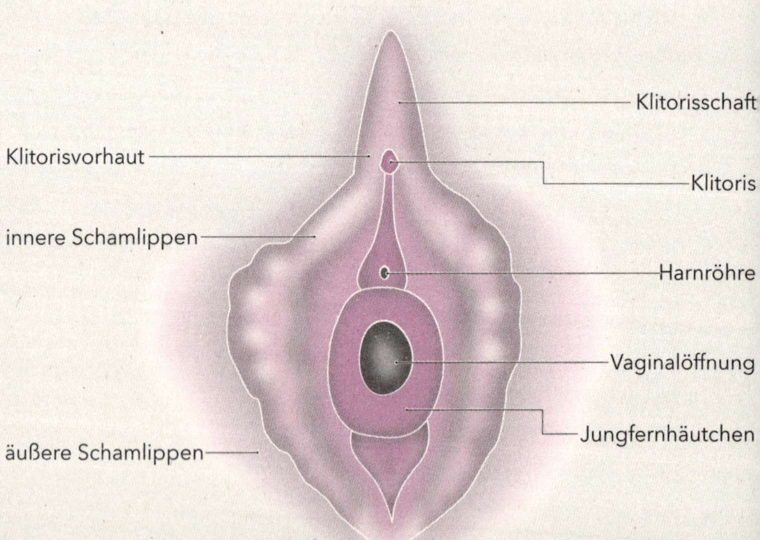

oder blutet, was weder dafür noch dagegen spricht, dass die Frau keine Jungfrau mehr war.

In Schweden wurde anstelle des Begriffs Jungfernhäutchen deshalb 2009 die Bezeichnung **vaginale Korona** eingeführt; die Bezeichnung Scheidenkranz trifft die anatomischen Verhältnisse besser. »Jungfernhäutchen« ist in doppelter Hinsicht irreführend: Erstens handelt es sich nicht um ein Häutchen, zweitens lässt sich von der Form nicht darauf schließen, dass die Frau noch Jungfrau ist.

Sprechstunde

Die 19-jährige Muslima aus der Türkei kommt in die Frauenarztpraxis und ist aufgeregt und ängstlich zugleich. Sie möchte wissen, ob die Ärztin sehen kann, dass sie noch Jungfrau und unversehrt ist. Sie hat Angst, dass beim Petting oder dem Gebrauch eines Tampons das Jungfernhäutchen verletzt wurde.

Bei jungen Frauen, die noch nicht schwanger waren und geboren haben, lässt sich nicht unterscheiden, ob sie noch Jungfrau sind oder nicht. Es handelt sich beim Jungfernhäutchen um einen durchlässigen Ring, der individuell geformt ist, aber bei jungen Frauen unabhängig von ihren sexuellen Erfahrungen ähnlich aussieht. Die junge Muslima kann beruhigt werden.

Sex – wie oft, wie viel, wie lange?

Glaubt man dem Schriftsteller John Updike, verhält es sich mit Sex wie mit Geld: Erst zu viel davon ist wirklich genug. Zu dieser These passt die Geschichte jenes Paares, das sich laut *New York Times* einen Neuanfang ihrer Ehe wünschte und beschloss, ein Jahr lang jeden Tag Sex zu haben. Ähnliche Versuche wurden gelegentlich dokumentiert. Eine Bloggerin hat aus der täglichen Übung immerhin »gelernt«, sich besser anzunehmen – was bestätigt, dass Sex oft als Liebesbeweis herhalten muss.

Die Wissenschaft begegnet solchen Ansätzen mit Skepsis. Paarforscher behaupten, dass – von einer gewissen Schwelle an – mehr Sex nicht glücklicher macht. Paare, die einmal pro Woche Sex haben, sind demnach am zufriedensten. Kürzlich haben Wissenschaftler Umfragen unter mehr als 30000 US-Bürgern aus vier Jahrzehnten ausgewertet. Demnach geht häufigerer Sex zwar mit größerem Glücksempfinden einher. Aber der Zusammenhang gilt nur bis zu einer Häufigkeit von einmal in der Woche. Jene Paare, die öfter miteinander intim werden, fühlen sich auch nicht besser.

Populären Vorurteilen zufolge ist das Bedürfnis nach Sex bei Männern ausgeprägter als bei Frauen und lässt bei beiden Geschlechtern mit zunehmendem Alter nach. In wissenschaftlichen Studien sind bisher wenig Beweise für diese Stereotype zu finden. Es gibt ähnliche Ergebnisse für das Begehren von Männern wie Frauen, für jüngere wie für ältere Menschen und für Paare, die vor Kurzem geheiratet haben, wie für solche, die seit Jahrzehnten zusammen sind.

Die Deutschen haben einschlägigen Erhebungen zufolge zwischen 90- und 140-mal im Jahr Sex. Diese Zahlen sind jedoch nur bedingt glaubwürdig, da die Datenbasis oft auf anonymen

Befragungen im Internet beruht, die vermehrt von jungen Teilnehmern beantwortet werden, die zudem gerne übertreiben.

Auch wenn seriöse Analysen ergeben, dass Menschen zufriedener sind, wenn sie häufiger Sex haben, sollten sich Paare nicht unter Druck setzen lassen. Allerdings ist zu empfehlen, dass sich Partner darüber austauschen, ob ihre Bedürfnisse erfüllt werden und ob sie Mangel leiden oder sich gedrängt fühlen.

Unser ärztlicher Rat: Zum Thema Sex muss medizinisch wenig gesagt werden, es sei denn, er oder sie hat aus psychischen oder körperlichen Gründen Schwierigkeiten. Ansonsten gilt: sich nicht unter Druck setzen (lassen). Erlaubt ist, was gefällt, Grenzen müssen gesetzt und akzeptiert werden. Mädchen müssen darin bestärkt werden, Nein zu sagen, wenn sie sich nicht wohl dabei oder noch nicht bereit fühlen.

Wenn die Periode ausbleibt

Junge Frauen und Sport

Sich zu bewegen, ist die natürlichste Sache der Welt – und meistens auch gesund. Manche Mädchen betreiben allerdings ziemlich intensiv Sport, und das schon vom Grundschulalter an. Besonders das **Leistungstraining** in Sportarten wie Turnen, Ballett oder Radfahren führt häufig dazu, dass die **Periode ausbleibt.** Solche Mädchen sind gefährdeter für hormonelle Veränderungen, die womöglich zu einer verminderten Knochendichte führen können.

Bei Untergewicht und exzessivem Sport bildet der Körper zu wenig Östrogen, was dazu führt, dass die **Knochendichte ab-**

nimmt. Dagegen hilft es, realistische Ziele für das Training und die Ernährung zu vereinbaren und dies auch mit den Trainern und Betreuern abzustimmen. Zudem sollten die Familie und der Verein wachsam sein und auch die Haus- oder Kinderärzte einen Blick dafür haben, wenn die Belastung zu viel wird.

Sprechstunde

Die 17-jährige Schülerin kommt mit ihrer Mutter in die Praxis. Sie ist sehr schlank und sportlich. Beide sind beunruhigt, denn im Gegensatz zu ihren Freundinnen hat die junge Frau immer noch nicht ihre Periode bekommen. Seit ihrer Kindheit betreibt sie intensiv Leistungssport, und zwar Turnen. Sie trainiert täglich mehrere Stunden. Ihre körperliche Entwicklung und ihre Größe sind normal. Auch ihre Brust und die Schambehaarung haben sich altersüblich entwickelt. Tritt die erste Blutung vor dem 18. Lebensjahr auf, kann man davon ausgehen, dass keine bleibenden Schäden für den Knochenbau oder die Fruchtbarkeit zu erwarten sind. Deshalb kann bis zu diesem Alter mit einer Behandlung abgewartet werden. Allerdings sollte die junge Frau überlegen, ob sie ihre Trainingseinheiten reduzieren kann. Zudem wäre es sinnvoll, ihre Ernährung zu überdenken. Gerade bei sportlich außerordentlich aktiven Mädchen wie der 17-Jährigen muss man sehr darauf achten, dass sich hinter der ausgeprägten Aktivität nicht eine Essstörung oder ein übertriebenes Schlankheitsideal verbirgt.

Haben Frauen ihre Periode bereits gehabt und bleibt sie dann im Alter zwischen 19 und 30 Jahren weg, weil sie Leistungssport treiben oder wegen einer Essstörung Gewicht verlieren, kann unterstützend eine hormonelle Therapie erwogen werden.

Wichtiger scheint aber auch in diesen Fällen eine Behandlung der Ursache zu sein – und das bedeutet, Mäßigung zu üben: Sport im angemessenen, aber nicht übertriebenen Rahmen und ein **normales Essverhalten** ohne zwanghaften Verzicht sind wichtig. Diäten oder neue Essgewohnheiten wie vegane oder andere einseitige Ernährungsformen schaden dann womöglich nur. Zusätzlich kann es hilfreich sein, psychische Probleme und Einschränkungen im Rahmen einer psychosomatischen Therapie mit zu behandeln.

Leider sind Trainer häufig nicht gut genug geschult, um die medizinisch-psychologischen Zusammenhänge zwischen Untergewicht, sportlichem Drill und großem Ehrgeiz zu erkennen und angemessen darauf zu reagieren: Schon kleine Mädchen werden zu übertriebenen Trainingseinheiten und immer mehr Wettkämpfen gedrängt. Allerdings sind oft auch überehrgeizige Eltern daran beteiligt und leiten die Kinder zu einem kontrollierten und von Verzicht geprägten Essverhalten an. Sie sind dann gerade das **falsche Rollenvorbild.** Kämpft beispielsweise die Mutter schon ihr Leben lang mit Diäten und übertriebenen Schlankheitsidealen, ahmen die Töchter diese Verhaltensweisen nach und orientieren sich am ungesunden Vorbild.

Leistungsdruck, Stress und unrealistische oder künstliche Körperbilder können ebenfalls hormonelle Störungen hervorrufen oder verstärken. Sie bringen die Gefahr langfristiger körperlicher Veränderungen mit sich. Gerade im Leistungssport oder in Vereinen mit sehr ehrgeizigem Umfeld sollte das Thema Essverhalten immer wieder angesprochen werden. Auch hinter kulinarischen Abneigungen, **extremen Ernährungsvorlieben** und **angeblichen Unverträglichkeiten** oder Allergien können sich Schlankheitswahn und ein **falsches Körperbild** verbergen. Es ist wichtig, gerade bei jungen Frauen das Bewusstsein dafür zu wecken, dass jeder Körper unterschiedlich ist, unterschiedliche Bedürfnisse hat und dass dies auch völlig normal ist und nicht mit einer noch extremeren Schlankheitskur oder vermehrtem Training darauf reagiert wird.

Unser ärztlicher Rat: Intensiver Sport kann den Zyklus durcheinanderbringen und körperliche Reserven angreifen, sodass die Periode ausbleibt. Maßvolles Training und Pausen sind wichtig. Mit Trainern, Betreuern, Eltern und den Mädchen sollten realistische Ziele besprochen werden und der Übungsumfang womöglich reduziert werden. Diäten und strenge Ernährungsformen können auf eine beginnende Magersucht hinweisen. Spürt die junge Frau, dass ihr Umfeld (manchmal die eigene Familie) zu ehrgeizig ist, muss sie sich darauf besinnen, dass es ihr Körper und ihr Leben ist – und sie entscheidet.
Wenn der Hormonmangel zu einer verminderten Knochendichte führt, ist es ab dem Alter von 17, 18 Jahren sinnvoll, die Mikropille zu geben und die Ursachen dieser hormonellen Störung zu ändern.

Andere Gründe für das Ausbleiben der Periode

Sprechstunde

Frau R. ist 24 Jahre alt und mitten im Referandariat zur Grundschullehrerin. Sie ist sehr angestrengt, obwohl ihr die Arbeit viel Spaß macht. Aber immer schon war sie ein perfektionistischer Mensch. In den letzten Wochen fühlt sie sich abgeschlagen und müde, obwohl sie regelmäßig Sport treibt. Seit zwei Monaten kommt ihre Periode nicht mehr. Schwanger kann sie nicht sein, sie verhütet seit Längerem mit einem Diaphragma, und ihr Freund benutzt zusätzlich Kondome. Sie meldet sich nun in der Praxis, da sie doch beunruhigt ist.

Die körperliche Untersuchung ist unauffällig. Im Blutbild zeigt sich allerdings ein auffälliger Wert der Schilddrüse. Sie wird zum Endokrinologen geschickt, erhält Hormone für die unterversorgte Schilddrüse, und nach ein paar Wochen beginnt wieder ihre Periode.

Eine Störung der Schilddrüse ist häufig, vor allem in Jodmangelgebieten wie dem Süden Deutschlands.

Bei manchen Fauen bildet sich auch eine Dysbalance (Ungleichgewicht) der Schilddrüsenhormone aufgrund einer Immunerkrankung, der Hashimoto-Thyreoiditis. Diese Erkrankung kann gut behandelt werden, die Beschwerden gehen bald zurück.

Sprechstunde

Frau D. ist 38 Jahre, sie kommt neu in die Praxis. Seit acht Monaten ist ihre Menstruation ausgeblieben, die vorher immer regelmäßig war. Sie hat zwei kleine Kinder und arbeitet Teilzeit in einem Büro. Im Gespräch ist sie sehr schüchtern, antwortet nur knapp auf Fragen und wirkt gedanklich abwesend.

Auf die Fage, ob es vor acht Monaten oder davor ein besonderes Ereignis gab, bricht sie in Tränen aus. Ihr Mann ist bei einem Verkehrsunfall ums Leben gekommen. Sie hatten eine glückliche Ehe, nun steht sie allein da.

Nach einem langen Gespräch kann sie sich etwas öffnen und ist dankbar für Anregungen und Adressen von Traumatherapeuten.

Eine körperliche wie seelische Traumatisierung hat einen Einfluss auf Körper und Seele. Der Hormonhaushalt ist ein labiles Konstrukt und anfällig für verschiedenste Einflüsse. So kann auch ein traumatisches Ereignis wie der plötzliche Verlust eines nahen Angehörigen eine Schockreaktion auslösen und die Hormonausschüttung verändern. Dass dann die Periode nicht mehr regelmäßig oder gar nicht mehr kommt, ist nicht selten der Fall. Meist kommt die Blutung von allein wieder, sodass keine Hormone ersetzt werden müssen. Hilfreich sind für die Patientinnen Traumatherapien wie EMDR, Verhaltenstherapie, Gruppentherapie etc.

EMDR (Eye movement desensitization and reprocessing) ist eine verhältnismäßig neue Form der Traumatherapie. Sie ist zeitlich absehbar und beruht darauf, dass mit einer speziellen Stimulationsmethode im Gehirn belastende Erinnerungen nachverarbeitet werden können.

Sprechstunde

Frau D. kommt mit ihrer 16-jährigen Tochter zur Frauenärztin. Sie ist zum ersten Mal in der Praxis, brauchte dringend einen Termin. Drei Wochen zuvor waren sie in der Kinder- und Jugendsprechstunde der Universitätsklinik, weil die Tochter ihre Periode noch nicht hatte. Frau D.s Tochter bekam in der Klinik eine Pille verschrieben, sie sollte sich melden, wenn nach dreiwöchiger Einnahme nach ein paar Tagen noch immer keine Blutung gekommen ist. Beschwerden hatte die Tochter nicht.

Bei der nun erfolgenden gynäkologischen Untersuchung wurde auf eine Spiegeleinstellung in der Vagina verzichtet, da das Mädchen noch keinen Geschlechtsverkehr hatte. Vom Bauch aus zeigte der Ultraschall allerdings, dass keine Gebärmutter vorhanden war. Dieser Befund wurde ausführlich in mehreren Gesprächen mit Mutter und Tochter besprochen, und es wurde ihnen eine Spezialsprechstunde an der Universitätsklinik empfohlen.

Es handelte sich in diesem Fall um das seltene **Mayer-Rokitansky-Küster-Hauser-Syndrom.** Bei dieser Erkrankung fehlt die Gebärmutter, die Eierstöcke sind hingegen angelegt, sodass das äußere Körperbild mit Behaarung und Brustform normal ist und die Fehlbildung äußerlich zunächst nicht auffällt.

Für Mädchen ist diese Diagnose zunächst einmal ein Schock, denn sie bedeutet, dass sie keine eigenen Kinder bekommen können. Und gerade in der Pubertät haben sich die jungen Frauen womöglich erstmals mit diesen Themen beschäftigt. Hier ist viel Einfühlungsvermögen gefragt, und es bedarf einer guten psychologischen Begleitung.

Unser ärztlicher Rat: Der häufigste Grund, warum die Periode ausbleibt, ist eine Schwangerschaft. Bleibt die Blutung also aus, muss immer ein Schwangerschaftstest gemacht werden, außer wenn die Frau keinen Sex gehabt hat.
In den meisten Fällen kann ein paar Monate abgewartet werden, wenn organisch keine Erkrankung vorliegt. In jedem Fall sollte die Schilddrüse abgeklärt werden, nach Schwankungen des Gewichts und nach besonderen Erlebnissen gefragt werden. Manchmal kann schon eine geringe Gewichtszunahme und auch die Einnahme von Keuschlammtabletten (Agnus castus) wieder zu einer regelmäßigen Blutung führen.

»Bin ich normal?«

Es ist ein bemerkenswerter Trend: Immer häufiger sind Frauen verunsichert und fragen sich, ob sie »normal« sind. Vor allem im Alter zwischen 18 und 35 Jahren beschäftigt das viele. In der Frauenarztpraxis fragen sie ihre Ärztinnen danach, ob sie »normal« aussehen und ob das, was ihre Weiblichkeit ausmacht, auch

»normal« ist: Haben sie eine **normale Brust?** Oder ist sie zu groß, zu klein, zu dick oder hat sie vielleicht die **falsche Form?** Und ist das die **normale Behaarung** im Intimbereich und anderswo? Eine weitere häufig gestellte Frage: Habe ich **normale Schamlippen?** Das ist in letzter Zeit ein großes Thema geworden. »Können Sie mal schauen?«, fragen die Frauen ihre Frauenärztinnen dann. »Sehe ich da normal aus?«

Sprechstunde

Die 29-jährige Frau ist vollkommen gesund. Nichts an ihr ist besonders auffällig, sie sieht genauso charmant und freundlich und liebenswert aus wie Millionen anderer Frauen auch. Trotzdem geht sie zu ihrer Frauenärztin, weil sie wissen will, ob ihre Behaarung im Gesicht normal sei. Nur bei sehr genauem Hinsehen ist da überhaupt ein zarter Flaum zu erkennen. Aber die Frau ist nun mal verunsichert, schließlich hat sie im Internet gelesen, dass die von ihr beobachteten Härchen im Gesicht auch auf eine Hormonstörung hinweisen könnten.

Außenstehenden würde an dieser Frau nichts auffallen, sie würden keinerlei Besonderheiten bemerken. Beschwerden hat sie auch keine. Erst als sie von ihrer Frauenärztin versichert bekommt, dass alles an ihr normal sei und sie sich keine Sorgen machen müsse, ist sie beruhigt.

Gerade die Behaarung ist sehr unterschiedlich und vom Typ abhängig: Ist eine Frau eher der nordisch-blasse hellhäutige Typ oder eher südländisch? In letzterem Fall ist auch eine dunklere Behaarung (Augenbrauen, Gesichtsflaum etc.) nicht untypisch.

Man muss es betonen: Gerade die Vielfalt macht das Normale aus. Klein, groß, dick, dünn – das gilt für Körpermaße wie Länge und Gewicht ebenso wie für andere Bereiche und Regionen des Körpers. **Es gibt keine »gesunde« Norm** bei äußeren Merkmalen, erst recht keine körperlichen Normwerte, bezogen auf die Form und Größe der Geschlechtsorgane. Auch die bekannten Modellmaße 90-60-90 für die angebliche Traumfigur sind eher aus einem Diktat der Modeindustrie entstanden, als dass sie gesunden Normwerten entsprechen. Und diese Modellfigur weisen sowieso nur weniger als drei Prozent aller Frauen auf. Was es allenfalls gibt, ist der statistische Durchschnitt. Aber er definiert nicht, was krank und was gesund ist, und auch nicht, was gefällt – und außerdem: Wer möchte schon durchschnittlich sein?

Man muss immer wieder auf die breit gefächerte Normalität hinweisen, wenn es um den menschlichen Körper geht – und manchmal sogar davor warnen, diesen mit medizinischer Unterstützung verändern zu wollen. So können mit Operationen im Bereich des äußeren Genitals zwar die Form und Größe der Schamlippen verändert werden. Häufig sind damit aber Narben und Schmerzen im Intimbereich verbunden. In diesem Bereich gibt es auf dem Markt der plastischen Chirurgie inzwischen ein enormes Angebot, das den Frauen allerdings selten etwas nutzt, dafür aber etlichen Ärzten ein neues Betätigungsfeld und weitere Einkünfte eröffnet hat.

Unser ärztlicher Rat: Wir raten davon ab, sich aus rein ästhetischen Gründen medikamentösen oder chirurgischen Therapien im Intimbereich zu unterziehen. Die Vielfalt ist groß, und kein Körper ist perfekt. Das Individuelle ist das Besondere, nicht die Norm. Besonders bei jungen Frauen sollten derartige Eingriffe von ärztlicher Seite verhindert und nicht unterstützt werden.

Intimchirurgie

Die Angebote sind ebenso irritierend wie neu. Da geht es um »Lipofilling-Techniken«, um Po-Vergrößerungen mit einer »Kombination von Silikonimplantat und Eigenfett«, aber auch um »Phalloplastiken« und »Schamlippenverkleinerung«. Die Rede ist vom vergleichsweise jungen medizinischen Fach der Intimchirurgie. Entnommen sind diese Begriffe einer Pressemitteilung zur Jahrestagung der »Gesellschaft für ästhetische und rekonstruktive Intimchirurgie« im Jahr 2017. Das Programm bietet »Korrekturen der Schamlippen, Laser- und Radiofrequenztherapie, Einsatz von Botulinumtoxin und Fillern, aber auch Aspekte der männlichen Intimchirurgie«. Mittels »Video-Teaching« gibt es Einblicke in die Methode der »Pulsierenden Radiofrequenzimpulse gegen vaginale Schlaffheit«. Außerdem werden dubiose Eingriffe wie »Vaginalverengung, Rejuvenation und Inkontinenzbehandlung mittels Laser« vorgeführt.

Sprechstunde

Frau R. ist 32 Jahre alt, seit einiger Zeit fährt sie mit ihrem Freund regelmäßig Rennrad. Nach einem Wochenende, an dem die beiden eine längere Tour unternommen haben, stellt sie sich in der Praxis vor. Sie berichtet über Schmerzen im äußeren Genitalbereich. Sie habe außerdem das Gefühl, dass ihre Schamlippen viel zu lang seien und sie besonders beim Radfahren stören. Sie habe im Internet gelesen, dass man die »wegoperieren« könne.

Operieren? Das ist meistens nicht nötig, sondern eher schädlich, denn Narben sind straffer und nicht so dehnbar wie das normale Hautgewebe und können dann wiederum neue Schmerzen verursachen. Für Schwierigkeiten auf dem Rad gibt es zudem spezielle

Fahrradsättel für Frauen und Sportkleidung ohne Naht oder mit einer günstigeren Passform.

Die Intimchirurgie bedient Bedürfnisse, die aus einer **großen Unsicherheit der Frauen gegenüber dem eigenen Körper entstehen** – und zunehmend auch der Männer. Vor allem durch die kompletten Rasuren im Schamhaarbereich hat sich die Körperwahrnehmung vieler Frauen verändert: Was früher durch die dichte Behaarung verdeckt wurde, wird nun sichtbar – für andere und bei der Selbstbetrachtung im Spiegel natürlich auch für einen selbst. Manchen Frauen ist der Anblick schlicht nicht vertraut, oder sie reden sich ein, dass sie im Intimbereich hässlich aussehen würden.

Während **Körperrasuren** bis in die 1980er-Jahre in Deutschland eher die Ausnahme darstellten, hat sich dies in den vergangenen Jahrzehnten komplett verändert. Im Alter zwischen 16 und 50 Jahren ist die Mehrheit der Frauen in diesem Bereich teilweise oder sogar komplett rasiert. Viele Frauen fragen sich deshalb nicht mehr allein, ob ihre **Brüste** die richtige Größe und Form haben, sondern auch, ob die **Schamlippen** und die **Vulva** bestimmten Kriterien entsprechen. Bloß: Was sind das für Kriterien? Wer legt sie fest, und wer will hier bestimmen, was schön ist und was gefällt? Und wie kommt eine Frau überhaupt auf die Idee, ihre äußeren Genitalien könnten nicht ästhetisch genug aussehen?

Der **kritische Blick auf die eigenen Genitalien** verändert nicht nur die Wahrnehmung vom eigenen Körper. Aus medizinischer Sicht kommt es dadurch auch immer häufiger zu Problemen und Beschwerden. Der mechanisch dämpfende **Schutz der Haare fällt weg.** Zudem dienen die Schamhaare ja als »Keimfilter«, der eine gewisse Barriere für Bakterien und andere

Anteil der Frauen, die im Intimbereich rasiert sind

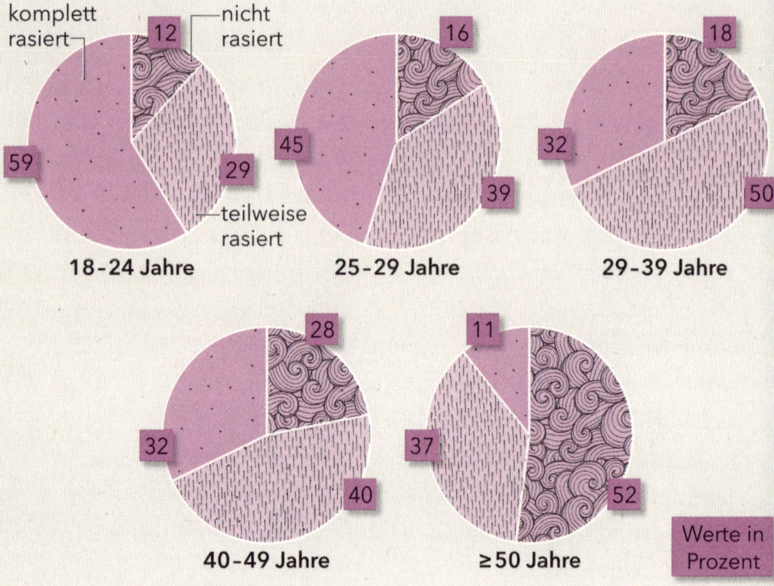

Erreger bietet. Weil die Schamhaare nicht mehr als mechanischer Puffer fungieren, kommt es eher zu Reibungen durch Wäsche und Slipeinlagen. Beides hat zur Folge, dass häufiger **Hautreizungen und Entzündungen** am äußeren wie inneren Genitale auftreten.

Sogar kleine Pickel werden durch die entblößte Ansicht viel eher wahrgenommen. Wer dann im Internet nachschaut, was das alles sein könnte und ob etwa eine schlimme Krankheit dahinterstecken könnte, wird erst recht besorgt sein.

Sprechstunde

Die 22-Jährige braucht sofort einen Termin bei ihrer Frauenärztin, ein Notfall, denkt sie. Sie ist verunsichert und ziemlich unruhig. Kurzfristig wird sie in der Sprechstunde zwischendurch drangenommen, schließlich hat sie einen beunruhigenden Knoten entdeckt. Was sie so geängstigt hat, erweist sich jedoch lediglich als ein harmloser Pickel im Bereich der äußeren Schamlippe, wie sich in der Praxis herausstellt. Der ist zwar etwas entzündet, aber das ist nicht bedenklich. Sie hat selbst bereits eine Wundsalbe aufgetragen.
Eigentlich müsste sie sich keinerlei Sorgen machen, das ist ein ganz normaler Pickel, sie ist genau richtig damit umgegangen. »Das dachte ich mir zunächst auch, aber ich habe das den Kolleginnen in der Arbeit erzählt, und die rieten mir dann, sofort zum Arzt zu gehen«, sagt sie. »Sie hätten schließlich im Internet gelesen, das könnte auch ein Krebs sein …«

Dieses Beispiel ist typisch. Immer öfter gehen Frauen aus Verunsicherung zum Arzt. Nicht, weil sie Beschwerden haben, sondern weil sie beunruhigt sind und sich fürchten, dass sich hinter einer harmlosen Veränderung ein ernsthaftes Leiden verbergen könnte.

Die Verunsicherung und Irritation ist groß, schließlich findet sich im Internet – wenn frau nur lange genug sucht – die ganze Bandbreite an Erklärungen für normale Pickel, die von Feigwarzen über chronische Hautleiden bis hin zu Krebs reichen. Die Frauen sind dann verstört, unsicher und in ihrem Selbstverständnis irritiert. Der nächste Weg führt sie ängstlich in die Praxis oder Klinik.

Was dort im Bereich der ästhetischen Medizin angeboten und gemacht wird, ist – wenn die Frauen Pech haben und an die falschen Ärzte geraten – keine medizinische Dienstleistung, sondern Kosmetik mit teilweise schwerwiegenden Folgen. Die **Methoden sind häufig nicht ausgereift** und können das **Fühlen und Erleben in diesem sensiblen Bereich beeinträchtigen.** Sinnvoll ist ein Eingriff, der die Form der Genitalien verändert, in den seltensten Fällen.

Wieso sollte sich eine Frau ausgerechnet in dem Bereich, der besonders empfindlich ist und ihr die wunderbarsten Gefühle ermöglicht, beschneiden, straffen oder anderweitig manipulieren lassen, was fast immer mit Einschränkungen einhergeht? Woher der Leidensdruck kommt, in diesem sensiblen Bereich Skalpell, Laser oder andere medizinische Utensilien ans Werk zu lassen, ist gesellschaftlich wie psychologisch eine interessante Frage. Ein ausführliches Gespräch oder psychologische Unterstützung ist für viele Frauen sinnvoller als die chirurgische Intervention.

Unser ärztlicher Rat: Jeder medizinische Eingriff in den unversehrten Körper muss gut begründet sein. Im Intimbereich sind derartige Operationen besonders heikel und grenzen an Körperverletzung. Narben und andere Folgen können das Empfinden und die Lust dauerhaft beeinträchtigen, deswegen raten wir davon ab. Die Nähe der Ausgänge von Harnröhre, Scheide und Enddarm machen den Eingriff riskanter als beispielsweise eine Operation der Brust.

Asymmetrie der Brust

Fast jede Frau hat asymmetrische Brüste, bei der einen fällt es deutlicher auf, bei der anderen ist der kleine Unterschied hingegen kaum zu sehen. Die meisten Frauen kommen damit gut zurecht. Allein das Wissen darum, dass dies vollkommen normal ist und dass eine **Körperhälfte niemals genau der anderen gleicht,** beruhigt die meisten Frauen. Schließlich sind auch die Beine unterschiedlich lang, die Arme und die Ohren nie identisch geformt. Und eine Gesichtshälfte gleicht nie der anderen. Wenn etwas zu gleichmäßig ist, wird es schnell langweilig.

Sprechstunde

Frau S. ist 26 Jahre alt. Sie schämt sich etwas, weil sie für die Brustuntersuchung den Oberkörper frei machen soll. Ihre Brüste sind leicht asymmetrisch, und das stört sie erheblich. Sie hat Schwierigkeiten, einen geeigneten BH zu finden. Nun denkt sie über eine kosmetische Operation nach.

Der Leidensdruck eines Menschen ist immer subjektiv und individuell verschieden. Von außen betrachtet, müsste diese Frau die leichte Asymmetrie ihrer Brust wohl kaum behandeln lassen. Vor einer möglichen Operation sollte in einem ausführlichen Gespräch erörtert werden, wie sie ihren Körper empfindet und welche Hilfestellung es geben könnte, damit sie ihren Körper so annimmt, wie er ist.

In manchen Fällen kann die Asymmetrie der Brust tatsächlich sehr belastend für Körper und Psyche sein. Die Körperhaltung wird dann eventuell durch die ungleiche Belastung schlechter oder führt zu **Rückenschmerzen.** Gerade junge Frauen schämen sich dafür, wollen nicht ins Schwimmbad gehen oder haben Angst, dass sie ihrem Freund nicht gefallen. Manchmal ziehen sie sich deshalb zurück und meiden gerade im Sommer Strände, Freibäder und Seen, an denen ihr vermeintlicher Makel auffallen könnte.

Ein kleiner Ausflug zum Thema Fluch der Symmetrie. 1995 hat die deutsche Konzeptkünstlerin Rosemarie Trockel die Ausstellungsreihe »Beautys« geschaffen. Dazu wurden in Wien und Umgebung mehr als 3000 Plakate aufgehängt, auf denen Fotos von Models und anderen »Schönheiten« zu sehen waren. Die Künstlerin hatte die Bilder jedoch nachbearbeitet und darauf nicht nur alle Unebenheiten der Haut getilgt, sondern auch die Asymmetrie der Gesichter in eine **perfekte Symmetrie** verwandelt. Die Eingriffe waren für das menschliche Auge zunächst kaum wahrzunehmen, doch dann **irritierten** die Bilder zunehmend die Passanten. Die dargestellten Personen wirkten leblos und langweilig. Im Betrachter bewirkte das »Erblicken mehrerer dieser Gesichter das Aufkommen eines dumpfen Unwohlseins«. Dass unter den Gesichtern elf Frauen und nur ein Mann vertreten waren, wurde von Trockel auch als ein politisches Statement verstanden: Das Streben nach Schönheit und Symmetrie könne demnach zu einem »Fluch« werden, besonders Frauen leiden darunter und setzen sich unter Druck. Es herrsche die **Diktatur der Perfektion,** und in diesem Sinn bleibe die Frau das häufigste Opfer eines immer unmenschlicheren Schönheitsbegriffs. Auf die Spitze getrieben, wirkt absolute Symmetrie nicht mehr schön, sondern verstörend oder sogar abstoßend.

Eine Operation der Brust aufgrund einer Asymmetrie wäre eine kosmetische Operation, also ein Eingriff, der medizinisch nicht notwendig wäre. Zumeist erfolgen sie »nur« wegen der Unzufriedenheit der Frauen mit sich und ihrem Körper, gelegentlich gibt es aber Fehlbildungen, bei denen ein chirurgischer Eingriff psychisch entlastend wirkt. Kosmetische Operationen werden in der Regel nicht von der Krankenkasse bezahlt. Besteht aber bei einer starken Asymmetrie der Brust die Gefahr von **Folgeschäden,** die durch eine derartige Beeinträchtigung verursacht werden, wie z. B. **erhebliche Haltungsschäden mit chroni-**

schen Rückenschmerzen, muss dies zunächst von Fachleuten nachgewiesen werden. Ein medizinisches Gutachten mit einer Fotodokumentation wird erstellt, und zusätzlich bedarf es weiterer ärztlicher Stellungnahmen. In der Mehrzahl der Fälle wird allerdings der Antrag auf Kostenübernahme abgelehnt, weil der Leidensdruck der Patientinnen nicht groß genug erscheint.

Unser ärztlicher Rat: Allein der Leidensdruck der Frauen entscheidet. Bei großen anatomischen Unterschieden und starker psychischer Belastung kann ein ausgleichender Eingriff sinnvoll sein. Allerdings ist zuvor eine ausführliche Beratung nötig. Wenn möglich, sollte unterschieden werden, ob die Operation medizinisch angebracht ist oder andere Motive, etwa der vermeintliche Wunsch des Partners oder mangelndes Selbstbewusstsein, im Vordergrund stehen.

Unnötige Gesundheitstests

Wenn Frauen immer wieder unsicher sind und sich fragen, ob sie gesund sind und tatsächlich alles in Ordnung ist, gibt es noch viele andere Angebote auf dem Markt: Urinstreifen für zu Hause, ein Test zur Selbstmessung des pH-Wertes während der Schwangerschaft und diverse Blutuntersuchungen. Immer mehr Laborwerte können heute im eigenen Heim bestimmt werden. Sinnvoll ist das nicht, denn meist ist die Verunsicherung größer als der Erkenntnisgewinn.

Sprechstunde

Die 36-Jährige, die bisher noch keine Kinder hat, kommt in die Praxis. »Ich habe mal den Hormonstatus zusätzlich machen lassen«, sagt sie zu ihrer Ärztin. Schließlich sei ihr gerade unklar, in welcher Zyklusphase sie sich derzeit befinden würde. Die Werte haben sie allerdings nicht beruhigen können und waren außerdem schwer zu verstehen. Trotzdem war sie sich sicher: »Meine Hormonproduktion läuft nicht mehr auf Hochtouren.« Sie habe nochmals im Internet nachgeschaut, was das alles bedeuten könnte, und sich dann plötzlich »uralt gefühlt«.

Der Marktanteil der Do-it-yourself-Tests wächst. Zu Hause können Blutzucker, Cholesterin, Harnsäure und viele andere Substanzen mehr gemessen werden. Zu empfehlen ist das nicht, denn oft sind die **Bestimmungen ungenau,** und die **Werte** werden durch kleine Unachtsamkeiten in der Anwendung weiter **verfälscht.** Weichen die Ergebnisse von der vermeintlichen Norm ab, ist die Verunsicherung groß, und ein Arzt muss den Befund einordnen und die Selbsttester wieder beruhigen. Viel Aufwand für viel Geld, der weder Erkenntnis bringt noch Ruhe.

Während man die Tests für den Hausgebrauch einfach ignorieren kann, ist es schwieriger, sich den Angeboten mancher Ärzte zu entziehen. Sie bieten an, den **»Hormonstatus«** zu erstellen oder im Rahmen eines **»Check-up«** die Blutwerte zu überprüfen und festzustellen, ob ein Mangel an Elektrolyten oder anderen wichtigen Substanzen besteht. Krebskranke werden von obskuren Anbietern gelockt, um ihre Tumormarker oder viele andere Blutwerte überprüfen zu lassen.

Auf kaum eine Untersuchung sind Kranke und auch viele Ärzte so fixiert wie auf die Bestimmung von Biomarkern.

Besonders Tumormarker gelten als Indikator dafür, ob ein Krebs wuchert, vor sich hin schlummert oder besiegt worden ist. In den meisten Fällen ist das falsch, die **Bedeutung der Tumormarker** wird auch von vielen Ärzten **massiv überschätzt.** Die regelmäßige Messung dieser Blutwerte ist ein lukratives Geschäft für die Labore. Verantwortungsvolle Ärzte wissen aber längst, dass es unsinnig ist, anhand der Marker auf den Verlauf des Leidens oder mögliche Therapien zu schließen.

Es ist verständlich, dass manche Krebskranke aus Angst oder Unsicherheit dazu neigen, öfter als nötig ihren Körper auf Hinweise für das Neuauftreten der Erkrankung beurteilen zu lassen. Sie wollen nichts versäumen, um die Krankheit eventuell besser bekämpfen zu können, auch wenn sich durch weitere Tests weder die Prognose verbessert noch Beschwerden gelindert werden. Zudem **sagen die Werte der Tumormarker allein wenig aus.** Ein Krebs kann weitgehend verschwunden sein oder zumindest nicht mehr wachsen – und trotzdem schwanken die Konzentrationen der Tumormarker im Blut. Das hat dann nichts zu sagen. Umgekehrt kann ein Krebs fortschreiten, aber die Spiegel der Tumormarker bleiben weitgehend stabil.

Biomarker haben eine nicht gerechtfertigte Euphorie ausgelöst. Sie sind kaum aussagekräftig, daher kann man anhand der erhobenen Werte nicht sagen, wie es den Patienten geht, wie ihre Prognose ist und welche Patienten von einer Therapie besonders profitieren würden. Viele Krebsmittel wirken ja nur bei 25 Prozent der Kranken. Theoretisch könnten Tumormarker anzeigen, bei welcher Untergruppe die Behandlung etwas nützt, doch diese Daten gibt es nicht. Trotzdem werden zahlreiche Blutuntersuchungen Patienten als **Individuelle Gesundheitsleistungen (IGeL)** angeboten, die sie selbst zahlen müssen.

Unser ärztlicher Rat: Selbsttests für zu Hause lehnen wir ab. Zusätzliche Laboruntersuchungen in der Arztpraxis wie Hormonstatus, Tumormarker und Bluttests zum »Check-up« sind in den wenigsten Fällen medizinisch sinnvoll, sondern hauptsächlich ökonomisch motiviert. Statt Klarheit bringen sie Unsicherheit und Ängste und führen oft zu falschen Diagnosen.

Prämenstruelles Syndrom – jeden Monat diese Krise

Frauen leiden darunter – und ihre Umgebung manchmal auch. An den Tagen vor den Tagen sind sie besonders labil, äußerst empfindlich, launisch sowieso – und gerade deswegen für ihre Mitmenschen unausstehlich. Sie sind gereizt, schmerzempfindlich, und ihre Brust spannt. Sich gut zu kennen und zu wissen, dass dieser Zustand schnell wieder vorbeigeht, kann helfen, besser damit zurechtzukommen.

Sprechstunde

Frau D. ist 40 Jahre alt, Mutter zweier Töchter, berufstätig, sportlich und aktiv an der Schule der Kinder. »Ich bin unerträglich, bevor ich meine Tage bekomme. Dann bin ich meinen Kindern und meinem Mann gegenüber gereizt; dazu kommt, dass die Brust oft sehr spannt, und ab und zu kommen noch höllische Kopfschmerzen dazu. Dann möchte ich mich am liebsten in ein Zimmer verziehen und einschließen, ich fühle mich dann richtig leer.«

Das prämenstruelle Syndrom (PMS) betrifft vor allem Frauen im Alter zwischen Mitte 20 und Mitte 40. Es beginnt ein paar Tage, bevor die Regelblutung einsetzt, und endet mit der Blutung. Die Ausprägung ist sehr unterschiedlich, manche leiden extrem darunter, andere kaum.

Es kommt zu Wassereinlagerungen und Gewichtszunahme, die betroffenen Frauen fühlen sich »aufgeschwemmt« und reagieren empfindlich auf Berührungen. Häufig schlafen sie in diesen Tagen schlecht. Die psychischen Symptome können vielfältig sein: verstärkte Angst, Gereiztheit, depressive Verstimmung. Die Stimmung kann extrem schwanken, und manche Frauen brechen ohne erkennbaren Grund in Tränen aus.

Die meisten Frauen kommen in dieser Zeit ohne eine Therapie aus; sie haben aber für sich Strategien entwickelt, die ihnen über die schwierigen Tage helfen: Ruhe, Entspannungstechniken wie Yoga, autogenes Training und Sport. Wird der Leidensdruck stärker, gibt es außer den genannten Techniken auch pflanzliche Therapeutika.

Helfen diese natürlichen Mittel nichts, kann auch die Einnahme der Antibabypille sinnvoll sein. Durch die Wirkung der Pille, die zu einer gleichmäßigen Hormonausschüttung führt, bleibt die Hormonveränderung vor der Periode wie auch im natürlichen Zyklus aus, und die Frauen spüren diese Symptome in der Regel nicht mehr.

Gegen die Spannungen in der Brust hilft auch ein Progesteron, das als Gel aufgetragen wird. Entscheidend sind aber ein paar Empfehlungen für den Alltag wie regelmäßige Bewegung. Zudem ist es hilfreich, auf Kaffee und Nikotin zu verzichten und sich ausgewogen zu ernähren.

Unser ärztlicher Rat: Zunächst hilft eine Änderung des Lebensstils: Sport, Entspannung und weniger Stress lindern die psychischen Beschwerden. Progesteronhaltige Gels können das Brustspannen verringern. Auf Alkohol, Schwarztee, Kaffee und Nikotin in diesen Tagen verzichten. Hilft dies nicht, empfehlen wir eine mindestens dreimonatige Therapie mit Agnus castus. Zeigt der Keuschlamm keine Wirkung – wieder absetzen. Wenn alle diese Maßnahmen nicht greifen und frau ohnehin verhüten möchte, ist die Pille ideal.

Was hilft

Pflanzliche Therapeutika bei PMS

- Agnus castus (Keuschlamm) ist das bekannteste und bewährteste Mittel. Es muss täglich eingenommen werden, die typische Dosis beträgt 30 bis 40 Milligramm in Tablettenform oder in Form von 40 Tropfen. Stellt sich nach drei Monaten keine Besserung ein, kann es wieder abgesetzt werden. Agnus castus hilft ebenfalls bei starken Menstruationsbeschwerden.
- Traubensilberkerze (Cimicifuga) als Tablette, Tinktur oder Tee kann ebenfalls die Beschwerden lindern. Zweimal täglich eine Tablette zu 20 Milligramm wird empfohlen. Auch diese Behandlung sollte mindestens drei bis sechs Monate erfolgen.
- Baldrianextrakt oder Melisse können gegen die Unruhezustände des PMS eine beruhigende Wirkung zeigen.
- Homöopathische Mittel und Bachblüten sind bei manchen Frauen hilfreich, Frauenmanteltee oder Extrakte aus der Yamswurzel können ebenfalls die Beschwerden lindern.

Typische PMS-Symptome

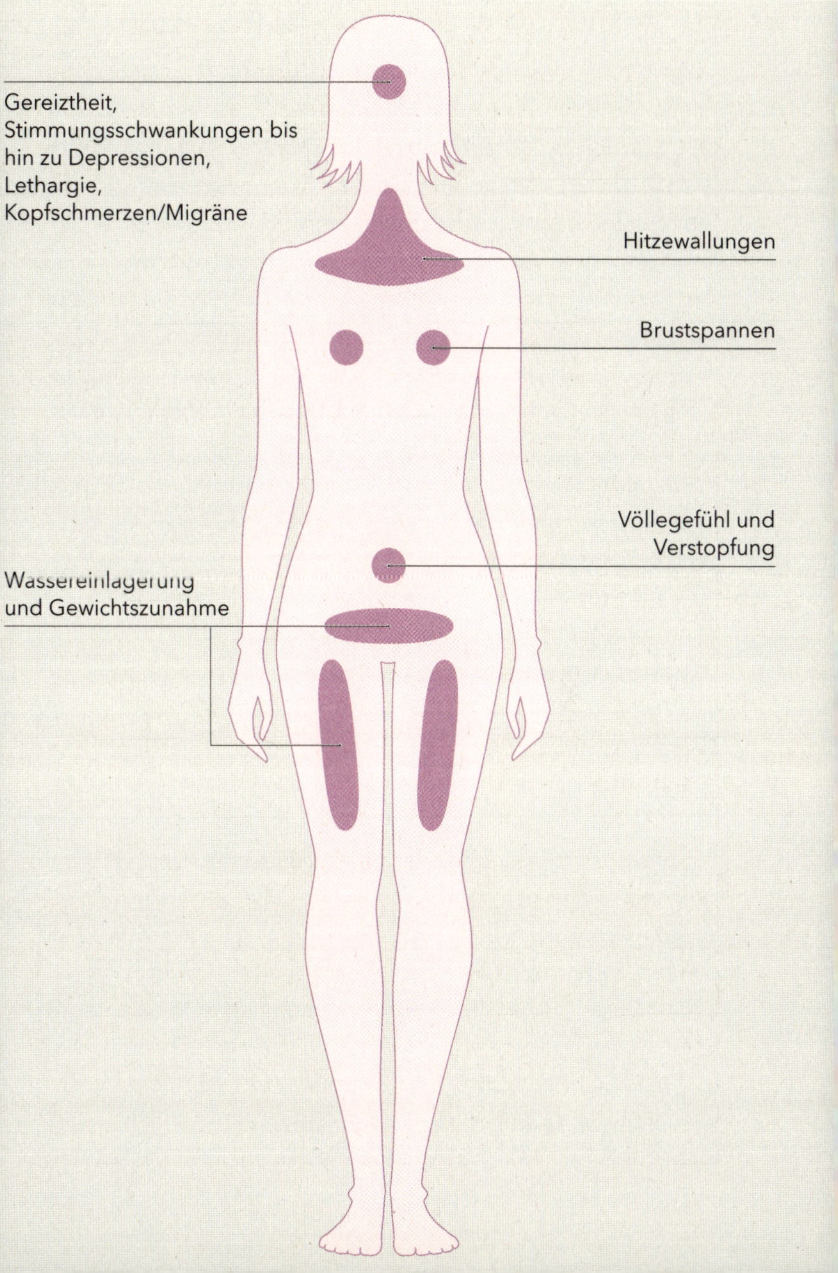

Die Psyche und der Körper

Die seelische Verfassung und der körperliche Zustand lassen sich nicht voneinander trennen. Wer niedergeschlagen ist, unzufrieden oder dauerhaft gestresst, spürt dies nicht nur psychisch, sondern auch körperlich. Angst schlägt auf den Magen, Anspannung macht unruhig und lässt das Herz rasen und manchmal gar stolpern. Ärger fährt in den Rücken. **Psychosomatische Beschwerden** sind nicht begrenzt auf ein eigenes Fachgebiet, sondern sie **spielen bei fast jeder Befindlichkeitsstörung und Krankheit eine Rolle,** weswegen sie für jedes medizinische Fach wichtig sind. Genauso beeinflussen die Stimmung und der seelische Zustand auch den Verlauf der Beschwerden und die Genesung.

Psychosomatische Beschwerden

Frauenärztinnen wissen, dass die Psyche ihrer Patientinnen ähnlich wichtig ist wie ihre körperliche Verfassung. Je nach Erhebung haben zwischen 25 und 75 Prozent aller Besuche beim Frauenarzt hauptsächlich einen **psychosomatischen Hintergrund.** Deshalb ist die psychosomatische Grundversorgung seit einigen Jahren für die Facharztausbildung zum Frauenarzt ein obligatorischer Bestandteil.

Die Frauen haben Beschwerden – nur lässt sich dafür **keine körperliche Ursache** finden. Der Anlass für eine Konsultation mag zwar vordergründig eine Kontrolle oder eine Vorsorgeuntersuchung sein, die tieferliegenden Gründe sind jedoch oftmals seelische Belastungen. Trotzdem müssen nicht jeder Schmerz und jede Beschwerde gleich »überpsychologisiert« und auf ihren möglichen seelischen Gehalt hin abgeklopft werden. Eine Blasenentzündung kann manchmal einfach nur eine Blasenentzündung sein und ein Pickel ein Pickel.

Obwohl die Psyche einen erheblichen, aber eben auch einen verschwindend geringen Anteil an den Beschwerden ausmachen kann, gibt es typische Symptome, die gehäuft bei seelischen Problemen auftreten. An erster Stelle sind hier **Sexualstörungen** zu nennen, etwa Schmerzen, chronische Unlust oder andere unangenehme Symptome beim Geschlechtsverkehr. Nach Missbrauchserfahrungen ist eine genussvolle Sexualität oft gar nicht mehr möglich. Aber auch die **Hyperemesis gravidarum,** wie die starke Übelkeit während der Frühschwangerschaft genannt wird, kann auf tiefere Konflikte zurückgehen. **Unklare Unterbauchschmerzen,** die oftmals schon per Bauchspiegelung »abgeklärt« wurden oder gar zu größeren Operationen geführt haben, ohne dass sich dabei etwas Auffälliges ergeben hat, sind hier ebenfalls zu nennen.

Das Ausmaß der Beschwerden in den Wechseljahren, vaginale Schmerzen oder Juckreiz, ein unregelmäßiger Zyklus und auch vorzeitige Wehen sowie Probleme beim Stillen können von unbewussten Konflikten herrühren und diese überlagern. Bei Frauen mit einer Depression kommen immer wieder Blasenentleerungsstörungen vor, ohne dass sich eine organische Ursache dafür finden lässt. Der Urin geht manchmal erst nach Stunden oder nur tröpfchenweise ab. Dass diese Frauen **»durch die Blase weinen«** ist eine psychosomatisch geprägte Erklärung, die auf die verborgenen Schwierigkeiten und die tieferen Konflikte hinweisen soll, die hinter diesen Beschwerden stecken können.

Ein eigenes Themenfeld ist das Wechselspiel zwischen der Psyche und einer **vermeintlichen** oder **tatsächlichen Unfruchtbarkeit.** Der Kinderwunsch mag zwar auf den ersten Blick vor-

Typische psychosomatische Beschwerden

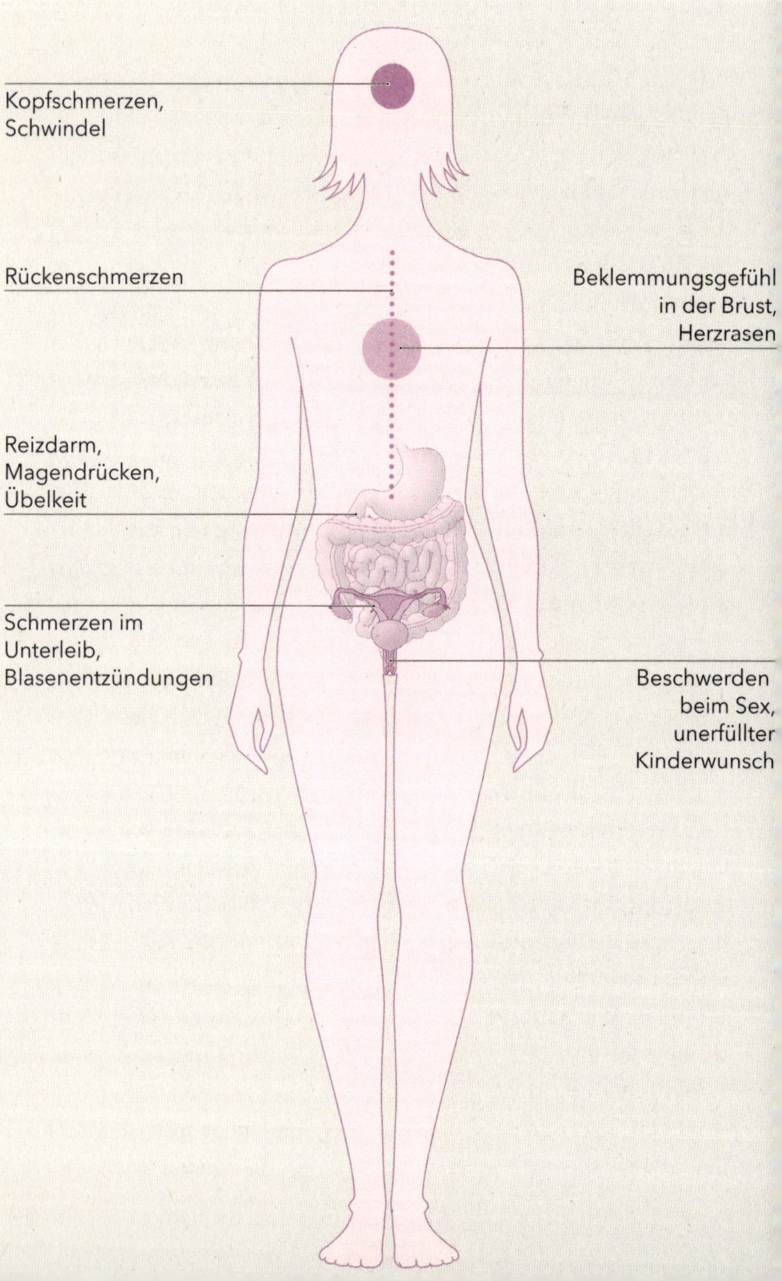

handen sein, unbewusst hat die Frau aber eventuell Angst vor einer Schwangerschaft, vor der Geburt oder vor ihrer neuen Rolle als Mutter. Ähnliches gilt für Schwierigkeiten beim Stillen. In der gesellschaftlichen Wahrnehmung ist es zwar geradezu eine Pflicht, sich über das eigene Kind zu freuen. Die uneingestandene Ambivalenz, die Ängste oder auch die Depressionen, die sich nach der Geburt einstellen können – und verharmlosend als Baby-Blues bezeichnet werden –, zeigen sich dann aber womöglich in körperlichen Symptomen.

Der Umgang mit **Leiden,** bei denen **keine körperlichen Ursachen** festgestellt werden, obwohl die Beschwerden stark sind, ist nicht nur für Patientinnen, sondern auch für Ärzte schwierig: Hören Patientinnen vom Arzt, dass sie nichts haben, sind sie enttäuscht. Hören sie, dass sie etwas haben, sind sie auch enttäuscht. Deshalb ist es wichtig, die **Deutung der Beschwerden** ernst zu nehmen und die **Erklärungen** der Frauen **gelten zu lassen.** Manchmal findet sich keine Ursache, aber die Frauen haben trotzdem Beschwerden. Dann zu sagen: »Sie haben nichts«, ist kontraproduktiv. Wenig ist für Patientinnen schlimmer, als wenn ihnen die Legitimation für ihr Leiden abgesprochen wird. Wer leidet, will auch zu Recht krank sein – und sich nicht nur krank fühlen.

Häufiger ist allerdings der umgekehrte Fall: Mit Untersuchungsmethoden, die immer ausgefeilter werden, entdecken Ärzte Normabweichungen und Varianten, beschreiben auffällige Befunde und messen Details, denen sie einen Krankheitswert zuschreiben, obwohl sich die Patientin pudelwohl fühlt. Hört eine Frau dann, der Befund sollte künftig regelmäßig kontrolliert werden, fällt sie aus allen Wolken und fühlt sich krank. Dabei geht es ihr doch gut.

Viele Diagnosen sind nicht sinnlich, das heißt nicht körperlich erfahrbar, sondern abstrakt. Das gilt für Leiden wie Bluthochdruck oder erhöhte Cholesterinwerte. Aber auch wenn während einer Gewebeprobe oder im Röntgenbild Krebsherde entdeckt werden, haben viele Frauen vorher nichts an sich bemerkt. Die Patientinnen spüren das nicht, sie riechen oder schmecken keine Veränderung, sie sind häufig auch nicht weniger leistungsfähig – gerade wenn der Tumor ein Zufallsbefund ist.

Die erste Begegnung mit einem Leiden spielt sich ja vor allem in der Vorstellungswelt der Kranken ab, die sich nicht krank fühlen, aber dennoch von einem Moment auf den anderen zu Patienten geworden sind. Das Leiden der Menschen und die Befunde der Ärzte spielen sich manchmal in parallelen Welten ab. Gerade dann ist es wichtig, **sich darüber zu verständigen, was die Krankheit** für die Frau **bedeutet,** wie sie das Leiden empfindet, **wovor sie Angst hat** – und **welche Ressourcen** in ihr stecken, um es besser zu bewältigen.

Unser ärztlicher Rat: Die Psyche spielt eine wesentliche Rolle in der Frauenarztpraxis. Viele Leiden lassen sich auf seelische Belastungen zurückführen. Frauen sollten darauf achten, dass genügend Zeit für diese Aspekte ihrer Beschwerden bleibt. Ein ausführliches Gespräch lindert manche Symptome besser als Medikamente oder Operationen.
Alle Beschwerden müssen ernst genommen werden. Auch und gerade jene, für die sich keine körperlichen Ursachen finden lassen.

Wie gute Gedanken gesund machen

Liebe, positive Gefühle und Geborgenheit sind gesund: Sie reduzieren das Risiko, an Krebs zu erkranken oder einen Herzinfarkt oder Schlaganfall zu erleiden. Aber auch unter sogenannten banalen Krankheiten wie grippalen Infekten mit Schnupfen, Husten, Heiserkeit und unter Magenverstimmung oder Blasenentzündungen leiden Frauen häufiger, wenn sie das Gefühl haben, dass sie von ihrem Partner kaum beachtet werden. Es ist von doppelter Bedeutung, wenn jemand »verschnupft« ist.

Und die Triefnase wie auch das Gefühl, vernachlässigt zu werden, hängen sogar oft miteinander zusammen. In harmonischen Beziehungen werden beide Partner hingegen deutlich seltener krank. Manche Ärzte haben inzwischen erkannt, dass eine von positiven Gefühlen geprägte Verbindung eine ebenso wichtige Arznei sein kann wie ein tatsächliches Medikament.

Mit einer **zugewandten, freundlichen und von Vertrauen geprägten Lebenseinstellung** kommt man nicht nur leichter durchs Leben, sondern **lebt** auch **länger** und **gesünder.** Dieser Zusammenhang ist mittlerweile wissenschaftlich in vielerlei Hinsicht erwiesen. Wer positiv in die Zukunft sieht, wird seltener herzkrank und stirbt auch später.

Mittlerweile gibt es etliche wissenschaftliche Belege dafür, dass eine negative Einstellung schlecht für die Gesundheit ist. Frauen, die zynisch, misstrauisch und feindselig durchs Leben gehen, haben im Gegensatz zu optimistischen Frauen eine geringere Lebenserwartung.

Seit 1991 wird in der Women's Health Initiative (WHI), der weltweit größten Studie zur Frauengesundheit, untersucht, was zu Krebs, Herzleiden oder Osteoporose beiträgt und welchen Einfluss die Hormonbehandlung auf die Gesundheit von Frauen hat. In dieser großen Studie zeigte sich: **Optimistische Frauen** hatten im Vergleich zu den pessimistischen ein **um 9 Prozent geringeres Risiko für eine Herz-Kreislauf-Erkrankung.**

Eine positive, zugewandte Lebenseinstellung bewahrte die Frauen sogar vor einem vorzeitigen Tod – während der achtjährigen Beobachtungsphase starben unter den optimistischen Frauen 14 Prozent weniger. Wer **zynisch** und **feindselig** war, hatte hingegen ein um 16 Prozent **erhöhtes Risiko, zu sterben.** Es ist ein Teufelskreis: Wenn man böse in die Welt schaut, schaut die Welt irgendwann auch böse zurück. Wer negativ ist, auf den reagieren die anderen Menschen mit der Zeit ebenfalls negativ, und ihm widerfährt dann tatsächlich auch Garstiges.

Ob die Frauen zu den Optimistinnen oder Pessimistinnen zählen, lässt sich anhand eines Fragebogens ermitteln. Wer die Beschreibung »In unsicheren Zeiten erwarte ich trotzdem meist das Beste« für sich für zutreffend hält, gilt als optimistisch. Wer hingegen den Behauptungen »Wenn etwas bei mir schiefgehen kann, geht es auch schief« oder »Es ist besser, niemandem zu trauen« zustimmt, wird zu den Pessimistinnen gezählt. Der Zusammenhang ist offenbar ganz einfach: Jeder Mensch ist täglich mit einer Menge Herausforderungen konfrontiert. Wer darauf mit negativen Gefühlen reagiert und enttäuscht, gekränkt oder hoffnungslos ist, wird häufiger krank und stirbt früher.

Unser ärztlicher Rat: Stimmung und Einstellung bestimmen mit darüber, wie es den Menschen geht. Frauen können viel dafür tun, dass sie sich wohler fühlen. Es geht nicht darum, alles pauschal rosarot zu sehen, sondern konkrete Erfahrungen und Erlebnisse zu betonen, die das Befinden verbessern und guttun.

Vom Wert der Partnerschaft

Auch wenn es sich seltsam anhören mag: Der normale Wahnsinn in einer **Partnerschaft ist gesund.** Wenn sich Mann und Frau den Alltag nicht ständig zur Hölle machen, bleiben Paare eher von Krankheiten verschont und leben länger. Scheidungen oder ein Dasein als Single haben hingegen negative Auswirkungen auf das Wohlbefinden. Trennung oder gar der Tod des Partners wirken lange nach, und diese gesundheitlichen Nachteile werden auch durch Wiederheirat nicht ausgeglichen.

Unter denjenigen, die verheiratet sind, geht es den ehemals Geschiedenen gesundheitlich deutlich schlechter. Wer nicht erneut heiratet, dem geht es noch schlechter. In zahlreichen Studien ist gezeigt worden, dass die Ehe sowie ein großer Freundeskreis und gemeinschaftliche Aktivitäten die Gesundheit fördern und das Leben verlängern.

Soziale Isolation hingegen **macht krank.** Unter Geschiedenen und Verwitweten sind Herzerkrankungen, Diabetes, Krebs und andere chronische Leiden um 20 Prozent häufiger als unter Eheleuten. Schwierigkeiten beim Treppensteigen oder Gehen sowie andere Einschränkungen der Mobilität kommen bei Getrennten ebenfalls deutlich häufiger vor. Durch einschneidende Erfahrungen wie eine Trennung kann die Gesundheit dauerhaft beeinträchtigt bleiben, auch wenn die Person später erneut heiraten sollte. Die Ehe beziehungsweise Lebensgemeinschaft ist fast für jeden Menschen ein Gewinn, man kann nur verlieren, wenn sie endet.

Frauen, die sich geliebt wähnen, bekommen seltener Harnwegsinfekte, und an Schnupfen, Husten, Heiserkeit erkranken sie auch nicht so oft. Forscher haben sogar Hinweise dafür gefunden, dass die Prognose bei Brustkrebs besser ist, wenn sich

Frauen in ihrer Partnerschaft geborgen fühlen. Eine bessere Arznei zur Kostendämpfung könnte sich keine Krankenkasse ausdenken.

Menschen in einer Paarbeziehung sind aber nur dann gesünder, wenn Liebe, Zuneigung und Aufmerksamkeit das Miteinander bestimmen und nicht Missgunst, Wut oder gar Hass. **Liebe, Herzlichkeit und das Gefühl, von Freunden umgeben zu sein, können im Körper wahre Wunderdinge ausrichten.** Verachtung und Verärgerung führen hingegen zum Gegenteil. Negative Emotionen zerstören die Gesundheit und haben einen schlechten Einfluss auf viele Körperfunktionen.

Wenn ein Paar nicht mehr harmoniert, schlägt sich das besonders negativ auf das Herz nieder. Mediziner aus London haben gezeigt, dass unglückliche Beziehungen auf Dauer das Herz schädigen. Dazu untersuchten sie mehr als 9000 britische Beamte und erhoben, wie diese ihre Partnerschaft einschätzten. So wurde erfragt, ob die Beamten sich in ihrer Beziehung aufgehoben fühlten und von ihrem Partner emotionale wie praktische Unterstützung erfuhren oder ob das Verhältnis feindselig, gereizt und aggressiv war. Zusätzlich wurde erfasst, unter welchen anderen Belastungen, etwa im Beruf, die Teilnehmer litten, sowie ob sie übergewichtig waren, rauchten und über Bluthochdruck klagten.

Über mehr als zwölf Jahre beobachteten die Wissenschaftler, wie es den Teilnehmern erging. Wer über eine unglückliche Beziehung klagt, mit seinem Partner auf Kriegsfuß steht und nicht von Liebe, sondern von Aggressionen erfüllt ist, bei dem steigt das Risiko für einen Herzinfarkt um ein Drittel im Vergleich zu den zufriedenen Versuchsteilnehmern.

Nach vier Jahren die Affäre mit dem eigenen Partner beginnen

Von wegen verflixtes siebtes Jahr - das vierte gilt es zu überstehen! Gewöhnung führt bereits nach drei bis vier Jahren dazu, dass die körpereigene Euphoriedroge Dopamin und das Bindungshormon Oxytocin nur noch spärlich abgegeben werden. Die hormonelle Talfahrt ist der Grund dafür, dass emotional wie sexuell immer weniger los ist: Die Lust aufeinander schläft ein. Dagegen hilft es, die Beziehung wieder neu zu beleben. Dann steigt das Glückshormon Dopamin sprunghaft wieder an.

Wenn die Beziehung langweilig wird, empfehlen Paartherapeuten, sich neu zu verlieben – und zwar in den eigenen Partner. Es gehört Fantasie dazu, den Partner mit anderen Augen zu sehen. Damit ist gemeint, dass man dem Treffen wie bei einem neuen Rendezvous entgegenfiebern sollte. Dazu kann es hilfreich sein, ein Hotelzimmer zu mieten, ein Wochenende zu zweit zu verbringen und Störungen durch den Alltagstrubel und die Kinder zu vermeiden.

Dass ein Streit wie ein klärendes Gewitter in einer Beziehung wirkt, stimmt nur, wenn anschließend nicht weiter permanenter Groll gegen den Partner gehegt wird. Überwiegen jedoch dauerhaft Empfindungen wie Ärger und Abneigung, macht die Partnerschaft beide krank. Sich **gar nicht mehr zu streiten** ist allerdings auch **nicht gesund.** Wer sich so gleichgültig ist, dass ihn die unterschiedlichen Ansichten in seiner Partnerschaft unberührt lassen, der hat sich emotional längst daraus verabschiedet. Eine derartige Teilnahmslosigkeit tut weder dem Partner noch der eigenen Gesundheit gut und bietet überdies keine Chance für einen Neuanfang.

Vernachlässigung, Gefühlskälte, Missbrauch vermeiden

Von Prügel bis zu sexuellen Übergriffen: Noch immer werden viele Frauen Opfer von Missbrauch. Auf den ersten Blick klingt es nach einer erfreulichen Nachricht: 2016 gaben **weniger Menschen** als noch sechs Jahre zuvor an, in ihrer Kindheit eine Form der **Misshandlung erlebt** zu haben. Waren es 2010 noch 35,5 Prozent der Befragten, die von körperlichem, sexuellem oder emotionalem Missbrauch berichteten, waren es 2016 noch 30,8 Prozent – und damit immer noch fast ein Drittel der heute Erwachsenen, wie aus einer Untersuchung des Uniklinikums Ulm hervorging.

Immer noch gilt: Unter den Frauen (und Männern), die heute erwachsen sind, war es seinerzeit häufig **tabu, über Übergriffe, Verletzungen und Kränkungen zu reden.** Es gab wenig Möglichkeiten zur Therapie. Manche Formen der Vernachlässigung und der Gefühlskälte **ziehen sich** bis heute **durch die Familiengeschichte,** und von Generation zu Generation überträgt sich das Leid weiter – wie auch die Unfähigkeit, darüber zu reden. Viele Familien haben diese unseligen Geheimnisse.

Auffällig an der Analyse ist der Anstieg der **Angaben zu emotionaler Misshandlung** von 4,6 auf 6,5 Prozent – darunter werden Demütigung, extreme Gefühlskälte und Vernachlässigung verstanden. Dies ist wohl auch darauf zurückzuführen, dass heute über emotionale Belastungen und generell über Misshandlung eher gesprochen wird. Zudem gibt es ein anderes gesellschaftliches Bewusstsein dafür, dass ein solcher Umgang nicht in Ordnung ist. Unter Fachleuten gelten die Spätfolgen von emotionaler Gewalt, wie beispielsweise starke seelische Vernachlässigung, als mindestens so schlimm wie jene nach körperlichen oder sexuellen Übergriffen.

Nicht beantwortet zu werden, **keine Reaktion im Gegenüber auszulösen,** ist für das soziale Wesen Mensch offenbar **besonders verletzend und kränkend.** Schon länger ist bekannt, dass nicht nur Angst, Panikattacken und Depressionen häufiger vorkommen, wenn Menschen emotionale Gewalt erleiden mussten, sondern dass sie auch ihr Leben lang anfälliger bleiben für Infektionen und andere Krankheiten.

Die Zahlen für **körperlichen und sexuellen Missbrauch** haben sich seit 2010 nicht wesentlich verändert. 6,7 Prozent der Teilnehmer gaben in der Umfrage an, sie seien in ihrer Kindheit körperlich misshandelt worden. 7,5 Prozent erlebten sexuellen Missbrauch. Die Werte lagen damit im Vergleich annähernd genauso hoch. Ob ein Übergriff aus strafrechtlicher Sicht als »minderschwer« oder »schwer« gilt, hat wenig mit dem späteren Leid der Betroffenen zu tun. Auch vermeintlich leichtere Formen des Missbrauchs können subjektiv zu einer massiven Belastung und zu jahrelangen psychischen wie körperlichen Beeinträchtigungen führen.

Belastungen durch Vernachlässigung, Misshandlung und sexuellen Missbrauch sind für viele mit psychischen und sozialen Spätfolgen wie **Angst, Scham und Rückzug** verbunden. Auch selbstverletzendes Verhalten, Suizidalität, Schmerzen und körperliche Erkrankungen können im späteren Leben die Folge sein.

Die Angaben zu körperlicher Misshandlung und sexuellem Missbrauch sind in der deutschen Bevölkerung auch Jahre nach der verstärkten Debatte über Kinderschutz in der Zeit um 2010 mindestens gleichbleibend hoch. Bei emotionaler Misshandlung ist sogar ein Anstieg der Angaben zu beobachten. Immerhin gibt es auch gute Nachrichten: Die körperliche Vernachlässigung ist von 28,8 Prozent im Jahre 2010 auf 22,5 Prozent im Jahr 2016 gesunken, und damit deutlich zurückgegangen. Auch deshalb nimmt der Anteil der Befragten, die Angaben zu Misshandlungen gemacht haben, von 35,5 auf 30,8 Prozent ab. Bei emotionaler Misshandlung wie auch bei sexuellem Missbrauch war der Anstieg beziehungsweise die Stagnation vor allem im Rahmen der Befragung von Mädchen und Frauen abzulesen.

Der Rückgang der körperlichen Vernachlässigung geht offenbar mit steigendem Wohlstand einher. Die extrem hohen Werte, die von Kindern der Kriegsgeneration stammen, also den heute über 65-Jährigen, ist seit 2010 von 46,3 auf 38,4 Prozent gesunken. Zum Vergleich: Die heute 14- bis 25-Jährigen geben glücklicherweise »nur« noch zu 12,7 Prozent an, in ihrer Kindheit körperlich vernachlässigt worden zu sein.

Gewalt gegen Frauen und die Folgen

Wenn Frauen in ihrer Kindheit, Jugend oder auch als Erwachsene missbraucht werden, können die Folgen vielfältig sein und sich auf so gut wie alle körperlichen und seelischen Bereiche auswirken. Typisch sind Störungen des Körperbildes und der Selbstwahrnehmung, weswegen Essstörungen häufig vorkommen. Auch die Neigung, sich selbst zu verletzen, etwa durch Ritzen, ist ausgeprägt. Wenn Frauen so etwas erlebt haben, leiden sie oft ihr Leben lang, und es ist schwer für sie, Menschen zu vertrauen oder eine »normale« Beziehung zu führen. Neben selbstzerstörerischem Verhalten sind körperliche Einschränkungen wie Schlafstörungen, Unruhe und chronische somatoforme Beschwerden eine weitere Folge des Missbrauchs.

Warum Feindseligkeit ungesund ist

Wie Pessimismus das Leben verkürzen kann und welche körperlichen Mechanismen dazu beitragen, wird noch erforscht. Ärzte haben aber bereits in den 1990er-Jahren gezeigt, dass **feindselige und negativ eingestellte Frauen** (wie Männer) **häufiger einen Herzinfarkt erleiden.** Das könnte daran liegen, dass bei ihnen auch die Verkalkung der Gefäße schneller fortschreitet. Die Innenwand der Gefäße ist bei Pessimistinnen frühzeitiger und stärker verdickt und verengt. Sie ist rigide und weniger elastisch. Bei Optimistinnen bleibt sie hingegen nahezu unverändert. In engen und verdickten Adern lagern sich leichter Zellreste, Cholesterinkristalle und Gerinnsel an. Sie verstopfen daher eher – geschieht dies in den Gefäßen, die Herz oder Hirn versorgen, kommt es zu einem Infarkt beziehungsweise Schlaganfall.

Eine weitere naheliegende Erklärung für diese Befunde könnte allerdings auch sein, dass **Optimistinnen mehr auf sich achten.** Weil sie sich gesundheitsbewusster verhalten, besser ernähren und mehr bewegen, bleiben ihre Adern womöglich länger offen und geschmeidig. Dies ist aber offenbar nicht der einzige Grund für die weicheren Blutgefäße. Denn auch bei einem ähnlichen Lebensstil und vergleichbaren Gesundheitsverhalten machen die Arterien von Optimistinnen nicht so schnell dicht wie die von Pessimistinnen.

Vermutlich liegt das daran, dass die Stressantwort des Körpers auf Belastungen bei Optimistinnen viel geringer ausfällt. Ihr Adrenalin und Kortison wird nicht so häufig und nicht so massiv ausgeschüttet wie bei Pessimistinnen. Das fordert Herz und Kreislauf nicht so oft zu einer maximalen Leistung heraus. Wenn das Herz aber häufiger rast und der Druck in den Adern oft ansteigt, sind die als Scherstress bezeichneten seitlichen Kräfte des Blutstroms, die auf die Gefäßinnenhaut einwirken, stärker. Die Adern verdicken, verkalken und verstopfen in der Folge schneller.

Zudem gibt es Hinweise dafür, dass im Blut von Optimistinnen weniger gefährliche Stoffe schwimmen. Blutfette und **Entzündungswerte** wie das C-reaktive Protein (CRP) werden bei ihnen nur **in kleinen Mengen** gemessen. Diese Substanzen tragen ebenfalls dazu bei, dass die Blutgefäße früher dichtmachen.

Warum gerade Feindseligkeit so ungesund ist und sich auf viele Systeme des Organismus negativ auswirkt, wird von Wissenschaftlern intensiv diskutiert. Vermutlich zeigt bereits die Art der geäußerten Gefühle an, wie der Stress erlebt und bewältigt wird. Nicht nur seelisch, sondern auch körperlich. Wenn der Körper schon bei geringen Anforderungen mit einer **maximalen Stressantwort** reagiert, ist das **nicht gesund.** Die Stresshormone Kortison und Adrenalin werden dann hochreguliert und lassen Herzfrequenz, Atmung und Stoffwechsel auf Hochtouren laufen. Das hochregulierte Stress- und Alarmsystem beeinträchtigt zudem die Funktion nahezu aller Organe und setzt ihnen zu.

Es ist verständlich, dass die Stress-Systeme und Alarm-Mechanismen, die sich aus evolutionärer Sicht für einen kurzen Kampf oder die schnelle Flucht entwickelt haben, der Gesundheit schaden, wenn sie dauerhaft dem Körper zusetzen. Bei chronischen Belastungen ist dies der Fall. Wer schnell gereizt, zynisch und abweisend reagiert, bei dem läuft offenbar gleichzeitig eine viel höhere Stressreaktion im Körper ab als bei jenen glücklichen Menschen, die freundlich und offen auf andere zugehen und auch dann noch gelassen reagieren können, wenn sie angestrengt sind.

Unser ärztlicher Rat: Missmut, Pessimismus und Stress machen krank. Überprüfen Sie, was Sie im Alltag stört – und wie Sie die negative Einstellung dazu verändern können. Ein Blick auf die positiven Seiten des Lebens tut nicht nur gut, sondern wird auch mit einem besseren Körpergefühl belohnt.

Unterleibsbeschwerden

Wenn der Unterleib schmerzt, kann das viele Ursachen haben. Natürlich gibt es ernsthafte Krankheiten und Probleme, die solche Symptome auslösen können. In den meisten Fällen ist es jedoch so wie bei Kindern, die Bauchweh haben. Es steckt keine bedrohliche körperliche Erkrankung dahinter, sondern Probleme verschiedener Art können die Ursache sein. Stress, Belastungen und vor allem Schwierigkeiten in der Partnerschaft oder mit der Sexualität können sich in Form von Unterleibsschmerzen bemerkbar machen.

Akute Unterbauchschmerzen

Sprechstunde

Die 27-Jährige arbeitet als Lehrerin. Als Kind hat sie eine schwere Blasenoperation. Nun klagt sie seit Monaten immer wieder über Beschwerden im Genitalbereich und der Blase. Sie kann deswegen keinen Sex haben, das ist zu unangenehm, zu schmerzhaft. Bei verschiedenen Ärzten sucht sie Hilfe, fragt nach einer zweiten und dritten Meinung. Jeder der Doktoren sagt ihr etwas anderes. Jeder Arzt macht aber einen bakteriellen Abstrich, bei dem sich auch ein paar Keime finden. Sie mag aber keine Antibiotika nehmen, außerdem verträgt sie die Medikamente nicht gut.

Tags zuvor war sie wieder bei einer Urologin, dort wurde erneut ein Abstrich auf Bakterien genommen. Jetzt ist sie notfallmäßig in die Praxis der Frauenärztin gekommen. Dabei lassen sich ihre Beschwer-

den lindern, dazu braucht man vorläufig aber keine weiteren Untersuchungen mehr. Vielmehr ist es jetzt vor allem wichtig, der Frau erst mal Ruhe zu gönnen und abzuwarten, womit sie zufrieden ist und was für sie angemessen ist. In den letzten Monaten haben sie weniger ihre Beschwerden gestresst, aber umso mehr das Gefühl, ständig eine andere Untersuchung oder Therapie über sich ergehen zu lassen.

Akute Unterbauchschmerzen in der täglichen Frauenarztpraxis sind in den seltensten Fällen ein akuter Notfall. Häufig sind es **Darmbeschwerden** wie Verstopfung oder leichter Durchfall, seltener steckt auch eine Entzündung der **Eierstöcke** oder der **Eileiter** (Adnexitis) dahinter. Noch seltener kommt bei jungen Frauen eine Entzündung der **Gebärmutter** (Myometritis) vor.

Der weibliche Unterleib

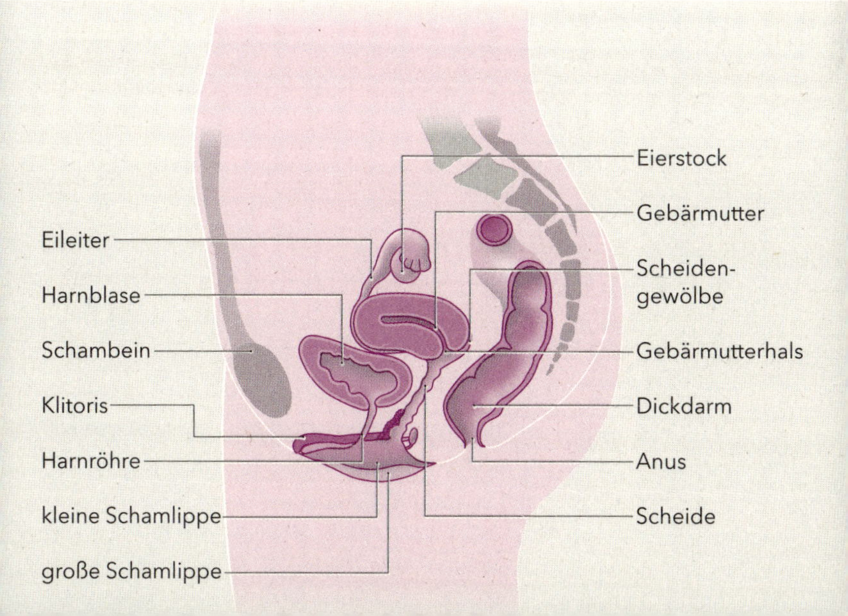

Bei akuten Entzündungen der Eileiter und der Eierstöcke können die Frauen fast nur noch gekrümmt gehen, sie sehen wirklich krank aus und können kaum im Wartezimmer sitzen. Jede Bewegung schmerzt, alles tut ihnen weh.

Sprechstunde

Frau M., 23 Jahre, meldet sich telefonisch in der Praxis. Sie möchte sofort kommen, da sie seit zwei Tagen unter starken Unterbauchschmerzen leidet. Sie bekommt einen Notfalltermin. Als Frau M. aufgerufen wird, ist an ihrem Gang nicht zu erkennen, dass sie notfallmäßig »eingeschoben« werden musste. Sie setzt sich, berichtet auf Nachfrage, dass sie seit ein paar Tagen immer krampfartige Schmerzen im linken Unterbauch hätte. Sie hat Angst, dass es die Eierstöcke seien.

Sie legt sich auf die Untersuchungsliege und zeigt die schmerzhafte Stelle auf Höhe des unteren Rippenbogens. Da kann sie schon mal beruhigt werden, so hoch liegt der Eierstock nicht. Bei der Untersuchung lässt sich ihr Bauch gut abtasten, er ist weich. Eine akute Entzündung der Eierstöcke ist damit schon mal ausgeschlossen. Die 23-Jährige ist zufrieden, schließlich hat sie doch im Internet gelesen, dass eine Entzündung der Eierstöcke zu Unfruchtbarkeit führen kann. Letztlich war der Grund für ihre Beschwerden eine harmlose Darmreizung mit Blähungen.

Kommen Frauen mit starken Unterleibsschmerzen in die Klinik, wird zusätzlich untersucht, ob es sich auch um eine Entzündung des Wurmfortsatzes (»Blinddarmentzündung«, Appendizitis) handeln könnte. Im Vergleich dazu ist der akute Schmerz einer Eileiterentzündung immer ein beidseitiger Schmerz, bei der Blinddarmentzündung ein rechtsseitiger Unterbauchschmerz und ein akutes Geschehen.

Sprechstunde

Frau S., 25 Jahre, kommt am Morgen in die Praxis, an der Anmeldung kann sie kaum stehen, gegessen hat sie nichts, in der Nacht wachte sie mit stechenden Krämpfen auf und konnte nicht wieder einschlafen. Auf der Untersuchungsliege berührt sie ihren Bauch selbst kaum, sie traut sich nicht, weil alles unterhalb des Nabels sehr schmerzhaft sei. Beim Abtasten des Bauches ist die Bauchdecke gespannt, jeder leichte Druck schmerzt.

Seit zwei Jahren hat die 25-Jährige eine Kupferspirale in der Gebärmutter liegen, mit der sei sie bisher gut zurechtgekommen. Seit zwei Wochen bemerkte sie aber ungewöhnlichen Ausfluss, der immer stärker wurde und in den letzten Tagen zudem roch. Im Blutbild zeigen sich erhöhte Entzündungswerte. Zudem hatte sie 39 Grad Fieber. Der Schwangerschaftstest ist negativ. Über einen Scheideninfekt haben sich Bakterien am Faden der Spirale bis in die Gebärmutter ausgebreitet.

Die Patientin hat eine Eileiterentzündung (Adnexitis), die sofort mit Antibiotika und Bettruhe behandelt werden muss – bei schwerem Verlauf stationär im Krankenhaus. Zuvor sollte schon in der Frauenarztpraxis die Spirale entfernt werden, um im Labor die Keime zu bestimmen, die gezielt antibiotisch behandelt werden müssen.

Bei einem positiven Schwangerschaftstest muss bei derartigen Beschwerden eine **Eileiterschwangerschaft** (Extrauteringravidität) ausgeschlossen werden. Die Schwangerschaft außerhalb der Gebärmutter, sei sie im Eileiter, am Eierstock oder seltenerweise im Bauchraum, ist ein **lebensbedrohlicher Notfall,** da es dabei zu schweren innerlichen Blutungen kommen kann. Die Diagnose wird durch die körperliche und gynäkologische Untersuchung gestellt, die durch einen positiven Schwangerschaftstest im Urin und Blut, Ultraschall (»leere« Gebärmutter, Flüssigkeit im Douglas-Raum, aufgetriebener Eileiter mit eventueller Fruchtblase) und einer Bauchspiegelung gestellt wird und operiert werden muss.

Auch wenn es manche Frauen hoffen, kann die Eileiterschwangerschaft nicht erhalten oder an den richtigen Ort in die Gebärmutter »verschoben« werden.

Die Ursachen für eine Eileiterschwangerschaft sind **frühere Entzündungen in der Gebärmutter oder im Bauchraum,** die zu Verwachsungen und Verklebungen der Eileiter führen. Dann kann das befruchtete Ei im Eileiter nicht in die Gebärmutterhöhle zurücktransportiert werden und bleibt im Eileiter stecken. Dort kann es sich in manchen Fällen einnisten und, wie eine Schwangerschaft in der Gebärmutterhöhle, weiterentwickeln. Der Eileiter kann sich

Typische Ursachen für akuten Unterbauchschmerz bei jungen Frauen

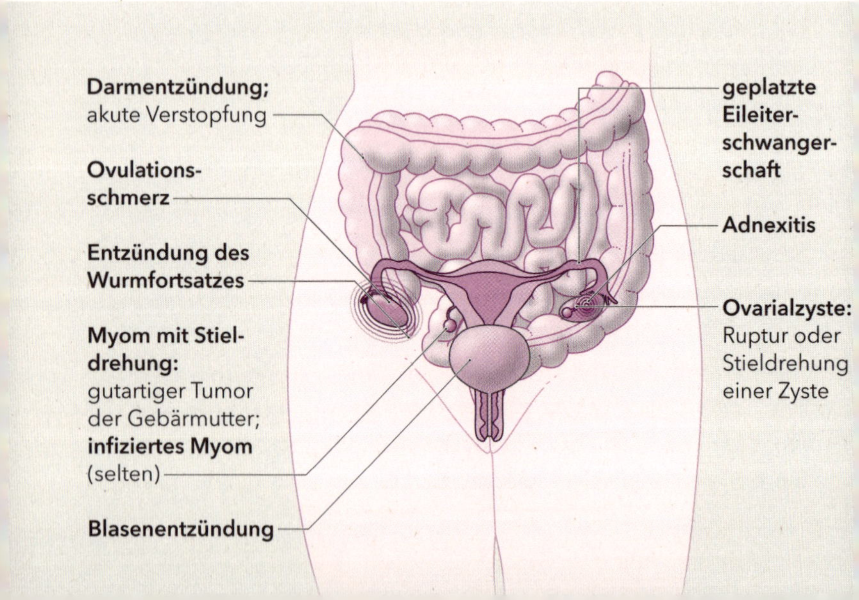

aber im Gegensatz zu der aus Muskeln bestehenden Gebärmutter nicht auf ein Vielfaches dehnen. Ab einer gewissen Größe der Fruchthöhle reißt deshalb der Eileiter, und die neu gebildeten Gefäße können stark in den Bauchraum der Frau bluten.

In manchen Fällen, wenn die Eileiterschwangerschaft früh erkannt wird, kann mit einem Medikament (Methotrexat) und ohne Operation behandelt werden. In allen Fällen wird abhängig davon, ob noch ein Kinderwunsch besteht, versucht, die Eileiter zu erhalten und schonend zu operieren.

Nach einer Eileiterschwangerschaft ist das Risiko, dass es noch einmal dazu kommt, etwas erhöht, sodass bei diesen Frauen bei der nächsten Schwangerschaft schon sehr früh die Lage der Fruchtblase untersucht werden muss.

Unser ärztlicher Rat: Akuter Unterleibsschmerz, das heißt plötzlich aufgetretene starke Beschwerden, müssen notfallmäßig in Praxis oder Krankenhaus abgeklärt und immer auch ein Schwangerschaftstest gemacht werden. Je nach Ursache des Schmerzes folgt zumeist eine medikamentöse oder operative Behandlung.

Infektionen

Scheideninfektionen

Die Scheide ist kein steriler Raum, es gibt im Scheidensekret jede Menge Bakterien, die den Säuregehalt regulieren. Insgesamt finden sich dort mehr als 300 verschiedene Arten. Die wichtigsten Bakterien sind die Milchsäurebakterien (Laktobakterien), die auch als Doederlein-Stäbchen bezeichnet werden. Diese halten den pH-Wert der Scheide konstant bei Werten zwischen 4,0 und 4,4 und damit die Atmosphäre in der Scheide so, dass es eine **sinnvolle Balance zwischen »guten« und »schlechten« Bakterien** gibt. Durch das vergleichsweise saure Milieu werden andere Bakterien in Schach gehalten. Die Keime in der Scheide sind nicht krankhaft oder gefährlich, sondern essenziell für ein gesundes Milieu dort. Während des Zyklus der Frau ändert sich die Scheidenflora, was Frauen daran merken, dass sich der Ausfluss verändert.

Bleibt der Scheidenwert (pH-Wert) stabil, ist die Frau weitgehend vor Infektionen geschützt, die ansonsten über die Scheide bis an den Muttermund und – bei einer schwangeren Frau – sogar bis zum Kind in den Mutterleib vordringen können. Das kann für das ungeborene Kind gefährlich werden und im Extremfall zu einer Frühgeburt führen.

Bei nicht schwangeren Frauen kann es über die Infektion in der Scheide zu einer aufsteigenden Infektion über Gebärmutterhals, Gebärmutterhöhle und die Eileiter bis zu den Eierstöcken kommen; dies führt zu sehr akuten, entzündlichen Beschwerden. Die Frau hat dann starke Unterleibsschmerzen, sie krümmt sich, der Bauch wird hart. In diesem Fall muss mit einer kombinierten Antibiotikatherapie, die über die Vene gegeben wird, in der Klinik behandelt werden.

Die Scheidenflora kann leicht aus der Balance geraten. Es brennt, es juckt, und oft riecht es auch unangenehm. Bei Scheideninfekten werden zwar fast nie Keime nachgewiesen, die tatsächlich gefährlich sind. Zumeist ist die Infektion also harmlos. Lästig sind die Beschwerden aber trotzdem, und dann sollten sie auch behandelt werden.

Zu Infekten kann es auch durch **zu viel Hygiene** kommen, die zwar gut gemeint ist, aber gegenteilige Wirkungen hat. Wenn etwa sehr häufig Intimlotionen oder Intimspülungen verwendet und oft Slipeinlagen oder Tampons benutzt werden, tut das dem Milieu in der Scheide nicht gut. Andere Ursachen für eine Infektion sind beispielsweise eine Antibiotikatherapie aus anderen Gründen. Dann kann die beeinträchtigte Immunlage dazu führen, dass die Scheidenbalance durcheinandergerät und die schädlichen Bakterien überhandnehmen. Durch diese Überlast der »falschen« Bakterien kann dann eine Entzündung ausgelöst werden.

Sprechstunde

Frau R. ist 18 Jahre alt. Sie kommt in die Sprechstunde und ist ziemlich verunsichert. Sie kommt nicht mehr ohne Slipeinlagen aus, sagt sie, ständig läuft etwas in die Unterhose. Sie versuche zwar schon immer, sich besonders gründlich zu waschen, aber es hilft nichts. Sie macht gerade eine Ausbildung, die ihr nicht viel Spaß macht, sie muss viel arbeiten und kommt kaum zur Ruhe – und dann sind da noch diese lästigen Beschwerden. Außerdem hat sie Ärger mit ihrem Freund. Vermutlich hängt der Stress damit zusammen, dass sie gerade anfälliger für Infektionen ist.

Nach einer vaginalen Untersuchung mit einem bakteriellen Abstrich kann die Patientin beruhigt werden. Sie erhält ein Rezept für desinfizierende Scheidentabletten, die ihr auch bald helfen.

Kommt es zu einer Infektion der Scheide, helfen oft einfache **Hausmittel:** Lindernd ist beispielsweise **Vollfett-Naturjoghurt,** der abends mittels eines Tampons in die Scheide eingeführt wird und über Nacht einwirkt. Hilfreich ist auch das altbewährte Heilmittel **Olivenöl.** Es kann ebenfalls mithilfe eines getränkten Tampons eingeführt werden. Die bereits **beschichteten Tam-**

pons, die es zu kaufen gibt, sollten hingegen vermieden werden, weil darin unnötige Stoffe zur Konservierung enthalten sind.

Werden Infektionen nicht frühzeitig und angemessen behandelt, kann es zu einer bedrohlichen Entzündung der Eileiter kommen, die im Bauchraum liegen. Die akute Eileiterentzündung kann sich bis zu einer Entzündung in der Bauchhöhle, einer Peritonitis, ausweiten und gefährlich werden. Derartige Entzündungen können als Komplikation oder Spätfolge **Verklebungen im Bauchraum** begünstigen, die wiederum die Beweglichkeit der Eileiter einschränken können. Das kann dazu führen, dass das Ei während des Eisprungs nicht vom Eileiter aufgefangen werden oder aber durch die verklebten Flimmerhärchen in den Eileitern nicht mehr zurück in die Gebärmutter transportiert werden kann. Als Folge bleibt eine Schwangerschaft aus – oder das befruchtete Ei hängt im Eileiter fest und wird zur Eileiterschwangerschaft.

Insgesamt ist dieses Szenario allerdings sehr selten. Nur in Ausnahmen gelangt eine schwere Infektion über die Scheide in die inneren Organe. Trotzdem ist es wichtig zu wissen, dass auch eine auf den ersten Blick banale Infektion erhebliche Folgen haben kann. Deshalb sollte eine **Entzündung, die nach zwei bis drei Tagen nicht besser** wird, **weiter untersucht und behandelt** werden. In der Regel reicht eine Behandlung mit antibakteriellen und desinfizierenden Scheidenzäpfchen für zwei bis sechs Tage aus. Therapeutisch helfen desinfizierende Scheidentabletten, auch **Vitamin C** in der Scheide beeinflusst das Milieu günstig oder **Milchsäure** in Form von Scheidentabletten.

Häufig sind die unkomplizierten Infekte in der Scheide, die einfach und gut behandelt werden können. Oft handelt es sich dabei um Entzündungen durch den Keim Gardnerella, die zu fischig riechendem Ausfluss führen und ein Brennen sowie eine Rötung der Scheide verursachen.

Frauen, die **sich häufig unter Stress** fühlen und belastet, sind anfälliger für Infekte aller Art. Chronische Belastungen erhöhen den Spiegel der Stresshormone, verringern die Abwehrkräfte des Körpers, und dies begünstigt diverse Erkrankungen. Meist spüren die Frauen selbst etwas von diesem Zusammenhang und wissen, dass der Stress sie empfindlicher für Krankheiten macht.

Mode und Hygiene

Viele Frauen sind sehr beunruhigt, wenn es in der Scheide brennt, juckt oder riecht. Sie sind **verunsichert,** da es sich um einen Bereich handelt, der nicht nur ein Organ wie jedes andere darstellt, sondern auch **untrennbar mit Sex und Partnerschaft verbunden** ist. Sie schämen sich womöglich, wenn es riecht, oder empfinden gar Ekel vor sich selbst. Sie haben dann Sorge, dass sich der Partner abwenden könnte, oder fragen sich, ob er sich anstecken kann. Um es gar nicht erst zu einer Infektion kommen zu lassen, versuchen sie mit allen Mitteln, ihre Scheide zu säubern.

Übertriebene Waschungen, zu viel Intimsprays, die Benutzung von feuchtem WC-Papier oder ständige Einlagen in der Unterwäsche bewirken jedoch das Gegenteil von dem, was sie damit erreichen möchten: Es kommt erst recht zu einem Infekt, weil die »guten« Bakterien durch diese Prozeduren und die übertriebene Hygiene weggewaschen werden. Mit Informationen und Aufklärung darüber, was sie zur Vermeidung einer Infektion tun können und wieso die gut gemeinte Hygiene eher schadet als nutzt, kann sehr viel erreicht werden.

Frauen sollten sich im Genitalbereich möglichst nur mit **Wasser ohne Seife** waschen, spezielle Hygiene ist nicht nötig. Weiterhin gilt, dass sie normales und nicht parfümiertes oder feuchtes Toilettenpapier benutzen sollten und nicht jeden Tag Tampons einlegen, da diese den Großteil der Flüssigkeit in der Scheide aufsaugen. Dies hat zur Folge, dass die Scheidenwand trockener und empfindlicher wird und sich Infektionen leichter ausbreiten.

In Drogerien und Apotheken wird eine Vielfalt an Hygienemitteln angeboten, die zumeist nicht notwendig sind. Frauen brauchen keine tägliche Einlage im Slip, schon gar nicht mit Duftstoffen imprägniert oder mit besonders saugfähigen Beschichtungen. Dadurch wird die Haut am Genital eher gereizt statt geschützt. Mit Slipeinlagen wird das Milieu für Pilze sogar verbessert; schließlich mögen es Pilze warm und feucht. Deshalb sollte auf Slipeinlagen möglichst komplett verzichtet werden, und wenn sie dennoch nötig sind (etwa beim Ausklingen der Periode), gibt es die einfachen, meist nur mit unparfümierter und unbeschichteter Watte ausgestatteten Einlagen, die obendrein die günstigeren Produkte sind. Für Haut und Schleimhaut sind Wasser und Luft am besten.

Körperhaltung und Schweregrad der Infektion

Sprechstunde

Eine Patientin mit einer akuten schweren Entzündung im Unterleib kommt in die Praxis. Sie kann kaum aufrecht gehen. Sie klagt über starke Bauchschmerzen und sieht ziemlich krank aus. Diese Patientin muss in eine Klinik eingewiesen werden und eine Weile stationär dortbleiben, damit der Infekt mit Antibiotika über eine Infusion behandelt werden kann. Ihrer Haltung ist bereits anzusehen, dass sie unter einer schweren Infektion leidet.

Tatsächlich kann die **Körperhaltung** der Frauen ein Hinweis auf den Schweregrad der Infektion sein. Frauen, die problemlos im Wartezimmer warten können, beim Laufen keine Probleme haben und die man fragen muss, wo genau sie ihre Schmerzen am stärksten spüren, haben meist eine leichte, gut zu behandelnde Entzündung. Diese Frauen kann der Arzt beruhigen und behandeln, sobald sie untersucht worden sind.

Sind jene Bakterien in der Überzahl, die im Abstrich aus der Scheide als krankhaft nachgewiesen werden können oder die man durch einen einfachen Test durch den fischigen Geruch nachweisen kann (Gardnerella), liegt wahrscheinlich eine sogenannte **Aminkolpitis** vor. Dann benötigen die Frauen zusätzlich ein Antibiotikum als Scheidentablette, das sie an zwei bis sechs Tagen selbst abends in die Scheide einführen können. Nach diesen einfachen Behandlungen ist nach etwa 24 Stunden schon eine leichte Besserung der Beschwerden zu spüren.

Pilzerkrankungen

Pilze sind auch auf der gesunden Haut und Schleimhaut vorhanden und befinden sich normalerweise in Balance mit den Erregern, die zu Krankheiten führen können. Zu Symptomen führen die Pilze allerdings dann, wenn die Balance nicht mehr stimmt.

Müssen Frauen beispielsweise wegen einer anderen Erkrankung Antibiotika nehmen, gerät das Gleichgewicht der Bakterien und Pilze im Scheidensekret womöglich durcheinander. Dann können die Pilze die Oberhand gewinnen und zu Beschwerden führen. Einer der häufigsten Gründe, warum jüngere Frauen notfallmäßig in die Frauenarztpraxis kommen, sind Scheidenentzündungen. Meist bemerken sie es daran, dass sie Ausfluss haben, der brennt, juckt oder unangenehm riecht.

Die häufigsten Infekte in der Scheide sind **Pilzerkrankungen (Candida).** Diese sind auch für die Frauen leicht zu erkennen und zu behandeln. Der Ausfluss wird krümelig und weiß wie Quark; es brennt, und vor allem juckt es. Die Scheide ist gerötet und geschwollen. Dafür gibt es in der Apotheke frei verkäuflich Scheidentabletten und Creme als Kombipackung. Sie sind mit einem Antimykotikum versehen, wie Antipilzmittel in der Fachsprache genannt werden. Diese sind als Einmaltabletten erhältlich, die man auch in der Schwangerschaft anwenden kann. Der Partner muss nur dann ebenfalls behandelt werden, wenn er auch Beschwerden hat, dann kann er die Creme seiner Frau mitbenutzen.

Seit Jahren sind **Wirkstoffe gegen vaginale Schcidenpilzerkrankungen** (Clotrimazol, Nystatin, Miconazol, Econazol und andere) für Frauen rezeptfrei in der Apotheke erhältlich. Trotzdem gilt in der Medizin: Häufiges ist häufig, Seltenes selten. Nach diesem Grundsatz sind die typischen Beschwerden bei einer Pilzerkrankung zumeist bröckeliger weißer Ausfluss, Rötung, Brennen und Juckreiz. Wird dann zügig behandelt mit Creme oder Zäpfchen, verschwinden die Beschwerden nach ein bis zwei Tagen wieder. Warum sollte die Frau dann noch auf einen Termin in der Praxis warten?

Auch bei Schwangeren können frei zugängliche Medikamente gegeben werden, auch dann stehen diese Beschwerden im Vordergrund. Dazu kommt, dass in der Schwangerschaft eine Infektion vermieden werden sollte, damit über die Scheide die Pilze nicht bis zum Muttermund gelangen und zu Wehen oder einer vorzeitigen Eröffnung des Muttermunds führen können.

Unser ärztlicher Rat: Nicht jede Scheidenentzündung muss mit Medikamenten behandelt werden. Oft klingt der Infekt nach zwei bis drei Tagen von allein wieder ab. Auf Intimzusätze sollte verzichtet werden, baden oder duschen mit normalem Wasser reicht; keine Intimspülungen oder Intimwaschmittel benutzen. Wird es nach zwei bis drei Tagen nicht besser und sogar schlimmer, sollte die Entzündung ärztlich untersucht werden.

Dann helfen Produkte, die das natürliche Gleichgewicht stabilisieren: Quark, Milchsäuretabletten für die Scheide, Vitamin-C-Scheidentabletten, desinfizierende Scheidentabletten (Fluomycin) und in hartnäckigen Fällen antibiotische Scheidencremes oder -tabletten. Da Scheidentabletten auslaufen oder abbröckeln, sollten sie am besten am Abend vor dem Schlafengehen in die Scheide gelegt werden.

Bei starken Unterbauchschmerzen kann es sich um eine fortgeschrittene Infektion der Eileiter handeln, dann muss mit Antibiotika und gegebenenfalls auch in der Klinik mit Medikamenten über die Venen behandelt werden.

Vorsicht in der Schwangerschaft: Da eine Infektion in der Scheide auch auf den Muttermund und das Kind übergehen kann, sollte in der Schwangerschaft jeder Infekt ärztlich abgeklärt und behandelt werden.

Blasenentzündung

Es brennt, es juckt, und ständig ist da dieser Drang, Wasser lassen zu müssen. Selbst bei sehr kleinen Harnmengen kommt schnell wieder das Gefühl auf, erneut auf die Toilette zu müssen. Blasenentzündungen sind **häufig, fast jede Frau** hat sie schon im Laufe ihres Lebens **mindestens einmal durchgemacht,** viele leiden regelmäßig unter dieser Infektion. Bemerkt die Frau Anzeichen einer Blasenentzündung, sollte sie **viel trinken,** das heißt mindestens zwei Liter pro Tag warme Getränke, Tee oder

Wasser. In den meisten Fällen klingt die Entzündung dann rasch wieder von selbst ab.

Halten die Beschwerden an oder verstärken sich gar, sollte der Urin beim Haus- oder Frauenarzt untersucht werden. Zeigen sich typische Zeichen für Bakterien, wird eine Eintages-Dosis eines gut wirksamen **Antibiotikums** in Form eines trinkbaren Granulats (beispielsweise Fosfomycin) gegeben. In der Mehrzahl der Fälle reicht diese Dosis aus. Falls nicht, muss weiter mit einem anderen Antibiotikum behandelt werden, je nach Art der Bakterien im Urin. Dazu ist zuvor eine Resistenzprüfung im Labor nötig. Sie zeigt an, welches Antibiotikum wirksam ist und welches nicht. Meist reicht es aus, für drei bis fünf Tage Antibiotika zu nehmen.

Die Blasenentzündung sollte aber nicht verschleppt, sondern therapiert werden, weil sie auch den **Harnleiter** und darüber hinaus die **Nieren** befallen kann. In selten schweren Fällen gelangen die Bakterien in der Blase über die Harnleiter in die Nieren. Dann bekommen die Frauen akute Flankenschmerzen, Rückenschmerzen, Schüttelfrost und Fieber, sie fühlen sich krank und sind es auch. Diese **Nierenbeckenentzündung** muss auf jeden Fall antibiotisch behandelt werden, da sie unbehandelt zu dauerhaften Schäden wie einem Versagen der Nieren führen kann.

Sprechstunde

Die 21-Jährige ist genervt. Seit ein paar Monaten bekommt sie immer wieder eine Blasenentzündung. Sie versteht das nicht, früher kannte sie solche Beschwerden nicht. Nun musste sie schon mehrfach in kurzer Zeit ein Antibiotikum nehmen, das ihr die Hausärztin verschrieben hat. Als sie der Frauenärztin von ihrem neuen Freund erzählt, mit dem sie seit etwa vier Monaten zusammen ist, ist die Diagnose klar. Die neue Beziehung der jungen Frau hat damit zu tun, dass sich die Blase öfter entzündet. Durch die ***mechanische Reizung*** *ist die Schleimhaut empfindlicher für Harnwegsinfekte.*

Mit der Mode – enge Hosen, knappe T-Shirts, Tangaslips und eine Totalrasur im Intimbereich – nehmen die Infekte im Urogenitalbereich von jungen Frauen zu. Der Schutz durch die Behaarung ist nicht mehr gegeben, die enge Kleidung verhindert, dass die empfindlichen Stellen ausreichend belüftet werden. Zudem gedeihen in dem feuchten Klima eher diverse Keime.

Aber auch neue Intimpartner und häufiger Sex verändern gerade bei jungen Frauen die labile Vaginalflora. Sie werden deshalb anfälliger für Keime und Infekte, die über die Scheide in die Harnröhre und Blase gelangen.

Anfällig für Harnwegsinfekte machen aber auch **Feuchtigkeit** und **Kälte.** Beides beeinträchtigt den Selbstschutz der Haut im Intimbereich. Keime, die sich auf der Haut befinden, breiten sich dann auch schneller in der Harnröhre aus. Deshalb treten gerade zu Beginn der Freibadsaison vermehrt Harnwegsinfekte bei Frauen auf. Im **Schwimmbad** sind es jedoch selten Krankheitserreger aus dem angeblich verunreinigten Wasser, die zum Harnwegsinfekt führen, sondern vielmehr die eigenen Darmbakterien, mit denen der Intimbereich fast immer in geringen Mengen besiedelt ist.

Vor dem Baden sollten Frauen, die leicht eine Blasenentzündung bekommen, sich gut abduschen und mit einer parfümfreien fettenden Creme oder Vaseline **eincremen,** beispielsweise Babyschutzcreme oder Freiöl. Dieses bietet einen gewissen Schutz für die Haut, sie wird nicht so stark angegriffen, und **kleinste Risse können vermieden werden.** Auch vor dem Sex ist es hilfreich, eine weiche Vaseline im Bereich der Harnröhrenmündung und des Scheideneingangs aufzutragen.

Die Blasenreizung nach dem **Geschlechtsverkehr** ist ebenfalls eine typische Komplikation von jungen Frauen. Häufig entsteht sie durch eine Reizung der Haut und die Keimbesiedelung mit typischen Darmbakterien wie E. Coli. Dies führt dazu, dass die Bakterien in der Blase überhandnehmen und es zur Blasenentzündung kommt. Die Scheidenwand einer jungen Frau ist empfindlich, die mechanische Beanspruchung durch den Sex reizt die Schleimhaut der Scheide und verursacht minimale Verletzungen. Falls die Milchsäure, ein wichtiger Bestandteil der Scheide, durch zu viel **Intimspülungen,** Waschungen oder die Einnahme von Medikamenten wie z.B. Antibiotika gestört ist, wird die normale Scheidenflora verändert, und die Bakterien setzen sich durch.

Beim **Wechsel von Anal- zu Vaginalsex** sollte wegen der Gefahr, dass Darmbakterien in die Scheide gelangen, immer ein **neues Kondom** benutzt werden. Gleitgels haben einen hohen Wasseranteil, deshalb sollte stattdessen eher ein Öl (Oliven- oder Mandelöl) angewendet werden. Olivenöl hat außerdem eine heilende Wirkung. Man kann auch Tampons in Öl tauchen und über Nacht in die Scheide legen, damit wird die Scheidenwand »geölt«.

Pingpong im Honeymoon

Bei jungen Paaren, die noch nicht lange zusammen sind, kommt es häufiger zu einer Blasenentzündung. Dieses Phänomen ist auch als **»Honeymoon-Zystitis«** bekannt. Junge Frauen, die in der ersten Phase der Beziehung häufig Sex haben, stecken sich immer wieder an und bekommen durch den permanenten Reiz eine Blasenentzündung. Manchmal kommt es auch zur wechselseitigen Ansteckung. Durch diesen **»Pingpong-Effekt«** gehen die Keime hin und her. Der Mann bemerkt meistens nichts davon, weil seine Harnröhre länger ist und die Keime deshalb nicht so leicht bis in die Blase aufsteigen. Die Infektion ist zumeist nicht auf mangelnde Hygiene von ihm oder ihr zurückzuführen, sondern entsteht aufgrund des mechanischen Reizes, der die empfindliche Schleimhautauskleidung der Harnröhre anfälliger für Infekte macht, oder beim Wechsel von Anal- zu Vaginalsex.

Im Gegensatz zu den anatomischen Verhältnissen beim Mann ist die Harnröhre der Frau recht kurz und mündet in die Scheide, in der sich Millionen Keime befinden. Bei Scheideninfekten können so die Keime auf kurzem Weg über die Harnröhre in die Blase gelangen. Trinken die Frauen zu wenig, vermehren sich die Bakterien in der Blase schnell, und die Blasenentzündung macht sich bemerkbar: Ständig besteht Harndrang, das Entleeren der Blase ist schmerzhaft, es brennt, und auch wenn die Frau das Gefühl hat, dringend auf die Toilette zu müssen, kommen nur wenige Tropfen an Urin. Manchmal ist der Harn selbst verändert, riecht übel, ist flockig oder trüb.

Bei Beschwerden, die für einen beginnenden Harnwegsinfekt sprechen, ist es zunächst hilfreich, viel zu **trinken** und sich warm zu halten. Auf diese Weise können die Bakterien womöglich ausgeschwemmt werden, und die Entzündung klingt ab. Bekommt das körpereigene Abwehrsystem die Keime jedoch nicht in den Griff und die Symptome bessern sich nicht, sollte spätestens nach zwei Tagen mit einer Antibiotikabehandlung begonnen werden, weil sonst eine bis zum Nierenbecken aufsteigende Entzündung droht. Bei Schwangeren ist die frühzeitige Behandlung ebenfalls wichtig, denn Harnwegsinfekte können vorzeitige Wehen auslösen. Auch bei älteren Frauen sowie Frauen, die eine Chemotherapie bekommen, sollte rechtzeitig behandelt werden.

Frauen, die besonders im Schwimmbad oder beim Badeurlaub immer wieder unter Harnwegsinfekten leiden, sollten darauf achten, nicht zu lange im Wasser zu bleiben. Nach dem Bad sollten sie sich gut **abduschen** und anschließend abtrocknen und die feuchte Wäsche ausziehen. **Trockene Kleidung, warme Füße** und **Wärme im Intimbereich** helfen dabei, dass die Immunabwehr aktiv bleibt und eine Infektion verhindert wird.

Hygienemaßnahmen, um einer Blasenentzündung vorzubeugen

Statt auf äußere Hygienemängel zu verweisen, sollten sich Frauen darüber klar sein, dass es **so gut wie nie verunreinigte Toiletten oder das Schwimmbadwasser** sind, die zu einem Harnwegsinfekt führen. Zumeist sind die eigenen Darmkeime dafür verantwortlich, dass es zu einer Entzündung kommt. Deshalb sollte darauf geachtet werden, dass beim Waschen mit dem Waschlappen wie auch beim Toilettenbesuch nicht durch das Papier Keime in den Intimbereich gelangen. Auch Stringtangas tragen mehr als übliche Unterwäsche dazu bei, dass Darmkeime verstärkt zwischen die Schamlippen verschleppt werden und Entzündungen auslösen. Es gibt geeignetere Bademode und Unterwäsche – beispielsweise aus Baumwolle –, um Harnwegsinfekte zu vermeiden.

Stimmt der pH-Wert in der Scheide nicht mehr, kann es ebenfalls leichter zu einer Blasenentzündung kommen. Dann helfen **milchsäurehaltige vaginale Tabletten** wie beispielsweise Eubiolac oder zum Ansäuern auch Vitamin C (beispielsweise »Vagi C«). Weiterhin können **Sitzbäder** mit milchsäurehaltigen Wirkstoffen (beispielsweise Tannosynt) helfen. Und immer wieder gilt: Hände waschen, sobald frau unterwegs war.

Wenn keine Beschwerden vorliegen, sollte die Scheide in Ruhe gelassen werden: das heißt keine unnötigen Tampons, sondern während der Periode eher **Menstruationstassen** (z. B. Diva Cup oder Red Cup) benutzen, da diese die Scheide nicht so stark austrocknen. Diese kelchförmigen Gefäße aus medizinischem Silikon werden in die Scheide eingeführt und können die dreifache Menge an Menstruationsblut auffangen wie ein herkömmlicher Tampon oder eine Binde.

Zudem sollten Frauen dann möglichst gänzlich auf Slipeinlagen verzichten und, wenn doch nötig, etwa beim Ausklingen der

Anwendung der Menstruationstasse

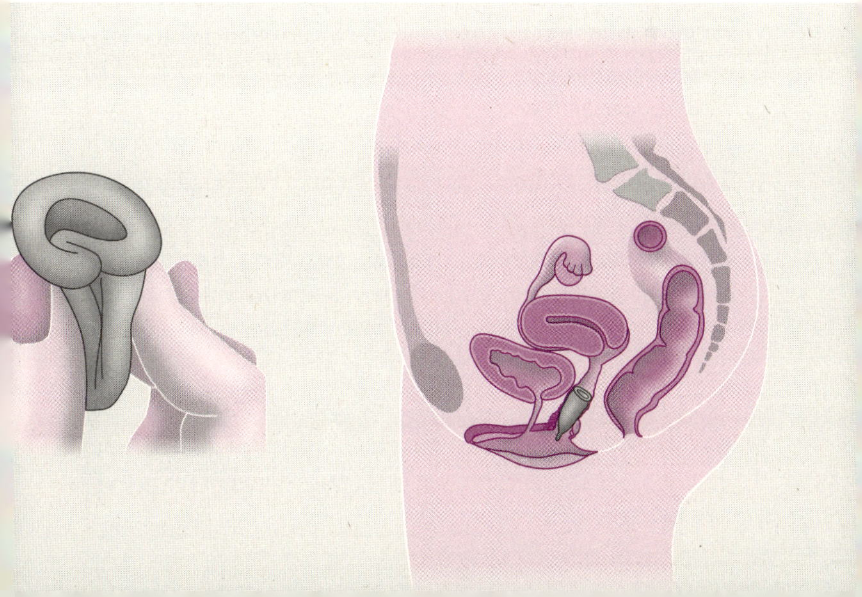

Monatsblutung, die einfachsten und günstigsten ohne Beschichtung und Duftstoffe verwenden.

Schwangere Frauen müssen mit Infekten in der Scheide oder Blase sehr vorsichtig sein, da Bakterien und andere Keime über diese Entzündungen auch den Muttermund erreichen können. Entzündungen des Muttermundes sind deshalb heikel, weil sie eventuell frühzeitige Wehen auslösen. Die Keime können über den Muttermund auch an die Fruchtblase gelangen; damit ist das Kind im Mutterleib durch den Infekt gefährdet. Jeder Infekt einer Schwangeren muss deshalb ernst genommen und behandelt werden. Schwangere dürfen zwar bis zum Schluss baden gehen, sie sollten sich aber gut abduschen, die nassen Badesachen wechseln und sich anschließend warm anziehen.

Unser ärztlicher Rat: Warm halten, auf geeignete Kleidung achten, genügend trinken (mindestens 1,5 bis 2 Liter pro Tag), regelmäßig die Blase vollständig entleeren, besonders nach dem Sex. Reinigungsrichtung von vaginal in Richtung anal.
Verschwinden die Beschwerden nach drei bis fünf Tagen nicht, ist ein Antibiotikum angeraten (z. B. Fosfomycin). Bei immer wiederkehrenden Infekten können prophylaktisch Nitrofurantointabletten helfen.
Vorsicht in der Schwangerschaft: Jeder Harnwegsinfekt in der Schwangerschaft muss ärztlich untersucht und therapiert werden, da es sonst zur Verschleppung der Bakterien über die Scheide, den Muttermund bis hin zum Kind kommen kann. Dadurch können frühzeitige Wehen ausgelöst werden.

Was hilft

- Nieren-Blasentees (z. B. Bärentraubenblätter, Goldrutenkraut, Schachtelhalmkraut, Birkenblätter, Pfefferminz, Johannisbeerenblätter), Milchsäuretabletten oder pflanzliche Mittel (z. B. Canephron N)
- Cantharis-Globuli werden von manchen Frauen als hilfreich empfunden, ebenso Schüssler-Salze (Natrium phosphoricum).
- nach dem Sex die Blase rasch entleeren und sich kurz abduschen. Es empfiehlt sich, dem Partner mitzuteilen, dass dies nicht aus Zweifel an seiner Hygiene passiert und es nichts mit ihm zu tun hat.
- auf die Kleidung achten: warm genug anziehen, Strümpfe in den Schuhen tragen statt barfuß, keine bauchfreien T-Shirts, keine zu engen Hosen, nicht auf kalten Steinen sitzen
- ein Wärmekissen auf den Bürostuhl legen oder ein warmes Kirschkernsäckchen auf den Unterbauch
- In den letzten Jahren ist die Cranberryfrucht als Saft zu einem häufigen Therapeutikum geworden. In wissenschaftlichen Studien ist allerdings nur ein geringer Nutzen gezeigt worden, und der Saft sollte in Maßen verwendet werden, da der Magen dadurch schnell übersäuern kann.
- Während der Schwangerschaft sollte die Selbstmedikation oder anderweitige Behandlung mit pflanzlichen Mitteln mit dem Arzt abgesprochen werden, da manche Pflanzen wie beispielsweise Bärentraubenblätter in der Schwangerschaft nicht geeignet sind.

Bartholinitis

Die Ausführungsgänge der Bartholinschen Drüse am Scheideneingang können sich gelegentlich entzünden. Verstopft dieser Gang im Rahmen der Entzündung durch eine Schwellung, kann das Drüsensekret nicht mehr ablaufen, es bildet sich durch die Entzündung eine Eiterhöhle und führt zu einer einseitigen prallen, schmerzhaften und oft auch geröteten Verdickung im Bereich des Scheidenvorhofes. Meistens sind Frauen im Alter zwischen 20 und 30 Jahren betroffen. Sie haben das Gefühl, als hätten sie plötzlich ein Ei in der Scheidenwand. Die Entzündung ist lästig, aber harmlos.

Sprechstunde

Frau M. ist 28 Jahre alt. Sie steht im Wartezimmer der Praxis, weil sie kaum sitzen kann. Auf ihre Beschwerden angesprochen, berichtet sie, dass sie am Morgen einen pflaumengroßen Knoten an der Vulva entdeckt hat und daraufhin einen ziemlichen Schreck bekam. Am Tag zuvor hatte sie eine längere Radtour gemacht und noch keinerlei Beschwerden. Während der Untersuchung kann sie ziemlich schnell beruhigt werden. Die Diagnose ergibt sich auf den ersten Blick: Es ist eine Bartholinitis.

Eine solche Entzündung, eine Bartholinitis, kann im Anfangsstadium mit entzündungshemmenden **Sitzbädern** oder Umschlägen beispielsweise mit **Kamille, Frauenmantel** oder **Teebaumessenz** gut behandelt werden. Ist es aber bereits zu einer Eiterhöhle gekommen, hilft in den meisten Fällen nur ein kleiner operativer Eingriff am besten – die sogenannte Marsupialisation. Der Name leitet sich von den Marsupialia ab, der zoologischen Gruppe der Beuteltiere. Denn bei der kleinen ambulanten Operation wird die Höhle der Zyste eröffnet, der Eiter abgelassen, die Höhle ausgespült und dann wie ein Tabaksbeutel mit einer Naht verschlossen, damit die Höhle von innen nach außen heilen kann.

Unser ärztlicher Rat: Eine akute pralle Bartholinitiszyste ist harmlos, aber schmerzhaft. Sie wird mit einer kleinen ambulanten Operation behandelt. Deshalb sollte man damit gleich in eine Ambulanz der Klinik gehen.

Uterus-Myome

Die häufigsten Knoten in der Gebärmutter sind gutartig. Diese gutartigen Knoten, die sich bei fast einem Viertel der Frauen zwischen 30 und Mitte 40 finden, werden auch Myome genannt (siehe auch S. 412). Sie können an unterschiedlichen Stellen in oder an der Gebärmutter wachsen.

Sprechstunde

Frau W. ist neu in der Praxis und braucht eine Vorsorgekontrolle. Seit einigen Jahren hat sie mehrere Myome, die per Ultraschall beobachtet wurden. Sie ist aber beschwerdefrei. In der Kontrolle zeigen sich eine leicht vergrößerte Gebärmutter und zwei ca. 3 Zentimeter große Myome.

Die Behandlung von Myomen hängt von zwei Faktoren ab: Verursachen sie Beschwerden und wachsen sie plötzlich schnell. Typische Beschwerden sind starke und lange Blutungen, ein Druckgefühl im Bauch, ebenso im Bereich von Darm und Blase, aber auch gehäufte Fehlgeburten, gerade bei jungen Frauen.

Myome können außen an der Gebärmutter wachsen, dann lösen sie keine starken Blutungen aus und beeinträchtigen auch nicht das Einnisten eines befruchteten Eies, da die Schleimhaut in der Gebärmutter nicht betroffen ist. Wenn die Myomknoten direkt in der Wand des Muskels oder unter der inneren Schleimhaut wachsen, können sie hingegen zu Blutungen führen und eine Frühschwangerschaft stören. Es gibt unterschiedliche Ansätze zur Behandlung von Myomen, die von Hormontherapien über Operation und Gefäßverödung bis hin zu einem neueren Verfahren reichen, bei dem die Myome durch fokussierten Ultraschall überwärmt werden und dann zerfallen. Nicht jede Behandlung ist für jede Patientin geeignet, da der Erfolg auch von der Lage der gutartigen Knoten abhängt.

Unser ärztlicher Rat: Die Behandlung von Myomen ist nur dann notwendig, wenn sie Beschwerden verursachen oder in kurzer Zeit deutlich wachsen. Besteht Kinderwunsch, ist die Lage der Muskelknoten für eine Behandlung entscheidend. Nach den Wechseljahren ist eine Ultraschallkontrolle nicht notwendig, da die Myome von selbst verkalken und kleiner werden.

Endometriose

Der Begriff Endometriose ist eine Beschreibung, keine Erkrankung. Die Schleimhaut in der Gebärmutter, die sich von Zyklus zu Zyklus aufbaut, wird als Endometrium bezeichnet. Wenn eine Frau nicht schwanger wird, blutet diese Schleimhaut ab, was sich monatlich als Regelblutung äußert. Durch die Kontraktionen der Gebärmutter, die ein Muskel ist, wird die Schleimhaut abgestoßen.

Bei der Endometriose findet sich diese **Schleimhaut auch innerhalb des Bauches:** an den Eierstöcken, an der Beckenwand, auf dem Darm oder der Blase. Sie liegt also außerhalb (»ektop«) der Gebärmutter. Wie sie dahin gekommen ist, ist unklar, bis heute gibt es darüber nur Vermutungen. Mit jeder Menstruation könnten Schleimhautfetzen nicht den normalen Weg über den Muttermund in die Scheide nach außen nehmen, sondern zurück (retrograd) über die Eileiter in den Bauchraum gelangen.

Die Endometriose ist zwar eine gutartige Erkrankung – trotzdem kann sie für Frauen sehr **lästig** werden und zu **chronischen Beschwerden** führen. Der Grund für die Symptome sind die versprengten Inseln von Gebärmutterschleimhaut außerhalb der Gebärmutter, die sich mit jedem Menstruationszyklus verändern und dann regelmäßig Beschwerden verursachen. Dadurch kommt es zu außergewöhnlichen Schmerzen außerhalb der Gebärmutter, etwa im Bereich des Darmes oder im kleinen Becken.

Zu diesen **Schmerzen** kommt es aber nur, **wenn die Frau ihre Periode hat,** nicht während der übrigen Phase des Zyklus. Für die Diagnose ist es deshalb wichtig, genau zu bestimmen, wann und wie oft die Schmerzen auftreten. Die Diagnose kann aber nur mit einem Blick in den Bauch durch eine Bauchspiegelung gestellt werden. Mit dem Ultraschall ist es schwieriger und eine Endometriose nur dann zu sehen, wenn sich z. B. eine blutgefüllte sogenannte Schokoladenzyste gebildet hat oder dickere Herde im Bauchraum zu sehen sind.

Sprechstunde

Frau E. ist 30 Jahre alt. Sie hat seit Jahren immer wieder starke Schmerzen, wenn sie ihre Periode hat; sie kann dann nicht zur Arbeit gehen, legt sich mit einer Wärmflasche ins Bett und nimmt alle paar Stunden ein Schmerzmittel. Es tut ihr aber nicht nur der Unterbauch im Bereich der Gebärmutter weh, sondern auch massiv der Rücken und beim Stuhlgang auch der Afterbereich.

Wie häufig Frauen von einer Endometriose betroffen sind, ist unklar. Die Angaben schwanken zwischen 3 und 12 Prozent. Die Hälfte aller Frauen, bei denen sich Gebärmutterschleimhaut außerhalb der Gebärmutter findet, hat überhaupt keine Beschwerden, andere leiden hingegen stark darunter. Oft wird bei chronischen Unterleibsschmerzen die Diagnose Endometriose gestellt, auch wenn das Ausmaß der Beschwerden nicht mit dem Ausmaß des ektopen Gewebes übereinstimmt. Weil die Symptome so unklar sind und oftmals für zwar ausgeprägte, aber normale Regelschmerzen gehalten werden, **vergehen oft Jahre, bis die Diagnose gestellt wird.** Bei vielen Frauen werden auch psychische Probleme vermutet. Ihnen wird unterstellt, dass sie ihre Beschwerden übertreiben oder sich einbilden.

Sprechstunde

Immer wieder sind da diese unklaren Beschwerden. Es tut im Unterleib weh, manchmal auch im ganzen Bauchraum. Wenn die 28-Jährige zum Arzt geht, hat sie immer einen dicken Ordner mit Krankenhausunterlagen dabei. Mit Anfang 20 wurde sie zum ersten Mal operiert, sie unterzog sich einer Bauchspiegelung.
Die zweite Operation liegt erst knapp ein Jahr zurück. Sie hat Endometriose, davon kann man unfruchtbar werden, hat man ihr damals bei der Entlassung gesagt. Ein Schock, sie sah ihre Lebensplanung in Gefahr, besonders ihren Kinderwunsch. Sie solle entweder Hormone nehmen oder, noch besser, bald schwanger werden, hatten ihr die Ärzte gesagt. Letzteres wäre sogar die beste Therapie.
Aber damals war die 28-Jährige noch nicht mit ihrem jetzigen Partner zusammen, und deshalb entschied sie sich für die Hormontherapie. Das Problem ist: Jetzt möchte sie auch keine Hormone mehr, schließlich hat sie gehört, das sei nicht gut für den Körper. Immer mehr Frauen haben Angst, dass mit ihnen etwas nicht stimmt, dass sie nicht normal sind. Besonders ausgeprägt ist diese Sorge bei Frauen, denen einmal die Diagnose Endometriose genannt wird. Schnell ist da die Angst, dass sie nicht mehr schwanger werden können - eine Angst, die fast immer unbegründet ist.

Die Endometriose ist zumeist an verschiedenen Orten im kleinen Becken lokalisiert. Sie kann sich zwischen Gebärmutter und Kreuzbein, an den Eierstöcken, am Darm und im Bereich des Bauchfells befinden. Häufig sind auch die Haltebänder und das Bindegewebe im Beckenraum betroffen. **Je nachdem, wo die versprengte Gebärmutterschleimhaut liegt, treten unterschiedliche Beschwerden auf:** Krampfartige Schmerzen während der Periode sind häufig, aber auch beim

Sex, beim Stuhlgang und beim Wasserlassen sind Beeinträchtigungen möglich.

Dass die Fruchtbarkeit von Frauen mit Endometriose eingeschränkt ist, kann vorkommen, ist aber selten. Wie hoch der Anteil der Frauen tatsächlich ist, die nicht oder nicht so leicht schwanger werden können, bleibt ungewiss.

Zur Behandlung hilft neben Schmerzmitteln auch die Pille, weil die regelmäßige Hormonzufuhr die Blutungsbeschwerden lindert. Gibt es keinen Schleimhautaufbau, kann auch nichts abgeblutet werden. Dies erreicht man durch eine hormonelle Behandlung, am einfachsten durch die Gabe einer **Minipille,** die man täglich einnimmt, ohne Pause und ohne Blutung.

Operativ gibt es verschiedene Techniken, mit denen versucht wird, die Endometriose-Herde zu entfernen. Auch die **Verödung** mittels Hitze oder Laser ist möglich. Wenn operiert wird, können die Herde, die wie Entzündungen aussehen, über den Weg einer Bauchspiegelung behandelt, das heißt verbrannt werden.

Allerdings bleiben die Beschwerden manchmal auch nach der Behandlung bestehen. Die Suche nach weiteren Endometriose-Herden führt dann leicht dazu, dass die Frauen sich in längerfristiger ärztlicher Behandlung befinden.

Unser ärztlicher Rat: Die Behandlung einer Endometriose richtet sich allein nach dem Leidensdruck der Patientin. Hat sie keine Beschwerden, wird sie nicht behandelt.
Wird eine Endometriose vermutet, kann man diese nur durch eine Bauchspiegelung, also eine Operation in Vollnarkose, sichern. Möchte man dies vermeiden, dann kann auch eine Behandlung auf Verdacht mit einem Hormon, einem Gestagen in Form einer Minipille oder Spritze, erwogen werden.
Unterstützend können der Verzicht auf Koffein und Alkohol sowie eine ausgewogene Ernährung helfen.

Zysten

Die häufigsten Ursachen für Schmerzen im Unterbauch sind harmlos. Manchmal handelt es sich schlicht um Magen-Darm-Beschwerden, die in den Unterleib ausstrahlen, beispielsweise bei einer Verstopfung. Immer wieder kommen bei jungen Frauen allerdings auch Zysten am Eierstock vor. Das sind flüssigkeitsgefüllte Bläschen, die überall dort entstehen können, wo es Drüsen gibt, wie z. B. in den Eierstöcken.

Harmlose, funktionelle Zysten

Die **Zysten** werden zumeist **zufällig mittels Ultraschall entdeckt.** In den meisten Fällen – besonders bei jüngeren Frauen – sind sie **harmlos,** und oftmals bilden sie sich von allein wieder zurück. Ohne Therapie, ohne weitere Maßnahmen. Trotzdem wird vielen Frauen Angst gemacht oder gesagt, dass sie keine Kinder mehr bekommen können, sobald eine Zyste entdeckt wird. Viel zu oft wird, und wurde früher noch viel mehr, deshalb operiert. Besser wäre es, zunächst mindestens zwei bis drei Zyklen der Menstruation abzuwarten, denn der Anteil der Zysten, die auch ohne chirurgischen Eingriff wieder verschwinden, ist groß. Bleibt die Zyste unverändert und gibt es keine Beschwerden, kann so lange abgewartet werden, bis sich die Zyste von selbst zurückbildet oder bis sie Beschwerden verursacht.

Immer wieder kann es passieren, dass Eibläschen nicht springen, dann füllen sie sich mit Flüssigkeit. Normalerweise sind die Eierstöcke pflaumengroß, also etwa zwei bis drei Zentimeter im Durchmesser. Eine Zyste ist vergleichbar mit einem Luftballon, der mit Wasser gefüllt ist. Da der Eierstock an einem weichen

Bindegewebsband hängt, kann sich dieses Band mit der schweren Zyste im Unterbauch hin- und herbewegen, an den Weichteilen im Bauch ziehen oder sich sogar verdrehen, wenn die Zyste über sechs Zentimeter groß ist. Das verursacht dann heftige Schmerzen oder sogar eine Beeinträchtigung der Blutgefäße, die den Eierstock durchbluten; dann kann es auch zu einer Gefahr für den Eierstock kommen.

Sprechstunde

Frau G. ist 23 Jahre alt und kommt mit Unterbauchschmerzen in die Praxis. Seit Tagen zieht und krampft es im linken Unterbauch. Sie macht sich Sorgen, dass sie eine Zyste am Eierstock hat, so etwas hatte sie vor ein paar Jahren schon mal. Ihre Periode hat sie regelmäßig durch die Einnahme der Pille. Sie raucht ungefähr zehn Zigaretten am Tag.

Der Bauch ist weich und schmerzt beim Abtasten ein wenig. In der gynäkologischen Untersuchung ist die Scheide unauffällig, beim Tasten ergibt sich eine Walze im linken Unterbauch. Die Ultraschalluntersuchung zeigt eine unauffällige Gebärmutter, einen normalen rechten Eierstock und am linken Eierstock eine ungefähr vier Zentimeter große Zyste, die mit klarer Flüssigkeit gefüllt ist.

Auf die Frage, wie die Verdauung funktioniere, schüttelt Frau G. den Kopf: »Damit habe ich andauernd Probleme, das war schon bei meiner Mutter so, ich muss immer wieder etwas nehmen, damit es geht.« Die Ursache für die Beschwerden ist keine Erkrankung der Eierstöcke, sondern schlicht Verstopfung.

Glatte, unkomplizierte Zysten können mittels Abtasten und Ultraschall gut erkannt werden, sie sind harmlos und bilden sich in aller Regel wieder zurück. Wenn sie nicht größer als etwa sechs Zentimeter werden, können sie beobachtet und es kann abgewartet werden. Häufig werden sie dann von allein wieder kleiner.

Wachsen sie hingegen deutlich über die sechs Zentimeter, muss die Zyste möglicherweise mithilfe einer Bauchspiegelung entfernt werden, da sie sonst durch den mechanischen Zug den Eierstock mitsamt den Blutgefäßen verdrehen kann. Dann ist die Blutzufuhr unterbunden, und der Eierstock kann absterben. Die Schmerzen sind akut, und eine gedrehte Eierstockzyste ist ein medizinischer Notfall, der dringend kontrolliert und oftmals operiert werden muss.

Unser ärztlicher Rat: Zysten am Eierstock bei Frauen, die noch nicht in den Wechseljahren sind, werden häufig zufällig im Rahmen eines Ultraschalls entdeckt. Sie sind harmlos, solange sie eindeutig als Zysten identifiziert werden können. Dann kann die Frau abwarten, bis ein paar Menstruationszyklen vorbei sind, danach wird mittels Ultraschall nachgeschaut, ob sich die Zysten zurückgebildet haben. Viel zu häufig werden harmlose Zysten unnötig operiert.

Einfache Zysten bei Frauen, die noch ihre Menstruation und den Eisprung haben, werden funktionelle Zysten genannt. Dann kann für zwei bis drei Monate eine Pille eingenommen werden, damit der Eierstock keine Eibläschen produziert, weil die Pille den Eisprung unterdrückt. Bei größeren Zysten (größer als vier Zentimeter) sollte auf manche Sportarten wie Geräteturnen verzichtet werden, weil sonst die Gefahr besteht, dass es zu einer Drehung kommt.

Unter den pflanzlichen Medikamenten können Mönchspfeffer (Agnus castus) und Traubensilberkerze hilfreich sein und die Beschwerden lindern.

Polyzystisches Ovar-Syndrom (PCOS)

Manchmal kommen viele kleine Zysten gleichzeitig an den Eierstöcken vor. Dieser Befund betrifft 3 bis 9 Prozent aller Frauen im gebärfähigen Alter und wird **Polyzystisches Ovar-Syndrom (PCOS)** genannt. Manche Ärzte sprechen auch von multifollikulären Ovarien. Was nach Syndrom und Leiden klingt, ist jedoch vor allem **eine Beschreibung und keine Krankheit.** Das Phänomen zeigt sich häufig daran, dass die Frauen viriler wirken und oft stärker behaart sind und einen dunkleren Teint aufweisen als ihre Altersgenossinnen. Zudem haben sie ihre Periode oft in einem größeren Abstand von mehr als fünf Wochen.

Sprechstunde

Die 29-jährige Patientin ist ein dunkler Typ, sie hat fast schwarze Haare und deutlich ausgeprägte Augenbrauen. Sie kommt in die Praxis und will wissen, ob es normal ist, dass sie eine so ausgeprägte Körperbehaarung aufweist. Nun würden auch noch die Oberlippenhaare stärker wachsen, all das stört sie sehr. Die Haare mit Wachs zu entfernen hat ihr nicht gefallen, sie hätte in der Folge immer wieder Entzündungen davon bekommen.

Die Frau ist 34 Jahre alt, etwas übergewichtig und stärker behaart als üblich. Sie erzählt der Ärztin, dass sie seit ein paar Monaten ihre Periode nicht mehr hat, nun aber ein Kinderwunsch besteht.

Die 21-jährige Patientin kommt aufgelöst in die Praxis. Ihre Periode hat sie, was aber auch daran liegt, dass sie seit einigen Jahren die Pille nimmt. Ein Arzt hat ihr von »vielen Zysten an ihren Eierstöcken« erzählt. Nun hat sie gegoogelt und gelesen, dass man mit einem

Polyzystischen Ovar-Syndrom nicht schwanger werden könne. Sie will aber unbedingt Kinder bekommen, sie selbst hat noch vier weitere Geschwister.

Die genaue Ursache für das Polyzystische Ovar-Syndrom ist ungewiss. Vermutet wird ein **Überschuss an männlichen Geschlechtshormonen,** was auch das äußere Erscheinungsbild mit stärkerer Behaarung und der Neigung zu Akne erklärt. Weil die Ultraschallgeräte immer bessere Bilder vom Körperinneren liefern, wird die Diagnose immer häufiger gestellt. Das ist heikel, denn auf diese Weise bekommen beschwerdefreie Frauen eine Diagnose und halten sich für krank. Manchen wird so massiv Angst gemacht, dass sie befürchten, nie mehr Kinder bekommen zu können.

Zur Behandlung ist es hilfreich, das **Gewicht zu senken** und damit eine Neigung für Diabetes zu vermeiden. Eine ursächliche »Heilung« ist nicht möglich. Bei Frauen ohne Kinderwunsch wird ein Mittel gegen männliche Geschlechtshormone in Kombination mit der Antibabypille gegeben. Bei vorhandenem Kinderwunsch sind die Medikamente Clomifen und eventuell Metformin zu empfehlen. Unter den **pflanzlichen Präparaten** haben sich bei vielen Frauen Keuschlamm, Schöllkraut, aber auch Zink und Selen bewährt.

Unser ärztlicher Rat: Frauen mit PCOS sind nicht krank. Sie benötigen nur eine Behandlung, wenn sie einen unerfüllten Kinderwunsch haben oder unter den Symptomen leiden. Wenn die Frauen nicht schwanger werden, kann man versuchen, mithilfe einer Tablette (Clomifen) die Eierstöcke zu stimulieren, damit sie mehr Eibläschen bilden.
Dies sollte aber vorsichtig geschehen, damit sie nicht Mehrlinge

bekommen; so sollte bei jeder Frau, die eine Behandlung im Rahmen des Kinderwunsches möchte, eine Sonografie kurz vor dem erwarteten Eisprung erfolgen, um festzustellen, ob es mehr als zwei sprungbereite Eibläschen gibt, die zu hochgradigen (mehr als zwei) Mehrlingen führen könnten. Dies muss den Frauen deutlich vermittelt werden. Auch mit PCOS kann man ohne Hilfe schwanger werden.
Gibt es keine Probleme mit diesem Syndrom – manchmal wird es nur zufällig entdeckt –, braucht es auch nicht behandelt zu werden.

Zysten nach den Wechseljahren

Befinden sich die Zysten an den Eierstöcken von **jungen Frauen,** die noch einen regelmäßigen Zyklus haben, sind sie in aller Regel **harmlos.** Bei Frauen **nach den Wechseljahren** können sie jedoch **auf eine ernsthafte Erkrankung hinweisen.** Jeder zystische Befund gehört weiter untersucht, weil sich in seltenen Fällen auch eine bösartige Veränderung der Eierstöcke dahinter verbergen kann.

Zysten sind flüssigkeitsgefüllte Hohlräume, die sich in drüsigen Geweben bilden können. **Befindet sich nur Flüssigkeit oder Blut** darin, sind sie **harmlos.** Manchmal wachsen in den Zysten aber auch bösartige Tumore, die entfernt werden müssen. Mit dem Alter steigt das Risiko einer Krebserkrankung, feste Strukturen in den Zysten können darauf hinweisen.

Bis eine Zyste im kleinen Becken **Beschwerden** macht, muss sie sich **schon erheblich vergrößert** haben. Ein normaler Eierstock hat während der fruchtbaren Zeit die Größe einer Pflaume, also ungefähr zwei bis drei Zentimeter im Durchmesser. Geben die Eierstöcke in den Wechseljahren ihre Hormonproduktion auf, dann werden sie noch kleiner. Das bedeutet, dass eine leichte Vergrößerung durch einen Tumor der Frau noch keine Schmerzen oder eine anderweitige Veränderung bereitet.

Bemerkt die Frau, dass etwas in ihrem **Bauch drückt oder zieht,** oder wenn die **Hosen oder Röcke nicht mehr passen,** dann hat der Prozess schon deutlich zugenommen und sich häufig auch schon Wasser im Bauch gebildet. Im schlimmsten Fall kann sich Eierstockkrebs entwickelt haben. Dieser Tumor ist selten, die meisten Frauen sind um die 60 Jahre alt bei der Diagnose.

Leider wird **Eierstockkrebs** aber auch heute noch meist erst im fortgeschrittenen Stadium entdeckt. Es gibt keine sinnvolle und ausreichende Früherkennung dafür. Die Ultraschalluntersuchung, die in der Praxis sehr häufig als »erweiterte Vorsorge« angepriesen wird, ist nachgewiesenermaßen keine geeignete Methode, um Eierstockkrebs früher zu erkennen.

Hat eine Frau Beschwerden im Unterleib, gehört es zur Abklärung, neben dem Abtasten des Bauches und der Spiegeleinstellung **gezielt mit dem Ultraschall von der Scheide aus zu untersuchen** (Vaginalsonografie). Dabei erkennt man die Gebärmutter und die Eierstöcke, die Eileiter sieht man nicht, sie sind zu dünn.

Wenn die Eierstöcke Zysten gebildet haben, muss unterschieden werden, ob es klare Zysten sind, die nur Flüssigkeit enthalten, oder ob es **in den Zysten Gewebestrukturen** gibt, die **auf ein bösartiges Geschehen hinweisen** können. Wenn unklar ist, ob es sich um einen gutartigen oder bösartigen Befund handelt, müssen dringend weitere Untersuchungen wie Computertomografie oder Kernspinuntersuchung veranlasst werden.

Zur definitiven Diagnose muss die Zyste aus dem Bauchraum mittels einer **Bauchspiegelung** oder einer **offenen Operation** entfernt werden. Zeigen die Gewebeuntersuchungen, dass es sich um eine Krebserkrankung handelt, wird der Patientin empfohlen, eine Chemotherapie durchzuführen, da die alleinige Entfernung der Eierstöcke und des Tumors plus Gebärmutter, großem Netz und Lymphknoten nicht ausreicht, um alle Tumorzellen, die sich bereits im Bauchraum verteilt haben, zu entfernen.

Unser ärztlicher Rat: Jede Zyste sollte ärztlich abgeklärt werden. Bei jungen Frauen reicht fast immer die Ultraschalluntersuchung, zumeist sind die Zysten harmlos. Bei Frauen nach den Wechseljahren muss eine Bauchspiegelung erfolgen, wenn die Zyste unklare Strukturen in sich trägt. Wenn sich in der Zyste feste Strukturen befinden, kann dahinter eine bösartige Tumorerkrankung stecken.

Seltene gutartige Tumore am Eierstock

Sprechstunde

Marlene S. hat gerade ihre Lehre beendet und wollte ein paar Monate reisen, bevor sie ihre Arbeit beginnt. Während der Prüfungszeit bemerkte sie jedoch immer wieder ein Ziehen und Druckgefühl im Unterbauch. Sie dachte, es sei der Stress, den sie in den letzten Monaten mit ihrem Ausbildungsabschluss hatte. Doch die Beschwerden wurden auch nach den Prüfungen nicht besser.

Sie vereinbarte einen Termin bei ihrer Hausärztin. Diese tastete den Bauch ab, für eine Blinddarmentzündung oder andere Darmveränderungen gab es keinen Anhalt. Auch der Oberbauch war unauffällig. Im Ultraschall sah sie allerdings eine größere Zyste im Bereich der Eierstöcke, die ungewöhnlich aussah, und schickte sie zur Frauenärztin. Diese stellte mithilfe des gynäkologischen Ultraschalls die Dia-

gnose eines Dermoidtumors und überwies sie in die Klinik zur operativen Entfernung. Die Operation erfolgte über eine Bauchspiegelung.

Neben häufigen Veränderungen wie Zysten am Eierstock können dort noch andere, aber weitaus seltenere Tumore vorkommen wie die Dermoidzyste, die zu den Teratomen gehört. Dabei handelt es sich um angeborene, organähnliche Tumore, die sich aus primitiven Stammzellen entwickeln. Diese Neubildungen gehören zu den Keimzelltumoren, das sind Wucherungen, die ursprünglich aus Geschlechtszellen entstehen, worin die Stammzellen mit der Anlage für alle Gewebe enthalten sind. Bei der Dermoidzyste handelt es sich um einen Hohlraum, der von Oberhautgewebe ausgekleidet ist und aus verschiedenen Strukturen besteht. Daher kann es innerhalb einer Dermoidzyste zur Ausbildung von Muskeln, Knorpeln, kleinen Knochen, Haaren und auch komplett ausgebildeten Zähnen kommen.

Obwohl Dermoidzysten überall vorkommen können, sind sie im Eierstock vergleichsweise häufig. Im Gegensatz zu den Zysten, die während des weiblichen Regelzyklus entstehen und sich zumeist von selbst zurückbilden, handelt es sich bei Dermoidzysten um eine embryonale Fehlentwicklung. Bei großen Dermoidzysten steigt das Risiko einer Verdrehung. Bei einer derartigen Komplikation sowie bei einer Einblutung ist oft eine Operation notwendig, zumeist im Rahmen einer Bauchspiegelung. Bei jungen Frauen sieht das Dermoid im Ultraschall manchmal wie ein bösartiger Tumor aus, da das Gebilde so verschiedene Strukturen enthält.

Es wird zwischen reifen und unreifen Teratomen unterschieden. Das reife Teratom ist der häufigste, gutartige Keimzelltumor und macht 95 Prozent aus, unreife Teratome sind mit 5 Prozent deutlich seltener, aber fast immer bösartig. Sie kommen besonders bei Mädchen und jungen Frauen vor. Der Name Teratom leitet sich vom griechischen Begriff »teras« ab, der so viel wie »Schreckbild, Monster« bedeutet.

Mit einer Operation sind das Dermoid und auch ein reifes Teratom ausreichend behandelt. Das unreife Teratom muss hingegen nach der Operation mittels Chemotherapie behandelt werden, hat dann aber sehr gute Heilungschancen.

Unser ärztlicher Rat: Unterleibsbeschwerden, unklare Zysten oder Tumore im Unterleib müssen ernst genommen und abgeklärt werden, bis sicher ist, ob sie gutartig oder bösartig sind.
Handelt es sich um einfache Zysten, reicht es, wenn sie in regelmäßigen Abständen kontrolliert werden. Alle anderen Befunde am Eierstock müssen mit einer Gewebeprobe oder der Entfernung der Tumore gesichert und dann gegebenenfalls weiterbehandelt werden.
Jeder unklare Tumor am Eierstock einer Frau ist zunächst als bösartig einzuschätzen, bis das Gegenteil bewiesen ist. Eierstockkrebs wird mit einer größeren Operation und einer Chemotherapie behandelt. Eine Bestrahlung ist bei dieser Art Tumor nicht möglich. Bis heute gibt es keine gute Methode zur Früherkennung von Eierstockkrebs.

Empfängnisverhütung

Nicht jedes Mal, wenn Mann und Frau ungeschützt Sex miteinander haben, wird die Frau auch **schwanger** – das ist **bei einmaligem Geschlechtsverkehr pro Zyklus** nur zu etwa **10 bis 15 Prozent** der Fall. Es ist keineswegs so selbstverständlich, wie allgemein angenommen wird, überhaupt schwanger zu werden. Zudem wird es **mit zunehmendem Alter weniger wahrscheinlich.** Bei regelmäßigem, ungeschütztem Geschlechtsverkehr ohne jede Empfängnisverhütung werden beispielsweise innerhalb eines Jahres von den 20-jährigen Frauen 85 von 100 schwanger, unter den 35-jährigen Frauen sind es nur noch 50 von 100 und bei den 40-jährigen Frauen nur noch 30 von 100. Mit zunehmendem Alter zwischen 45 und 50 sinkt der Anteil weiter, um dann mit dem Einsetzen der Menopause ganz auf null abzusinken. Damit ist die fruchtbare Phase der Frau beendet.

Ein Maß für die Wirksamkeit der Empfängnisverhütung ist der **Pearl-Index,** benannt nach dem US-Biologen Raymond Pearl (1879–1940). Er gibt an, wie hoch der Anteil sexuell aktiver Frauen ist, die trotz Verwendung einer bestimmten Verhütungsmethode innerhalb eines Jahres schwanger werden. Beträgt er 15, werden 15 von 100 Frauen innerhalb von zwölf Monaten schwanger. **Je niedriger der Pearl-Index ist, desto sicherer ist die Methode.**

Es mag erstaunlich sein, dass es sowohl **nach** der **Sterilisation** eines Mannes als auch einer Frau überhaupt noch zu einer **Schwangerschaft** kommen kann, wenngleich das sehr selten ist. Der Grund dafür besteht darin, dass sich Samenleiter wie auch Eileiter trotz der Durchtrennung wieder zusammenfinden können, was aber sehr selten vorkommt.

Ein anderes Missverständnis betrifft den **Verhütungsring.** Manche Frauen nehmen an, dass er lediglich in der Scheide wirkt. Er hat aber – ähnlich wie die Pille – auch einen Einfluss auf den **Hormonspiegel** im Blut und trägt auf diese Weise zusätzlich zur Verhütung bei. Wird die Pille geschluckt, werden die Hormone ebenso in den Blutkreislauf gebracht wie bei Anwendung des Vaginalrings oder eines entsprechenden Pflasters. Der Vorteil des Vaginalrings besteht einzig darin, dass die Frau dann nicht jeden Tag eine Pille schlucken muss und damit möglicherweise weniger Magen-Darm-Beschwerden auftreten. Noch ist der Vaginalring aber um ein Vielfaches teurer als die Pille.

Junge Frauen und Verhütung

Sprechstunde

Luise, 16, kommt in Begleitung ihrer Mutter in die Praxis. Die Mutter antwortet auf die Frage an Luise, weshalb sie hier sei, dass ihre Tochter ja noch nie bei einer Frauenärztin gewesen sei, aber jetzt hätte sie schon seit einiger Zeit ihre Periode. Luise schaut sich im Arztzimmer um, und ihr Blick bleibt auf dem Untersuchungsstuhl haften. »Keine Sorge, ich untersuche dich nicht, dafür gibt es keine Notwendigkeit. Möchtest du, dass wir allein sprechen? Deine Mutter kann auch im Wartezimmer auf dich warten«, sagt die Ärztin.

Beim ersten Frauenarztbesuch muss ein junges Mädchen, das normal entwickelt ist, ihre Periode hat, wenn auch unregelmäßig, nicht untersucht werden. Viele Mädchen fürchten den gynäkologischen Stuhl, deshalb sollte zunächst ein gutes Gespräch erfolgen, damit ein Vertrauensverhältnis zum Arzt aufgebaut werden kann und intime Fragen oder Sorgen besprochen werden können.

Luise erzählt, dass sie immer wieder nicht in die Schule kann, wenn sie ihre Tage hat, weil sie dann solche Schmerzen hat, dass sie fast ohnmächtig wird. Außerdem kommt ihre Periode so unregelmäßig, mal nach 29 Tagen, mal nach 35 Tagen, dann bleibt sie mal ganz weg.

Einen konstanten Rhythmus in die Periodenzyklen bekommt eine junge Frau meist nur durch die Einnahme der Pille, da dann die Blutung eine Entzugsblutung ist, zu der es nach Absetzen der Tabletten kommt. Auch die Stärke und die Schmerzen vermindern sich dadurch. Wenn die Mädchen keine Pille nehmen wollen, können auch pflanzliche Präparate wie Agnus castus, Gänsefingerkraut oder andere helfen.

Sprechstunde

Paula, 21, hat einen sehr leichten Händedruck, ist in enge Leggings und einen weiten Pulli gekleidet. Sie wirkt zerbrechlich. Seit drei Jahren hat sie keine Periode mehr. Davor hatte sie auch nur regelmäßig ihre Tage, als sie die Pille nahm. Diese hat sie aber inzwischen abgesetzt, da sie Single ist und gelesen hat, dass die Hormone nicht gut seien. Nun ist sie aber verunsichert, da die Tage nicht kämen und das nicht gut sein könne. Sie möchte später auch mal Kinder haben, und ohne Periode ginge das ja nicht.

Bei jungen Mädchen ist es natürlich, dass die Periode unregelmäßig eintritt. Kommt die Periode über Monate oder Jahre nicht mehr, muss nach organischen Ursachen gesucht werden. Die häufigsten Gründe für das Fehlen der Menstruation sind Magersucht, Essstörungen, Leistungssport oder psychische Erkrankungen.

Der Pearl-Index
Wirksamkeit einzelner Verhütungsmethoden

Der rote Zahlenwert gibt jeweils an, wie viele von 100 Frauen mit dieser Verhütungsmethode während eines Jahres schwanger werden.

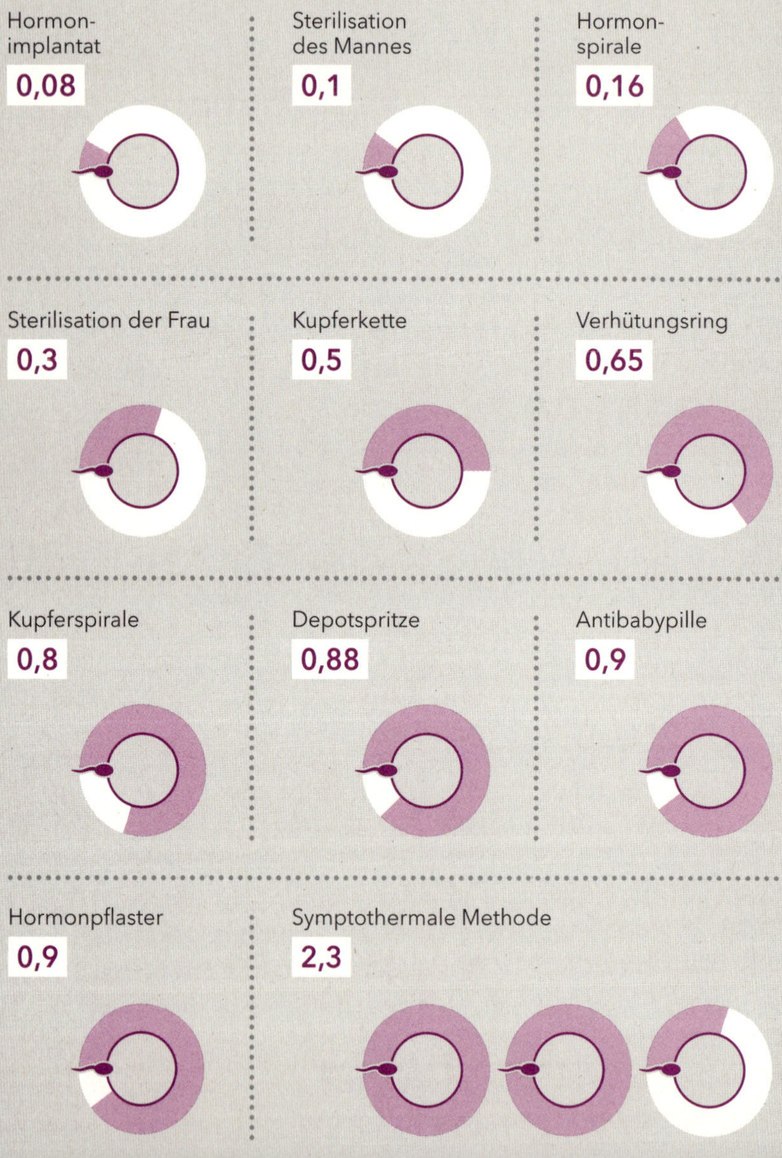

INFO

Der Pearl-Index ist ein Maß für die Wirksamkeit bzw. Zuverlässigkeit von Methoden zur Empfängnisverhütung. Er gibt an, wie hoch der Anteil sexuell aktiver Frauen ist, die trotz Verwendung einer bestimmten Verhütungsmethode innerhalb eines Jahres schwanger werden. Je niedriger der Pearl-Index ist, desto sicherer ist die Methode.

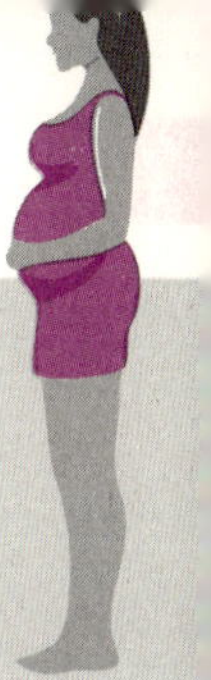

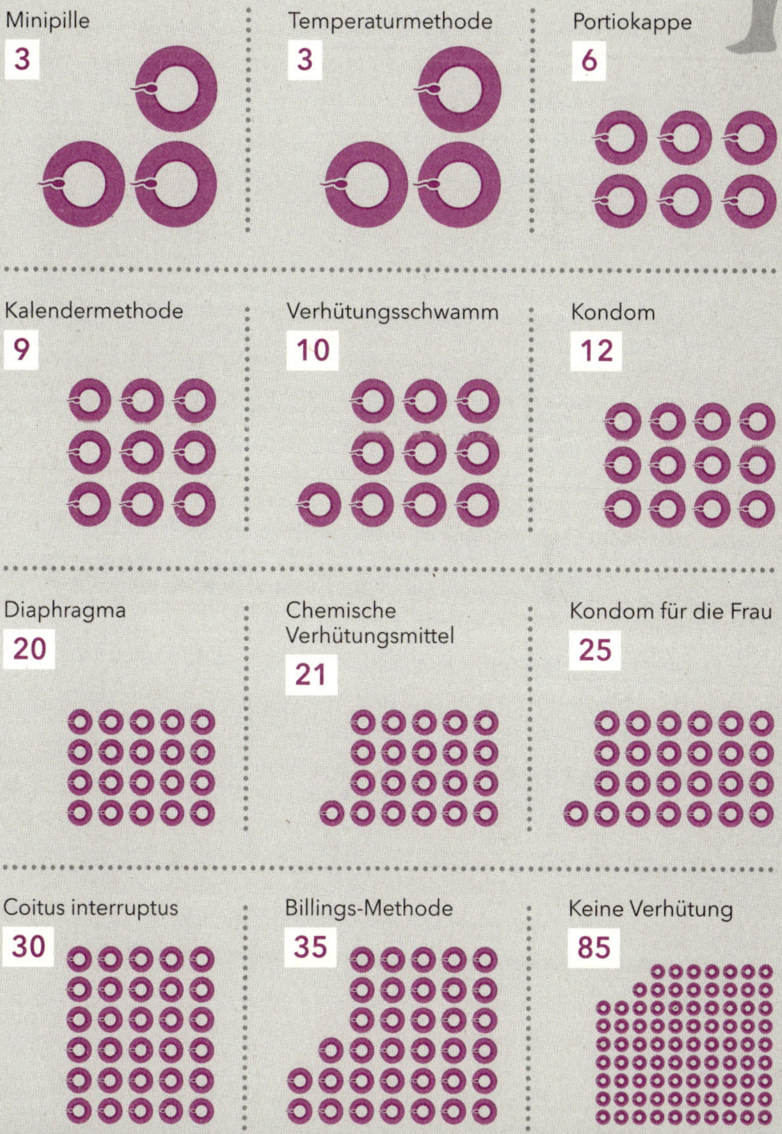

Minipille
3
Temperaturmethode
3
Portiokappe
6
Kalendermethode
9
Verhütungsschwamm
10
Kondom
12
Diaphragma
20
Chemische Verhütungsmittel
21
Kondom für die Frau
25
Coitus interruptus
30
Billings-Methode
35
Keine Verhütung
85

Wenn die Periode nicht kommt, fühlen sich manche Frauen nicht als Frau. Dass diese Blutung aber nur ein Hilfsmittel der Natur ist, wenn es zu keiner Schwangerschaft kommt, ist ihnen nicht bewusst. Keine Frau braucht eine Blutung, denn die Blutung hilft dem Körper nicht. Sie reinigt auch nicht, wie oft angenommen, sondern ist eigentlich nur lästig, führt zu Blutarmut, wenn sie stark ist, und verändert das Scheidenmilieu, sodass Infekte leichter auftreten. Außerdem verursacht sie häufig leichte bis starke Schmerzen, die zu Einschränkungen im Alltag führen können. Ein aufklärendes Gespräch über diese Tatsachen und die Wirkung der Pille oder anderer Methoden ist dann oft ratsam.

Kommt die Periode durch Untergewicht einige Zeit nicht, hilft nur Zunehmen; wenn das aufgrund einer Essstörung nicht möglich ist, sollte neben psychotherapeutischer Betreuung die Einnahme der Pille überlegt oder erst noch abgewartet werden.

Sprechstunde

Lena ist 23 Jahre alt, hat einen neuen Freund und nimmt seit zwei Jahren die Pille. Nun möchte sie keine Hormone mehr nehmen. Ihre Freundinnen haben ihr erzählt, es gäbe die Spirale, die wäre ohne Hormone, das sei viel besser. Aber so einen Fremdkörper in sich, das findet sie auch unangenehm. Ihr käme das so vor, als hätte sie dann einen Vampir in ihrem Körper.

Die Spirale ist nicht die erste Wahl und kommt von der Sicherheit her nach der hormonellen Verhütung. Durch die Spirale kann es zu einer Entzündung in der Gebärmutter kommen, die vor der Schwangerschaft möglichst unversehrt bleiben sollte. Denn durch Entzündungen kann es zu Verklebungen kommen, die für das Entstehen einer Schwangerschaft hinderlich sein können. Spricht allerdings etwas gegen die hormonelle Verhütung (z. B. Rauchen, Übergewicht, andere Erkrankungen) und die Patientin wünscht es nach ausführlicher Aufklärung trotzdem, dann ist die Spirale auch eine sichere Methode.

Unser ärztlicher Rat: Immer häufiger möchten junge Frauen, die noch in der Ausbildung oder Schule sind, keine hormonelle Verhütung, weil ihnen die Mutter, Freundin oder die Medien vermittelt haben, dass Hormone schlecht für sie sind.
Es ist aber die sicherste Form der Verhütung, wenn durch die Hormone der Eisprung unterdrückt wird, die Schleimhaut in der Gebärmutter wenig aufgebaut wird, sodass sie kein Nest für das Einnisten eines befruchteten Eies bieten kann, und die Spermien durch die veränderte Schleimhaut auch nicht durch die Gebärmutter wandern können.
Die Spiralen, ob Kupferspirale, kleine Hormonspirale, Kupferkette oder Kupferball, sind für junge Frauen zwischen ca. 15 und 25 Jahren nicht die erste Wahl und sollten nur in Erwägung gezogen werden, wenn etwas gegen eine hormonelle Verhütung spricht.
Alle anderen Methoden sind unsicherer und müssen gut überlegt sein.

Natürliche Verhütung

Viele Paare verhüten ohne Verhütungsmittel. Diese **»natürliche Verhütung«** beruht auf dem Wissen, dass in jedem Zyklus nur ein Eisprung stattfindet und dass etwa drei Tage nach dem Eisprung bis zur Menstruation keine Befruchtung mehr stattfinden kann. In dieser Zeit und während ihrer normalen Menstruation kann eine Frau also ungeschützten Sex haben, ohne dass die Gefahr besteht, schwanger zu werden.

Wann genau der **Eisprung** stattfindet, lässt sich allerdings nicht immer zuverlässig feststellen, weshalb diese Methode als unzuverlässig gilt. Um den Eisprung herum ändern sich die Hormon-Konzentrationen, was mit einer **leichten Erhöhung der Körpertemperatur um 0,2 bis 0,5 Grad** einhergeht. Außerdem steigt im Blut die Konzentration des Luteinisierenden Hormons (LH), das den Eisprung auslöst. Zudem wird der **Schleim,** der den Gebärmutterhals zur Gebärmutter hin verschließt, **durchlässiger** und **glasiger.** Diese drei Faktoren sind es, mit deren Hilfe eine Frau bestimmen kann, ob und wann ihr Eisprung stattgefunden hat. Sicherheitshalber wartet sie noch drei Tage, obwohl die Eizelle nur 24 Stunden unbefruchtet überlebt. Von diesem Zeitpunkt an bis zur Menstruation muss nicht mehr verhütet werden, es ist dann nicht mehr möglich, schwanger zu werden.

Zum Eisprung kommt es normalerweise etwa zwölf bis 16 Tage nach dem Beginn der letzten Menstruationsblutung. Er kann aber genauso früher oder später stattfinden. Dann ist die Chance besonders groß, dass Sex zu einer Befruchtung und Schwangerschaft führt. Sich allein auf den Kalender zu verlassen, gilt daher als extrem unsicher.

Eine seit Jahrhunderten bewährte Methode, um den Eisprung festzustellen, ist das morgendliche **Messen der Temperatur.** Um verlässliche Resultate zu erzielen, sollten Frauen morgens immer zur gleichen Zeit ihre Temperatur messen. Möglichst noch vor dem Aufstehen, möglichst nicht unter dem Arm oder im Ohr, sondern unter der Zunge, in der Vagina oder im After und immer auf dieselbe Weise. Dieser Wert wird täglich in Kalender, Tabellen oder eine App eingetragen. Werden die Messungen exakt durchgeführt, kann der geringe Temperaturanstieg um den Eisprung herum festgestellt werden, vor allem, weil danach bis zum Ende des Zyklus die Temperatur erhöht bleibt. Mit einiger Erfahrung kann die Frau die Erhöhung der Temperatur aus ihrer Tabelle ablesen und ihre fruchtbaren und unfruchtbaren Tage bestimmen.

Allerdings steigt die Körpertemperatur auch leicht an, wenn die Frau

- länger ausschläft
- vor dem Temperaturmessen bereits aufsteht oder Sex hat
- später ins Bett geht
- abends Sport macht
- Alkohol trinkt
- eine Infektion hat
- unter Stress leidet und schlecht schläft
- große Anstrengungen bewältigen muss oder auf Reisen ist.

Auch bei Frauen im Schichtdienst oder mit stark wechselnden Arbeitszeiten und Nachtarbeit sind die Temperaturkurven nicht zuverlässig.

Solche **Temperaturschwankungen** müssen berücksichtigt werden, wenn eine Frau versucht, den Zeitpunkt ihres Eisprungs mit der Temperaturmethode zu bestimmen. Sie können dazu führen, dass die Frau irrtümlicherweise vermutet, dass der Eisprung bereits stattgefunden hat, obwohl das noch nicht der Fall war. Wenn die Frau nach einer solchen Temperaturerhöhung aufhört, Methoden wie Kondom oder Diaphragma zur Verhütung zu verwenden, kann es zu einer unerwünschten Schwangerschaft kommen.

Deshalb sind **Verhütungs-Apps** genauso wie die herkömmliche Methode mit Stift, Papier und Temperaturkurve nur für jene Frauen geeignet, die eine regelmäßige Lebensführung und auch einen regelmäßigen Zyklus haben und bereit sind, auf spontanen Sex zu verzichten. Bei jungen Frauen etwa bis 18 Jahre ist die Temperaturmessung nicht zuverlässig genug.

Etwas genauer ist die Bestimmung des Eisprungs per **Urinstreifen** aus der Apotheke. Um den vermuteten Termin für den Eisprung werden Hormone gemessen. Übung und Erfahrung sind nötig, um den Zervixschleim zu untersuchen. Viele Frauen können allerdings keine Unterschiede im Aussehen und in der Zähigkeit des Schleims vor, während und nach dem Eisprung feststellen.

Die **natürliche Verhütung** eignet sich daher am besten für **Paare in festen Beziehungen,** die sowieso irgendwann ein Kind wollen und bei denen eine Schwangerschaft nicht unerwünscht ist. Ansonsten sind hormonelle Methoden wie Pille, Pflaster, Verhütungsring oder Spirale und Kupferball, aber auch bei definitiv nicht mehr vorhandenem Kinderwunsch die Sterilisierung des Mannes wesentlich zuverlässiger. Die nicht hormonellen Methoden teilen sich in die Zyklusberechnungen und die Barriere-Methoden. Nur wenn der normale Menstruationszyklus der Frau regelmäßig ist, also zwischen 24 und 35 Tagen liegt, kommen sie überhaupt infrage.

Unser ärztlicher Rat: Natürliche Verhütung ist für junge Frauen und Frauen mit einem unregelmäßigen Lebenswandel nicht sehr zuverlässig. Für feste Beziehungen und wenn eine Schwangerschaft nicht gänzlich unerwünscht ist, eignet sich die Methode hingegen schon.
Die Art der Verhütung sollte nach dem Grad der Sicherheit gewählt werden. Das Paar überlegt sich: Wollen wir möglichst sicher verhüten? Kommt eine Schwangerschaft nicht infrage? – dann bleibt die sicherste Methode, die den Eisprung verhindert: hormonelle Verhütung mit Pille, Pflaster, Ring, Stäbchen, Spritze. Möchte die Frau dies nicht, ist die nächste Stufe die Spirale (Kupfer oder Hormonspirale), danach folgen Barrieremethoden (Kondom, Diaphragma, Zäpfchen, Schaum). Wird die

Methoden zur Empfängnisverhütung

MECHANISCHE METHODEN

- Kondom
- Kupferspirale
- Diaphragma
- Kondom für die Frau
- Verhütungsschwamm
- Portiokappe

HORMONELLE METHODEN

- Pille
- Hormonpflaster
- Hormonring
- Implantat
- Depotspritze
- Hormonspirale

NATÜRLICHE METHODEN

- Temperatur-Mess-Methode
- Coitus interruptus
- Kalendermethode

OPERATIVE METHODEN

- Sterilisation von Mann oder Frau

Schwangerschaft nicht geplant, wenn sie aber eintritt, auch weiterhin gewünscht, kommen weniger sichere Methoden in Betracht wie Temperaturmessung, Eisprungbestimmung, Coitus interruptus etc.
Die Nachteile der Hormone sind im Einzelfall abzuwiegen gegen die Folgen einer unerwünschten Schwangerschaft.

Die Pille

Die Pille gilt manchen als Revolution, anderen als Gift. Die Antibabypille, im Volksmund nur »die Pille« genannt, gibt es seit 1960, und für viele Frauen stellt sie vor allem eine Erleichterung dar. Endlich können Sie sich selbst davor schützen, schwanger zu werden, und sind nicht mehr abhängig von den Männern. Sie ist einfach zu handhaben, und wenn man sie regelmäßig einnimmt, ist sie eine sehr sichere Verhütungsmethode. Die sogenannten Pillenkinder sind meist durch Einnahmefehler entstanden, das heißt, die Frauen haben die Pille vergessen oder sich kurz nach der Einnahme erbrochen. Auch die Einnahme anderer Medikamente kann die Wirkung der Pille beeinträchtigen.

Sprechstunde

Lena H., 20, meldet sich in der Praxis. Sie hat ihren ersten Freund und möchte eine Beratung zum Thema Verhütung. Im Grunde hat sie von allen Methoden schon gehört und weiß, wie sie funktionieren. Aber die Pille möchte sie eigentlich nicht nehmen. »Das sind Hormone, die tun dem Körper doch nicht gut«, sagt sie. »Ich möchte mir diese Chemie nicht zumuten.«

Die Pille gibt es in unterschiedlichen Zusammensetzungen. Bewährt hat sich die 1-Phasen-Pille: 21 Tabletten, bestehend aus einem **Östrogen** und **Gestagen.** Waren die Konzentrationen zu Beginn der Pilleneinnahme in den 1960er-Jahren noch mehr als doppelt so hoch wie heute, wurde in den 80er-Jahren versucht, die Hormonmenge als 3-Phasen-Pille dem natürlichen Zyklus anzupassen. Das hat sich nicht bewährt. Mittlerweile ist in der Mikropille nur noch die Minimaldosis enthalten, die verhindert, dass es einen Eisprung gibt und die Schleimhaut in der Gebärmutter (Endometrium) stark aufgebaut wird. Dadurch soll verhindert werden, dass die Spermien in den Eileiter wandern und dass sich in der Schleimhaut ein befruchtetes Ei einnisten kann.

Die Pille muss **täglich eingenommen** werden. Wird sie vergessen, hat die Frau ungefähr zwölf Stunden Zeit, sie nachträglich zu nehmen. Bis dahin ist der Schutz vor einer Schwanger-

Abnehmende Pillenstärke seit 1960

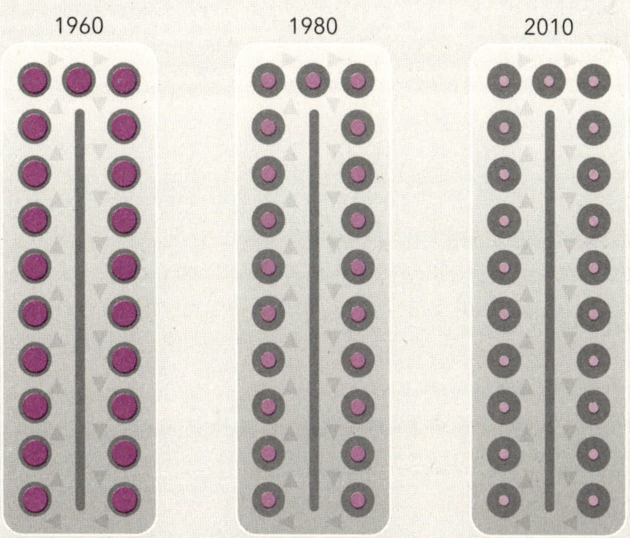

50 Mikrogramm Östrogen | 30-35 Mikrogramm Östrogen | 15-20 Mikrogramm Östrogen

schaft gewährleistet, danach ist die Verhütung unsicher, und die Frau sollte zusätzlich die »**Pille danach**« nehmen und für den verbleibenden Rest des Zyklus weiter verhüten.

Falls die Frau die **Pille durch Erbrechen verliert,** muss sie möglichst gleich noch einmal eingenommen oder zusätzlich verhütet werden. In seltenen Fällen kann die Wirkung der Pille durch die Einnahme anderer Medikamente wie etwa Antibiotika vermindert werden, dann muss zusätzlich mit anderen Mitteln verhütet werden.

In den vergangenen Jahren ist die Pille immer wieder in die Schlagzeilen geraten. Eine bekannte Nebenwirkung ist die Gefahr, eine **Thrombose,** das heißt einen Verschluss der Blutgefäße durch ein Gerinnsel zu erleiden. Dies kann unbemerkt geschehen, aber auch lebensbedrohlich werden, beispielsweise wenn sich der Thrombus aus den Bein- oder Beckenvenen löst und über das Herz in die Lunge gerät. Diese **Lungenembolie** kann tödlich verlaufen. Besonders gefährdet dafür sind übergewichtige Patientinnen und Raucherinnen. Regelmäßiges Rauchen und die Einnahme der Pille erhöhen das Risiko, eine Thrombose zu bekommen, um das Fünffache. Das ist schon lange bekannt, und die Frauen werden zu Beginn der Einnahme regelmäßig darauf hingewiesen.

Verstärkt wieder in die Medien geraten ist diese Nebenwirkung der Pille aber vor allem deshalb, weil 2015 zum ersten Mal eine deutsche Frau eine Pharmafirma verklagt hatte, weil sie nach Einnahme der Pille eine Lungenembolie erlitten hatte.

Diese Diskussion führt dazu, dass viele junge Frauen sehr verunsichert sind und auf diese sicherste Methode zur Verhütung lieber verzichten möchten. In absoluten Zahlen ausgedrückt, bekommen von 10 000 Frauen, die keine Pille einnehmen, ein bis zwei Frauen eine Thrombose. Mit der **Mikropille** und **mit Pillen wie Levonorgestrel** sind **es sieben bis neun** Frauen von 10 000, die eine Thrombose erleiden. Mit **Pillen der neueren Generation** wie Drospirenon erleiden **neun bis zwölf** von 10 000 Frauen eine Thrombose. Die Pille entzieht dem Körper Wasser, und dies kann zur Folge haben, dass das Blut verdickt und es dadurch zu Verstopfungen der Blutgefäße kommt. Auch das trägt dazu bei, die Neigung zur Thrombose zu verstärken.

Absolut gesehen ist das Risiko also gering, aber auch wenn Frauen nicht hormonell verhüten, entsteht bei zwei von 10 000 ein Blutgerinnsel. Die größte Gefahr droht ohnehin nicht durch hormonelle Verhütung, sondern geht von einem ungesunden Lebenswandel aus. Wer raucht oder übergewichtig ist, erhöht sein Risiko für eine Thrombose um ein Vielfaches. Das gilt ohne Pille – und mit Pille erst recht.

Thromboserisiko bei typischen Pillen

Von 10 000 Frauen, die folgendermaßen verhüten, erkranken an einer Thrombose:

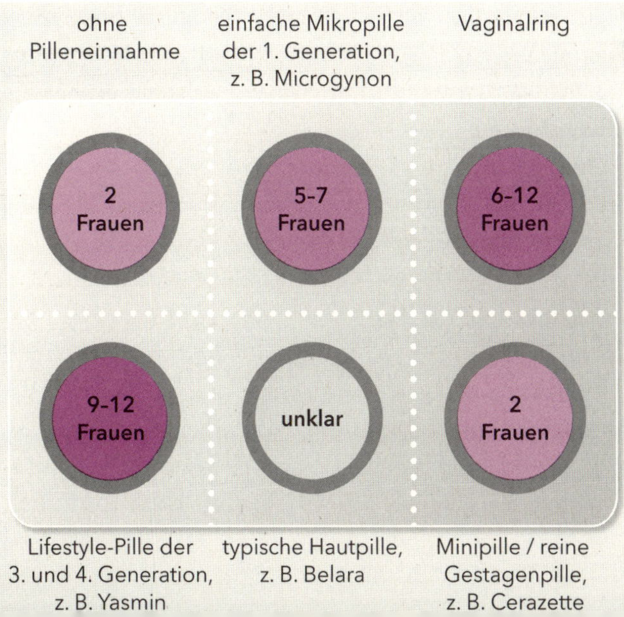

Was ist künstlich, was natürlich?

Über Jahrtausende war das Hormonsystem der Frau darauf ausgelegt, dass sie schwanger wird. **Häufige Schwangerschaften** waren demnach **»natürlich«.** Einem »natürlichen« Lebenslauf unserer Urahnen würde es entsprechen, dass Frauen schon kurz nach Beginn der Geschlechtsreife schwanger werden. Während sie stillen und in Notzeiten, die mit Hunger und anderen Entbehrungen einhergehen, hätten sie ebenfalls nicht ihren üblichen Zyklus. Damit würden sie **keinen oder nur selten einen Eisprung und ihre Regelblutung** haben.

Frauen aus moderneren Zivilisationen haben hingegen über viele Jahre ihren Eisprung und die nachfolgende Regelblutung. Im Gegensatz dazu bluten Frauen, die in ursprünglichen Volksgemeinschaften in Afrika, Asien oder Südamerika leben, vielleicht nur 20-mal in ihrem Leben. Der Zyklus in den wohlhabenden, **westlichen Gesellschaften** führt hingegen zu einer vergleichsweise **unnatürlichen, wiederkehrenden Stimulation der hormonempfindlichen Organe** Eierstöcke, Gebärmutter und Brust. Dies ist eine Folge der Zivilisation und der immer kleiner werdenden Familien mit immer weniger Kindern. Diese Entwicklung trägt dazu bei, dass Gebärmutter, Eierstöcke und Brust dauernd einen Abbau und Aufbau des Gewebes durchmachen. Diese **ständigen Zellveränderungen** sind ein Faktor, der Krebs fördern kann.

Die »Pille« wirkt nach dem Prinzip: Eine Frau, die schwanger ist, kann nicht schwanger werden. **Viele Frauen empfinden die Pille als »künstlich«.** Vom Prinzip her ist das Gegenteil der Fall. Schließlich leben Frauen, die **mit der »Pille« verhüten, »naturnäher«** als Frauen, die der Auffassung sind, dass eine wiederkehrende Blutung ein »natürliches« Zeichen ist. Die regelmäßige

Einnahme der Pille, auf die dann eine Monatsblutung folgt, war und ist nur ein Zugeständnis an die falsche Vorstellung, Frauen müssten Blutungen haben, beispielsweise zur inneren »Reinigung«. Früher wurden menstruierende Frauen als »unrein« bezeichnet, noch heute gibt es konservative Kulturen und Denkmuster, die eine Ausschabung als eine Art des »Saubermachens« verstehen.

Um die Pillen gibt es einen großen **Wettbewerb der Pharmaunternehmen.** Viele Firmen bieten Pillen an. Durch die Konkurrenz »verkaufen« die Firmen die Pille zunehmend als **Lifestyle-Produkt.** Sie soll nicht nur verhüten helfen, sondern auch die Haare schöner machen, weniger Pickel verursachen und möglichst nicht zu einer Gewichtszunahme führen. Letzteres war für Frauen lange die Nebenwirkung, die sie am meisten gefürchtet haben. Gerade in der Pubertät und bei jungen Frauen spielt das Körperbild eine große Rolle.

Mit der Entwicklung der **Mikropille** ist die **Gewichtszunahme** kaum noch von Bedeutung. Was Frauen aber sehr häufig spüren, ist, dass sich ihre Libido verändert. Etliche Studien haben allerdings gezeigt, dass die Lust ein kompliziertes Geschehen ist, deren Nachlassen sich nicht allein auf die Wirkung eines Medikaments zurückführen lässt. Viele Einflüsse verändern die Libido, darunter langjährige Beziehungen, Bewegung, Aktivität. Die Hormone in der Pille sind daran höchstens am Rande beteiligt – wenn überhaupt.

Die vermutete Gewichtszunahme ist auch kaum auf die Pille zurückzuführen. Vielmehr werden etliche Paare in langjährigen Beziehungen miteinander träge, unternehmen weniger gemeinsam und nehmen zu.

Die »Minipille« besteht nur aus einem Hormon, dem Gestagen, und muss täglich ohne Pause (28 Tabletten in einer Packung) genommen werden. Es wird keine Pause gemacht, die Frauen haben darunter auch keine Blutung. Diese östrogenfreie Pille ist für Raucherinnen, Frauen mit sonstigem Thromboserisiko und Frauen, die stillen, geeignet. Unter der Minipille kann es zu einer verstärkten Wassereinlagerung und bei manchen Frauen auch zu depressiven Stimmungen kommen. Wie die Minipille wirken auch das Hormonimplantat (Implanon®) und die Drei-Monats-Spritzen.

Die Pille kostet in Deutschland zwischen fünf und 21 Euro pro Monat, abhängig vom Präparat und der Packungsgröße. Frauen, die privat versichert sind, müssen die Kosten für Verhütungsmittel selbst tragen. Bei **gesetzlich versicherten Frauen übernehmen die Krankenkassen** die Kosten für alle verschreibungspflichtigen Verhütungsmittel **bis zum vollendeten 20. Lebensjahr** – auch für die Pille. Danach müssen alle Frauen ihre Verhütungsmittel selbst bezahlen. In seltenen Fällen übernimmt die Krankenkasse die Kosten für die Pille, wenn durch die Einnahme eine besonders schwere Form der Akne gebessert werden kann.

Unser ärztlicher Rat: Die »Pille« ist nach der Sterilisation die sicherste Verhütungsform. Da sie inzwischen so niedrig dosiert ist, gibt es wenige Nebenwirkungen, die tatsächlich von der Pille kommen, aber viele, von denen vermutet wird, dass die Pille die Ursache ist.
Für jedes Mädchen oder jede Frau muss die geeignete Zusammensetzung der Pille gewählt werden, begonnen werden sollte mit der Mikropille, die am wenigsten Hormone enthält.
Mit Raucherinnen oder sehr übergewichtigen Frauen muss eine andere Methode oder die Minipille, die Drei-Monats-Spritze oder ein Gestagenimplantat besprochen werden, da sie mit Östrogenen ein deutlich erhöhtes Risiko für eine Thrombose haben.

Nehmen Frauen andere Medikamente regelmäßig ein, muss darauf geachtet werden, dass die Wirkung der Pille nicht dadurch vermindert wird.

Hormonelle Verhütung

Die Möglichkeit, sicher verhüten zu können, bedeutete für Frauen **Anfang der 60er-Jahre eine Revolution.** Endlich konnten sie für sich entscheiden, wann und ob sie schwanger werden wollten. **Anfangs** war die **Hormongabe noch deutlich höher dosiert** (50 Mikrogramm Ethinylestradiol (EE)), mit den Jahren konnten die Mengen erheblich reduziert werden (15–20 Mikrogramm EE), ohne auf die Sicherheit verzichten zu müssen.

Die Wirkung der Pille bzw. der hormonellen Verhütung ist einfach: Es wird durch die Gabe von Östrogen und Gestagen im Gehirn gemeldet, dass diese Hormone nicht mehr über die Eierstöcke ausgeschüttet werden müssen (negative Rückkoppelung), ein Zustand ähnlich wie in der Schwangerschaft. Außerdem wird in der Gebärmutter die oberste Schicht, die das Nest für das befruchtete Ei bietet, nicht aufgebaut, damit kann sich ein befruchtetes Ei auch nicht einnisten. Neben diesen Wirkungen wird die **Schleimhaut im Muttermund für die Spermien weniger durchgängig,** und die **Flimmerhärchen in den Eileitern,** die für den Rücktransport des im Eileiter befruchteten Eies in die Gebärmutter notwendig sind, werden unbeweglicher.

Diese **Wirkungen der Pille sind reversibel,** bilden sich nach Absetzen der Hormone und Beendigung der Stillzeit wieder zurück, so wie es auch nach Schwangerschaften wieder zu einem normalen Zyklus kommt. Grundsätzlich wird unterschieden zwischen der hormonellen und der nicht hormonellen Verhütung.

Der Physiologe Gregory Pincus (1903–1967) hat mit Kollegen im Jahr 1959 die erste Pille auf den amerikanischen Markt gebracht: Enovid. Es folgten in den weiteren Jahren die sogenannte »**Minipille**« (östrogenfreie Pille), die **Mikropille** (minimal Östrogen und Gestagen), die **Drei-Monats-Spritze** (nur Gestagen) oder die **Stufenpillen,** die dem natürlichen Zyklus besser angepasst sein sollten.

Seit einigen Jahren gibt es ein **Verhütungsstäbchen** (ein vier Zentimeter langes Kunststoffstäbchen von zwei Millimetern Durchmesser), das ebenso wie die Drei-Monats-Spritze ein reines Gestagenpräparat ist und unter die Haut auf die Innenseite des Oberarmes geschoben wird. Dort kann es drei Jahre liegen bleiben, muss dann wieder mit einem kleinen Hautschnitt entfernt werden.

Die Sicherheit der Verhütungsmaßnahmen wird im Pearl-Index (siehe Abbildung S. 122/123) ausgedrückt, der besagt, wie viele Frauen von 100 im gebärfähigen Alter schwanger werden, wenn sie ein Jahr lang mit der entsprechenden Methode verhüten.

Zur hormonellen Verhütung zählen:

- Pille (21 Tage eine Tablette, sieben Tage Pause, neue Packung)
- Vaginalring (drei Wochen ein Ring, dann eine Woche Pause und Einsetzen eines neuen Rings)
- Pillenpflaster (wöchentlich ein Pflaster, nach drei Wochen eine Woche Pause)
- Minipille (täglich eine Tablette ohne Pause)
- Depotspritzen (i. m.) alle drei Monate
- Hormonstäbchen (drei Jahre)
- Hormonspirale (drei oder fünf Jahre)

Sicher verhüten oder Gefahr für Frauen?

Die Pille ist die sicherste reversible Methode, um zu verhüten. Kann die Pille dazu beitragen, dass Frauen später nicht mehr schwanger werden können? Schaden die Hormone der Pille langfristig dem Körper? Kann ich meinen Körper besser spüren ohne die Pille? Habe ich ohne die Pille mehr Lust? Verursacht die langfristige Einnahme der Pille eventuell sogar Krebs? Diese Fragen beschäftigen die meisten Frauen.

Als **angenehme und erwünschte Nebenwirkung** wird häufig die Blutung schwächer, weniger schmerzhaft und die Haut reiner. Allerdings können als **unerwünschte Nebenwirkungen** Übelkeit, Schwindel, Brustspannen, Kopfschmerzen, Migräne, eine vermehrte Hautpigmentierung oder Stimmungsschwankungen unter der Pilleneinnahme vorkommen. Dann sollte ein anderes Präparat mit einer anderen Zusammensetzung versucht werden.

Bluthochdruck unter der Pille oder **Thrombosen** sind ernste Erkrankungen, und auf die leicht erhöhte Gefahr muss vor der Einnahme hingewiesen werden. Eventuell muss dann von der Pille auf die Minipille, das heißt auf eine reine Gestagenpille gewechselt werden.

Wohl kaum einem Medikament wurden in seiner Karriere so viele Wirkungen und Nebenwirkungen zugeschrieben wie der Antibabypille. Der Wandel in der Wahrnehmung ist bemerkenswert: In den 1960er-Jahren bedeutete die Pille einen Meilenstein für die Eigenverantwortung der Frau. Mittlerweile wird sie oftmals als eine schädliche Substanz angesehen, die Frauen schadet oder ihnen das eigene Körpergefühl nimmt.

Auf den Markt kam sie in Deutschland zunächst für verheiratete Frauen als »Mittel zur Behebung von Menstruationsstörungen«. Mal wurde sie mit einem höheren Risiko für Krebs in Verbindung gebracht, dann galt die Pille als Lifestyle-Medikament, das nebenbei die Haut glättet und Haare glänzen lässt. Dabei trägt die Pille offenbar dazu bei, dass Frauen **seltener Eierstockkrebs** bekommen.

2017 haben Ärzte der Universität Aberdeen Daten von 46 000 Frauen ausgewertet, die seit 1968 die Pille genommen haben. Dabei zeigte sich, dass Tumore der Eierstöcke, der Gebärmutterschleimhaut und des Dickdarms seltener bei Frauen vorkommen, wenn sie die Pille nehmen. Der **schützende Effekt kann 30 Jahre lang anhalten,** nachdem Frauen aufgehört haben, die Pille zu schlucken. Das Risiko für Brustkrebs und Gebärmutterhalskrebs war leicht erhöht, normalisierte sich fünf Jahre nach Ende der Verhütungsphase aber wieder.

Gute Nachrichten sind das, denn trotz ihrer millionenfach bewiesenen Zuverlässigkeit als Verhütungsmittel steht die Pille immer wieder in der Kritik. Die **konstanten Hormonspiegel stimulieren Eierstock und Gebärmutter weniger,** und das **verringert vermutlich das Risiko, dass Zellen entarten.**

Für **jüngere Frauen** steht jedoch nicht das vermeintliche Krebsrisiko im Vordergrund, wenn sie sich gegen die Pille entscheiden. Ihre Skepsis rührt daher, dass sie ihren Körper anders erleben, **weniger Lust** spüren und **»keine Chemie«** nehmen wollen. Die Pille bremst die natürlichen Hormonschwankungen, und das mögen manche Frauen nicht. Nach jahrelanger Einnahme kann auch die Libido nachlassen. Ob das an der Pille oder dem Partner liegt, ist allerdings unklar.

Unser ärztlicher Rat: Die Pille ist zuverlässig und sicher und deshalb besonders für Frauen geeignet, die noch nicht in einer festen Beziehung leben und eine Schwangerschaft auf jeden Fall vermeiden wollen. Eine Krebsgefahr ist nicht belegt, das Risiko für Eierstockkrebs wird unter der Pille sogar geringer. Wir empfehlen eine Pille der zweiten Generation, da für die dritte und vierte Generation kein Zusatznutzen gegeben ist, die Risiken für Thrombose aber leicht ansteigen.

Die Pille als Lifestyle-Produkt

Die neueste Generation der Antibabypillen verspricht schöne Haut, volle Haare und eine schlanke Figur. Der Preis dafür sind verstärkte Nebenwirkungen. Dem Marktanteil schadet das nicht. Die Pille hat eine steile Karriere vom Verhütungsmittel zum Lifestyle-Produkt gemacht.

Sprechstunde

»Ich hatte einen neuen Freund und bin zu meinem Gynäkologen gegangen, damit er mir Alternativen zur Pille aufzeigt, weil so viele Freundinnen Probleme damit hatten«, sagt Frau W. »Der Arzt ist auf mein Anliegen mit keinem Wort eingegangen, sondern hat immer nur von der Pille gesprochen, er hat mich überhaupt nicht ernst genommen. Er sprach immer wieder von einer bestimmten Pille. Neu, sehr verträglich, niedrig dosiert und besonders schonend. Ich sollte mir keine Gedanken machen.«

Die 33-Jährige hielt sich an den Rat und machte sich keine Gedanken. Das Verhütungsmittel war bunt verpackt, es lag sogar ein Schminkspiegel dabei, und die Schachtel war mit Stickern verziert. Sie hatte deshalb das Gefühl, »dass es sich um ein besonders harmloses Präparat handeln musste«.

Fünf Monate nach Einnahme der ersten Pille dieser Art konnte Frau W., die immer ziemlich sportlich war, eine kurze Strecke nicht mehr ohne Pause zurücklegen. Sofort war sie außer Atem. Irgendwann musste sie auf jeder Treppenstufe zu ihrer Wohnung im zweiten Stock eine Pause einlegen. Die Computertomografie an der Uniklinik erbrachte die Diagnose: Beide Lungenflügel waren voll mit Blutgerinnseln. Die Thromben hatten sich in den Bein- oder Beckenvenen gebildet und waren mit dem Blutstrom in die Lunge gelangt. Verstopfen sie dort die Adern, kann dies nicht nur akute Atemnot auslösen, sondern tödlich enden.

Dass die Pille in seltenen Fällen die Neigung zu einer Thrombose erhöhen und lebensgefährliche Embolien auslösen kann, ist seit Jahren bekannt. Doch wahrscheinlich denken die meisten Frauen: Eine Thrombose, das ist doch was für alte Leute, das bekommt höchstens meine Oma. Weniger bekannt ist, dass die neuesten Varianten des Verhütungsklassikers mehr Risiken mit sich bringen als die Vorgängerpräparate. Nehmen Frauen Pillen der dritten und vierten Generation, ist das Risiko für Thrombosen bis zu doppelt so hoch wie bei den bewährten Pillen der zweiten Generation.

Entscheidend für das Risiko ist der Anteil der Hormonkomponenten in den Verhütungsmitteln. Pillen der zweiten Generation, die das Gestagen Levonorgestrel oder Norethisteron enthalten, sind mit dem geringsten Risiko für Thrombosen verbunden. Andere, etwa mit den Gestagenen Desogestrel (Lamuna, Desmin) oder Drospirenon (dazu gehören Präparate wie Yasmin, Yasminelle, Yaz, Aida), weisen ein bis zu doppelt so hohes Risiko auf. Das Präparat Zoely, 2012 auf den Markt gekommen, enthält Nomegestrol und ist noch riskanter zu bewerten. In den USA wurde diese Pille aufgrund von Sicherheitsbedenken gar nicht erst zugelassen. In Deutschland gewinnt sie beständig Marktanteile und hat 2014 bereits Platz elf der meistverkauften Pillen erreicht.

Für den Bestseller unter den Pillen sieht es nicht besser aus. Maxim, die meistverkaufte Pille 2014, enthält das Gestagen Dienogest, wie es auch Bestandteil der Präparate Velafee und Dienovel ist, die ebenfalls unter den Top 10 rangieren. Hier fehlen bisher noch ausreichend Daten, um die potenziellen Risiken zuverlässig bewerten zu können.

Man muss daran erinnern: Die Pille ist ein segensreiches Medikament, das Lebensplanung und Sexualität erleichtert. Aber mit der Pille soll kein Leiden behandelt, sondern eine Schwangerschaft verhütet werden – alle Präparate sind ähnlich zuverlässig. Mögliche Gefahren spielen bei der Entscheidung für ein Präparat offenbar kaum eine Rolle, denn mittlerweile entfallen die Hälfte aller Pillenpackungen auf solche mit neueren Gestagenen und höheren Risiken. **Die neuen und moderneren Präparate der dritten und vierten Generation werden wesentlich häufiger verordnet als Pillen der ersten und zweiten Generation.** Dabei ist neu nicht automatisch besser – manchmal gilt das Gegenteil.

Dass neue Medikamente manchmal nur teurer und unsicherer sind als Substanzen, die sich bereits auf dem Markt befinden, zeigen etliche Arzneimittelskandale. **Pillen der dritten und vierten Generation** werben jedoch mit einem **verführerischen Zusatznutzen** gegenüber ihren Vorgängerpräparaten: Die **Haut** der Anwenderinnen soll **glatter und schöner** werden, das **Haar voller** – und auch die von manchen Frauen gefürchtete Gewichtszunahme unter der Pille bliebe aus. Das versprechen die Hersteller. Bewiesen ist das bisher keineswegs. Die entsprechenden Studien werden von den Firmen gemacht und sind zumeist von schlechter Qualität.

Bei den **angepriesenen Beauty-Effekten** geht es beispielsweise darum, wie viele Pusteln weniger im Gesicht zu finden sind. Damit sind nicht große Eiterpickel gemeint, sondern kleine Un-

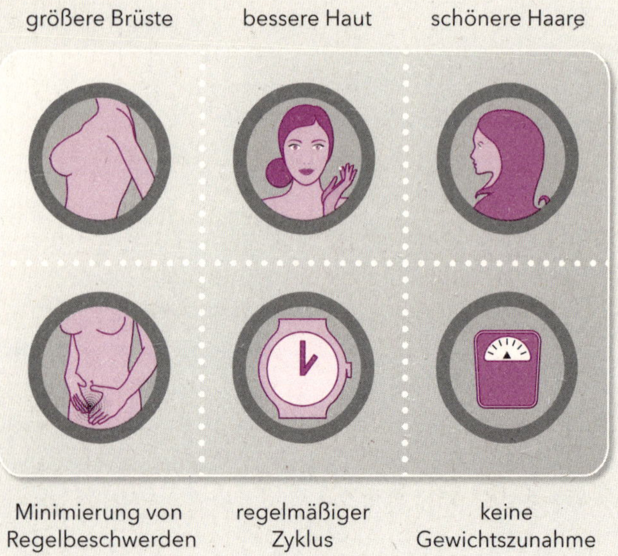

ebenheiten der Haut. Man hat mit dieser Pille keine strahlende Haut, sondern ein paar Pusteln weniger, vielleicht 35 statt 50. Gibt man Frauen ein Scheinpräparat, ist das allerdings ganz ähnlich, dann haben sie statt 50 nur noch 40 Pusteln. Der angebliche Schönheitsnutzen fällt also gering aus oder ist nur eingebildet.

Unter jungen Frauen nimmt der Marktanteil der Pillen der dritten und vierten Generation trotzdem stetig zu. Das **Bundesinstitut für Arzneimittel und Medizinprodukte** hat im Frühjahr 2014 entschieden, dass in immer mehr Beipackzetteln auf **die erhöhte Gefahr,** das höhere Embolie- und Thromboserisiko, hingewiesen werden muss. Sonstige Konsequenzen bisher: keine.

Dem Antrag aus Frankreich, die Zulassung der Pillen komplett zurückzunehmen, wurde zwar stattgegeben. Im Nachbarland wurde den Pillen der dritten und vierten Generation im Jahr 2013 die Erstattungsfähigkeit durch die Krankenkassen entzogen, sodass der Marktanteil dort um 45 Prozent zurückging. Nebeneffekt: Im selben Zeitraum mussten 28 Prozent weniger Frauen im Alter zwischen 15 und 19 Jahren aufgrund von Lungenembolien in die Klinik.

Merkwürdig: Alle Risiken sind bekannt, die Fakten liegen auf dem Tisch – und trotzdem sind die Pillen der neuen Generation populärer. Andersherum stellt sich die Frage: Wenn es **keinen Zusatznutzen** gibt, **aber die Gefahren größer** sind, warum gibt es die neuen Präparate überhaupt noch? Fragen, die sich auch an Ärzte und Gesundheitsbehörden richten. Warum verordnen Mediziner diese Form der Pille auch weiterhin?

Die Unwissenheit der Ärzte wie der Frauen lassen das zu. Ein weiterer Grund: **Pharmavertreter** bringen die neuen Produkte samt Zusatzartikel in die Arztpraxen, und nur wenige Ärzte verweigern die Annahme oder gar den Zutritt für die Pharmareferenten. Die Initiative »Mein Essen zahl' ich selbst« (MEZIS), die den Besuch von Pharmavertretern ablehnt und sich nicht von der Industrie einladen lässt, hat nur weniger als 1000 Mitglieder unter fast 400 000 deutschen Ärzten.

Das **geschickte Marketing** mit Verpackungen und Giveaways für die Girlie-Generation trägt dazu bei, dass die neuen Pillen kaum noch wie Medikamente wahrgenommen werden, die eben auch Risiken und Nebenwirkungen haben, sondern wie Lifestyle-Produkte. Zudem ist dem **unterschwelligen Angebot an die Psyche** schwer zu widerstehen. Offenbar spielen die Schönheitsversprechen eine wichtige Rolle für viele junge Frauen, die sich stark über ihr Äußeres definieren. Auch erscheint der kurzfristige Nutzen größer und greifbarer als ein möglicher langfristiger Schaden, der zudem vielleicht ja doch nie eintritt. Dieses Phänomen kennen Psychologen gut. Sind die Probenmuster erst einmal verteilt, bleiben die Frauen bei der gewohnten Marke.

Wünsche statt Logik in der Medizin

Eugen Bleuler, ein hellsichtiger Psychiater, hat schon 1919 über »das **autistisch-undisziplinierte Denken in der Medizin**« geschrieben - und darüber, wie schwer es ist, es zu überwinden. Es gehe demnach in der Medizin nicht primär um die Wahrheit, sondern um die Erfüllung von Wünschen. Mit Logik ist der Medizin oft nicht beizukommen. Was hilft schon Rationalität, wenn an **Sehnsüchte** appelliert wird und **Versprechen** von Schönheit, ewiger Jugend und Unverwundbarkeit gemacht werden? Das Gleiche gilt umgekehrt: Steht ein Medikament oder eine andere Therapie erst mal in schlechtem Ruf, ist es schwer, Patienten davon zu überzeugen, dass die Risiken nicht so dramatisch sind und die Anwendung in manchen Situationen gerechtfertigt. So gilt Kortison als besonders unpopuläres Medikament - auch bei vielen Ärzten. Auch Antibiotika haben kein gutes Image. Trotzdem sind beide Substanzgruppen wichtig und haben bereits Millionen Leben gerettet.

Bekommen Frauen gesagt, dass ihre Haut schöner wird, werden mögliche Gefahren ausgeblendet. Von Risiken will man in diesem Moment nichts wissen. Hinzu kommt das fast völlig **fehlende Statistikverständnis der meisten Ärzte,** die nicht einordnen können, was ein errechnetes Risiko für eine Frau konkret bedeutet. Zudem ist Statistik manchmal lebensfern. Für die einzelne Frau gibt es keine 15 000stel Thrombose oder 0,8-prozentige Lungenembolie. Hier gilt das **Alles-oder-Nichts-Prinzip. Entweder es trifft eine Frau oder es trifft sie nicht.** Umso wichtiger ist es, dass Ärzte wie Patientinnen verstehen, auf welches Risiko sie sich einlassen und wie man es möglichst klein halten kann. Eigentlich wäre es ganz einfach: durch die Einnahme von Pillen, für die in zahlreichen epidemiologischen Studien das geringste Risiko gezeigt werden konnte.

Leider gibt es in Deutschland keine Verpflichtung für Ärzte, ihre Patienten nach dem besten verfügbaren Wissen und entsprechend den aktuellen Leitlinien zu behandeln. In der Summe führt dies dazu, dass es immer wieder schlechte Entscheidungen und fragwürdige Behandlungen gibt.

Im »Pillenreport 2015« zeichnen die Arzneimittelexperten Gerd Glaeske und Petra Thürmann nach, wie es dazu gekommen ist, dass die Pillen der dritten und vierten Generation von immer mehr jungen Frauen genommen wurden. Direkte Werbung für verschreibungspflichtige Arzneimittel ist in Deutschland zwar verboten. Gibt man jedoch **im Internet die Suchbegriffe »Pille«, »Antibabypille« oder »Verhütung«** ein, landet man zuverlässig unter den Top-10-Treffern bei **Seiten von Pharmafirmen.** Dort geht es vordergründig darum, Frauen aufzuklären und ihnen Tipps zu geben. Es werden aber auch Themen angesprochen, die viele junge Frauen beschäftigen, wie reine Haut, volle Haare und eine gute Figur. Fast alle Seiten sind als Angebote der Pharmafirmen zu erkennen oder anhand des Logos der Anbieter zu identifizieren – und nur wenige Klicks weiter kommt man auf Themen wie Beziehungen, Lifestyle und Schönheit.

Die Pharmaindustrie lenkt und stimuliert auf diese Weise das Verhalten der Frauen. Die hohe Akzeptanz der neuartigen Pillen führt zu dem **Wunsch, ein ganz bestimmtes Präparat zu bekommen.** Es gilt das Motto: Meine Freundin nimmt das auch. Geschicktes Marketing führt dazu, dass Ärzte diese Pille bereitwillig verschreiben. Unter Ärzten gilt, dass jene Mittel, die bereits genommen und gut vertragen werden, auch beibehalten werden sollten.

Die **Entscheidung für die Pille** fällt bei den meisten Frauen **bereits im Teenageralter.** Die Mehrzahl bleibt bei »ihrem« Präparat bis zum Kinderwunsch – oder bis sie andere Umstände zwingen, das Mittel abzusetzen. Dass Pillen mit höheren Risiken den Markt dominieren, liegt auch am Versagen der Risikokommunikation. Andererseits scheint die Pharmaindustrie Strategien gefunden zu haben, die Risiken geringfügig erscheinen zu lassen. Die Hersteller haben herausgefunden, wie man gerade für die Zielgruppe der jungen Frauen neue Medien nutzt. Warnhinweise von Behörden wie auch die Stimmen kritischer Ärzte und Wissenschaftler verhallen hingegen weitgehend ungehört.

Unser ärztlicher Rat: Manche Frauen möchten den Zusatznutzen durch die neueren Pillen wie z.B. eine bessere Haut. Sie müssen dann vor der Einnahme der Pillen über das etwas erhöhte Thromboserisiko aufgeklärt werden und Nutzen und Schaden abwägen.

Was die Hormongabe über das Frauenbild verrät

Sexuell selbstbestimmt, hormonell mangelhaft: Mit der Pille wurde der Umgang mit der Lust freier, doch der weibliche Zyklus geriet bis ins hohe Alter unter ärztliche Kontrolle. Trotzdem ist die Erfindung ähnlich epochal einzuschätzen wie die erste Mondlandung.

Eine kleine Tablette für die Frauen, ein großer Schritt für die Menschheit. Nachdem die amerikanische Zulassungsbehörde

FDA am 9. Mai 1960 angekündigt hatte, ein Hormonpräparat zur Empfängnisverhütung zuzulassen, das seit 1957 **zunächst gegen Blutungsbeschwerden** verordnet worden war, begann das, was später zur sexuellen Revolution verklärt wurde. Anfangs betonten Ärzte und Arzneimittelhersteller die medizinische Indikation des neuen Präparats. Anovlar von Schering, die erste Pille, die 1961 in Westdeutschland auf den Markt kam, wurde als Mittel »zur Behebung von Menstruationsstörungen« eingeführt, obwohl Mediziner, Hersteller und Frauen wussten, was der vordringliche Zweck war.

Dem ärztlichen Selbstverständnis entsprach es damals, Arzneimittel nur dann zu verordnen, wenn jemand krank war. Patienten bekamen Medikamente, nicht Gesunde. Eine Schwangerschaft war und ist schließlich keine Krankheit. Ein **Medikament einzunehmen,** und das auch noch täglich, **ohne Beschwerden** zu haben, **war neu und ungewohnt** – erst recht zum Zweck der Verhütung, die in weiten Kreisen der Bevölkerung als unmoralisch, unanständig und unerlaubt galt.

Zwar wurde schon vor 1960 mit Arzneimitteln experimentiert, die nicht allein dazu dienten, Malade munter zu machen. Kampfflieger schluckten Aufputschmittel, um länger wach zu bleiben. Stimmungsaufheller wurden von trübsinnigen Menschen genommen, die nicht an einer Depression erkrankt waren. Aspirin galt in den 20er-Jahren als Trick, um Schnittblumen länger frisch zu halten, zudem wurde es gegen Gebrechen aller Art empfohlen. Der Ciba-Chemiker Leandro Panizzon probierte das von ihm 1944 synthetisierte Methylphenidat erst an seiner gedämpften Frau Rita aus und war so begeistert vom veränderten Temperament – und ihrem besseren Tennisspiel –, dass er das Mittel Ritalin nannte. Doch diese Anwendungen betrafen zunächst keinen Massenmarkt. **Die Pille war das erste Lifestyle-Mittel für breite Bevölkerungsschichten.**

Die Pille wurde von den meisten Frauen als Mittel zur **sexuellen Selbstbestimmung** begrüßt. Frauenärzte und andere Mediziner ahnten jedoch, dass sich weitere Anwendungsbereiche auftun würden, wenn sich der weibliche Zyklus so leicht mit Östrogenen und Gestagenen beeinflussen ließ. Mitte der 60er-Jahre veröffentlichte der New Yorker Frauenarzt Robert Wilson ein Buch mit dem euphorischen Titel »Feminine forever«. Darin pries er Östrogene und andere weibliche **Hormone als ewig sprudelnden Jungbrunnen.** Waren Frauen in Medizinbüchern der 50er-Jahre noch als Greisinnen denunziert worden, sobald sie die 50 überschritten hatten und nicht mehr fruchtbar waren, schien nun plötzlich alles möglich zu sein: elastische Haut, stabile Knochen, Gesundheit für Herz, Hirn, Adern und ewige Libido. Dazu brauchte es nur eine dauerhafte Hormontherapie, die mit Beginn der Wechseljahre einsetzte.

Ohne Hormone drohte hingegen der Verfall, suggerierten Ärzte: Witwenbuckel, Herzinfarkt, Krebs, schlaffe Haut und nachlassende Lust. Die Hormongabe wurde bald als Hormonersatztherapie vermarktet und von vielen Ärzten aufgegriffen – als ob Frauen in den Wechseljahren etwas fehlen würde. Die Legende von der Frau als Hormonmangelwesen war geboren. Praktischerweise wurden und werden die Pille wie auch die Hormonpräparate für die Wechseljahre oft in Packungen verschrieben, die nur für drei Monate reichen. Auf diese Weise ist sichergestellt, dass viele **Frauen vom Ende der Pubertät bis ins hohe Alter in jedem Quartal zum Frauenarzt gehen.**

Manche Frauenärzte wollten jeder Frau in und nach den Wechseljahren Hormone verschreiben – unabhängig davon, ob sie über Beschwerden klagte. Die frühe und andauernde Hormongabe in den Wechseljahren schien **weibliche Gesundheit und Jugend** zu garantieren. »Ewig weiblich« war die Utopie, der Ärzte wie Frauen nachhingen.

Erst im Jahr 2002 bekam das Bild von der segensreichen Wirkung der Hormone massive Risse. In den USA wurde eine große Untersuchung zur Frauengesundheit abgebrochen. In der bis 2005 geplanten **Studie der Women's Health Initiative (WHI),** an der 16000 Frauen zwischen 50 und 79 Jahren teilnahmen, waren zu viele Nebenwirkungen aufgetreten: Unter den Frauen, die eine Hormonkombination in den Wechseljahren erhielten, traten 41 Prozent mehr Schlaganfälle, 29 Prozent mehr Herzinfarkte und doppelt so viele Thrombosen und Embolien auf. Auch der Anteil der Frauen mit Brustkrebs war unter der Hormongabe um 26 Prozent erhöht.

Zur selben Zeit, als die Hormongabe in den Wechseljahren in die Kritik geriet, wurde eine andere weibliche Eigenart immer offensiver auf ein hormonelles Ungleichgewicht zurückgeführt: Dass **Frauen nicht immer Lust** haben, **erklärten Pharmafirmen und Forscher zur Krankheit.** Schon bevor Viagra 1998 zugelassen wurde, suchte die Industrie nach Stimuli für die Frau. 1997 fand in Cape Cod eine pharmagesponserte Konferenz zum Thema »Bewertung der weiblichen Sexualfunktion in klinischen Studien« statt. Seitdem haben Urologen und Frauenärzte viel dafür getan, mangelnde Lust als »Female Sexual Dysfunction« (FSD) zu popularisieren. In Boston eröffnete die Women's Sexual Health Clinic, seit 2004 gibt es das *Journal of Sexual Medicine,* das Beilagen der Industrie zur FSD veröffentlicht. Willige Mediziner liefern Daten, wonach angeblich mehr als 40 Prozent der Frauen unter FSD leiden.

Da sich die Pille schnell verbreitete, setzten auch Diskussionen um **vermeintliche oder tatsächliche Risiken** früher und intensiver ein als bei Medikamenten, mit denen Krankheiten behandelt wurden. Das erhöhte Risiko für Thrombosen ist zwar gegeben, doch die Ängste nahmen manchmal irreale Ausmaße an: 1995 warnte die britische Arzneimittelbehörde vor Antibabypillen der dritten Generation, die das Risiko für Thrombosen verdoppeln könnten – das war tatsächlich so, denn verdoppeln bedeutet immerhin einen Anstieg um 100 Prozent. Die Gesundheitsbehörden wurden informiert und schalteten Warnanzeigen.

Studien hatten gezeigt, dass zusätzlich eine bis zwei von 7000 Frauen, die eine Pille der zweiten Generation nahm, eine Thrombose bekam. Unter einer Pille der dritten Generation bekamen zusätzlich zwei bis vier von 7000 Frauen eine Thrombose. Die Veränderung kann man als Steigerung um 100 Prozent bezeichnen. Man kann aber auch sagen, das zusätzliche Risiko ist zu vernachlässigen.

In England hatte die neue Angst vor der Pille **drastische Konsequenzen.** Tausende Frauen setzten die Pille ab, auch wenn sie keine Pille der dritten Generation nahmen. 1996 kam es zu 13 000 zusätzlichen Abtreibungen aufgrund **ungewollter Schwangerschaften.** Die Zahl der Teenager-Schwangerschaften der unter 16-Jährigen stieg um 800 an. Leider gehen sowohl Abtreibungen als auch Schwangerschaften mit einem erhöhten Thromboserisiko einher, und das liegt um ein Vielfaches höher als jenes durch die Pille. Die Gesamtbilanz ist ernüchternd: In Großbritannien kamen **mehr Frauen zu Schaden, weil sie die Pille absetzten, als wenn sie weiter verhütet hätten wie bisher.**

Unser ärztlicher Rat: Die Hormongabe, ob Pille oder »Hormonersatz«, muss immer gründlich abgewogen werden und medizinisch indiziert sein und ärztlich verordnet werden. Ausnahme ist »die Pille danach«, sie kann rezeptfrei in der Apotheke gekauft werden. Die Pille ist ein Medikament und kein Lifestyle-Produkt.

Notfallverhütung: die Pille danach

Sprechstunde

Lara B. ist 17 Jahre alt. Sie sitzt unruhig mit ihrem Freund im Wartezimmer der Frauenarztpraxis. Beim Geschlechtsverkehr in der Nacht zuvor ist das Kondom gerissen. Die letzte Periode hatte sie vor ungefähr elf Tagen, ihr Zyklus ist regelmäßig alle vier Wochen. Die Pille nimmt die junge Frau bisher nicht, andere Medikamente auch nicht. Jetzt hat sie Angst, dass sie schwanger wird. Eine typische Situation für die Pille danach.

Seit März 2015 ist nach jahrelangen Diskussionen die sogenannte Pille danach in Deutschland in Apotheken **ohne Rezept erhältlich.** Dies soll ermöglichen, dass die Pille möglichst rasch nach ungeschütztem Verkehr eingenommen werden kann, ohne lange auf einen Termin beim Facharzt warten zu müssen. Möglichst schnell eingenommen, kann die Veränderung der Schleimhaut in der Gebärmutter verhindern, dass eine Schwangerschaft entsteht.

Die Notfallpille ist eine Minipille. Sie enthält nur ein Hormon, das sogenannte Gestagen, und zwar zumeist Levonorgestrel oder Ulipristalacetat. Die Levonorgestrel-Pille sollte möglichst rasch, spätestens aber 72 Stunden nach dem ungeschützten Verkehr eingenommen werden.

Die Ulipristal-Pille kann hingegen bis zu fünf Tage nach dem Geschlechtsverkehr genommen werden, ist aber im Vergleich zur Levonorgestrel-Pille fast doppelt so teuer. Kontraindikationen oder andere **Gründe, die dagegensprechen, gibt es fast**

keine. Im Zweifel ist die unnötige Einnahme der Notfallpille besser als eine ungewollte Schwangerschaft. Mussten früher noch vier Pillen auf einmal genommen werden, ist es heute nur noch eine Pille, die geschluckt werden muss.

Selten gibt es unter der Levonorgestrel-Pille Nebenwirkungen wie Erbrechen oder Kopfschmerzen, in der Regel wird diese Pille problemlos vertragen. Zusätzlich sollte anschließend dann bis zur Menstruation verhütet werden. Dann kann am besten mit einer Mikropille weiter verhütet werden.

Unser ärztlicher Rat: Im Zweifelsfall sollte eine Notfallverhütung erfolgen. Nach jahrelangem Ringen ist die Pille danach rezeptfrei in der Apotheke erhältlich. Es gibt zwei verschiedene Präparate: Die PiDaNa®-Tablette mit 1,5 mg Levonorgestrel, sie kostet ungefähr 15 Euro und umfasst den Zeitraum bis 72 Stunden nach dem Geschlechtsverkehr. Liegt der ungeschützte Geschlechtsverkehr länger zurück, kann bis 120 Stunden danach die stärker dosierte Pille »Ella one« (für etwa 35 Euro) mit 30 mg Ulipristalacetat eingenommen werden. Je früher die Notfallpille eingenommen wird, umso besser ist die Wirkung.
Die Spirale kann ebenfalls notfallmäßig gelegt werden, ist aber eine teurere (ca. 250 Euro) und aufwendigere Methode und längerfristig gedacht – für drei bis fünf Jahre.

Schwangerschaft und Geburt

Eine Schwangerschaft gehört zu den größten Wundern überhaupt. Gleichzeitig zweifeln immer mehr Frauen daran, dass sie überhaupt schwanger werden können. Was früher eine Selbstverständlichkeit war, wird heute immer häufiger als etwas Besonderes empfunden. Da ist beispielsweise die 25-Jährige, sie ist sehr beunruhigt und vereinbart deshalb einen Termin bei ihrer Frauenärztin. Sie ist jung, gesund und hat bisher keine Kinder: »Können Sie mal untersuchen, ob ich schwanger werden kann?«, fragt sie die Ärztin. »Mein Freund und ich planen im nächsten Jahr, Kinder zu bekommen.«

Diese **Unsicherheit** kommt zunehmend häufiger vor. Was früher erst gar nicht angezweifelt wurde, wird heute oftmals infrage gestellt. Man muss das mittlerweile betonen: Bei einer Frau, die jung und gesund ist und keine Medikamente nimmt, die einen regelmäßigen Zyklus hat, spricht alles dafür, dass sie schwanger wird – und nichts dagegen. Trotzdem denken viele Frauen vor allem an die Hindernisse, Probleme, Schwierigkeiten und nicht an das Naheliegende, nämlich dass sie ein Kind zur Welt bringen können.

Fast alle Frauen können schwanger werden, davon sollte bei einem gesunden Paar ausgegangen werden. Womöglich ist hier etwas Aufklärung nötig: Es gibt einen Zeitpunkt ungefähr in der Mitte des Menstruationszyklus, zu dem der Eisprung stattfindet. Nach dem Sex können die Spermien noch ein paar Tage, immerhin drei bis vier, in der Scheide überleben, sodass die Zeit der Befruchtung etwas verlängert wird. Dieses Wissen beruhigt viele Frauen.

Sobald sie schwanger sind, kommen manche Frauen mit langen Fragelisten in die Sprechstunde. Sie haben sich genau über-

Entstehung neuen Lebens nach der Befruchtung

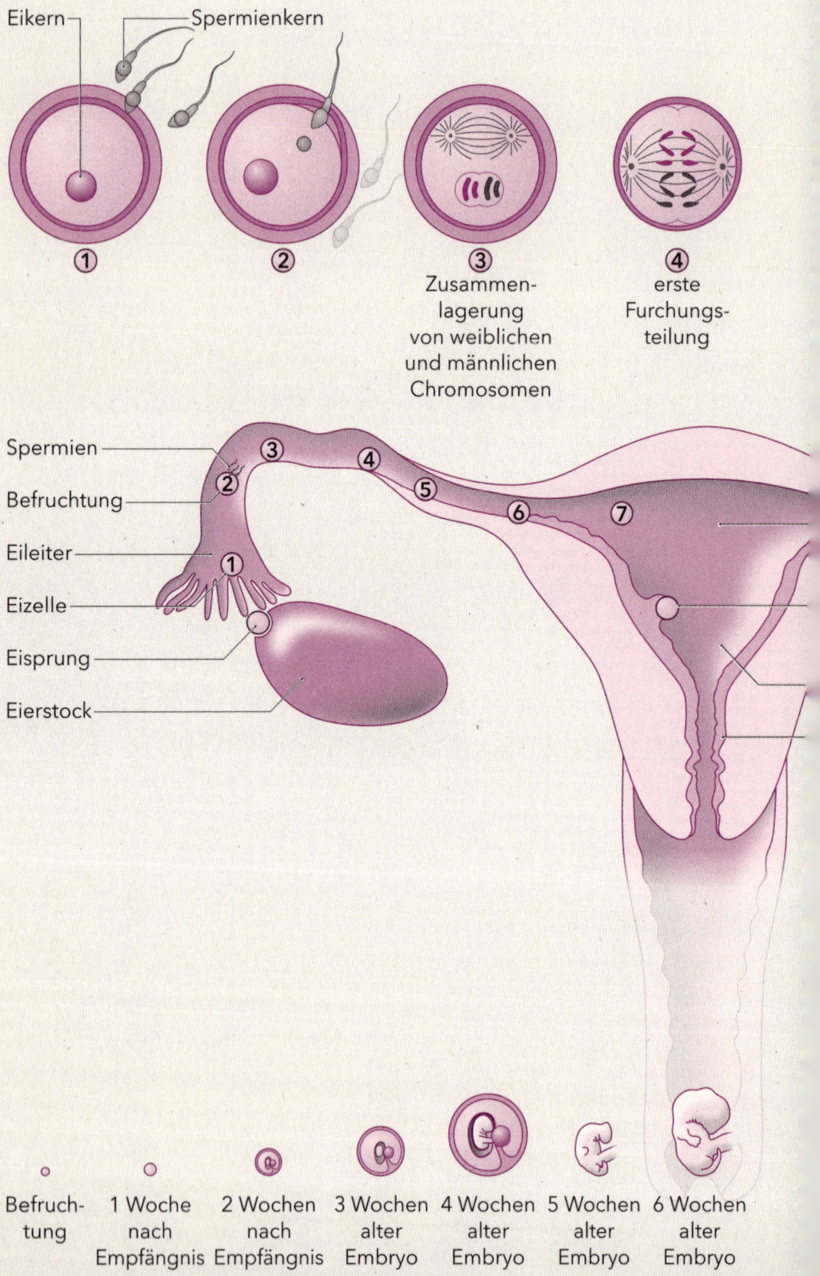

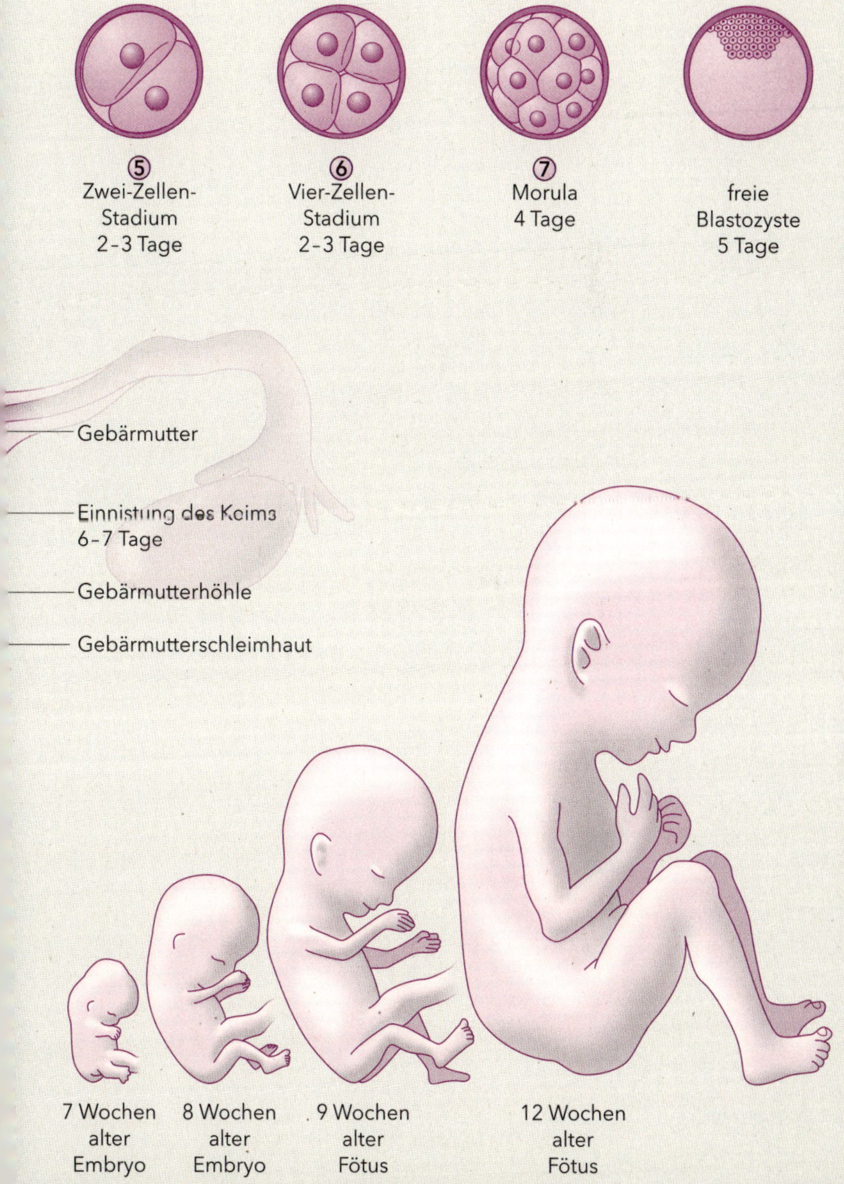

5 Zwei-Zellen-Stadium 2-3 Tage
6 Vier-Zellen-Stadium 2-3 Tage
7 Morula 4 Tage
freie Blastozyste 5 Tage
Gebärmutter
Einnistung des Keims 6-7 Tage
Gebärmutterhöhle
Gebärmutterschleimhaut
7 Wochen alter Embryo
8 Wochen alter Embryo
9 Wochen alter Fötus
12 Wochen alter Fötus

legt, wie sie sich die Schwangerschaft vorstellen, was sie wollen und was nicht. Grundsätzlich ist es gut, wenn sich Frauen mit der Schwangerschaft beschäftigen. Sie sollten aber in erster Linie versuchen, diese **besondere Zeit zu genießen.** Wenn sie sich dauernd damit auseinandersetzen, was gut verlaufen sollte und was vielleicht schiefgehen könnte, schränken sie sich unnötig ein. Sie sind dann womöglich weniger offen dafür, sich **auf die neuen Erfahrungen einzulassen,** die eine Schwangerschaft unweigerlich mit sich bringt.

Unser ärztlicher Rat: Fast alle Frauen können schwanger werden. Nur selten gibt es Probleme, dann kann in manchen Fällen nachgeholfen werden. Die Schwangerschaft ist ebenfalls ein normaler Vorgang und sollte nicht als Krankheit gesehen werden. Aus medizinischer Sicht ist das Wichtigste für eine gut verlaufende Schwangerschaft ein gutes Vertrauensverhältnis zwischen der Ärztin und der Frau und ihrem Partner.

Was hilft

Neben den Gesprächen mit den betreuenden Frauenärztinnen und Frauenärzten sind Hebammen und Beratungsstellen im Laufe der Schwangerschaft oft sehr hilfreich, um sich auf diese besondere Zeit vorzubereiten. In den Beratungsstellen, ob kirchlich, städtisch oder privat, geben sich die Mitarbeiterinnen sehr viel Mühe, auf die vielen Fragen und Ängste der Schwangeren einzugehen. Zudem bieten sie zahlreiche Kurse, Gespräche und Vorträge an. Vielleicht braucht es manchmal diese Form der Vergewisserung, um in der Schwangerschaft das schöne Erlebnis zu sehen, das es für die meisten Frauen ist.

Schwanger, aber nicht krank

Viele Vorsorgeuntersuchungen sind medizinisch unnötig, denn eine Schwangerschaft ist keine Krankheit. Daran sollte immer wieder erinnert werden. Doch leider zeigen Studien zur ärztlichen Betreuung von Schwangeren, dass in den neun Monaten bis zur Geburt **zu viele Tests und Untersuchungen** stattfinden. Eine Erhebung an fast 1300 Frauen ergab beispielsweise, dass Schwangere deutlich häufiger Vorsorgetermine wahrnehmen, als aus medizinischen Gründen vorgesehen und notwendig wäre. Beispielsweise machen Ärzte in keinem anderen Land Europas so viele Ultraschalluntersuchungen während der Schwangerschaft wie in Deutschland.

Sitzt ein Paar zusammen im Wartezimmer, dann gibt es zwei Möglichkeiten: Entweder ist die Frau schon schwanger oder sie will es werden. Heute sind viele **Männer** in ihrer Arbeitszeit flexibel und kommen **zu den Schwangerschaftskontrollen mit.** Die Erwartung ist hoch: Ein Foto des Babys oder gar ein Video sollte schon möglich sein.

Normal - oder?

Was früher normal war und nebenher passierte, wird heute immer komplizierter und kopfgesteuert. Alles soll rational begründet und gesteuert sein. Schwanger werden ist nicht mehr selbstverständlich, schwanger sein wird zur Erkrankung, die behandelt werden muss, die Geburt wird geplant, überlegt, abgewogen, vorbereitet. Kurse über Ernährung, Gebärhaltungen (im Sitzen, Liegen, in der Badewanne), Akupunktur, Dammmassagen und vieles andere werden angeboten.

Möchte ich eine PDA oder schaffe ich es ohne, ist eine weitere Frage, die sich viele Frauen stellen. Manche Frauen bringen sogar eine Liste mit zur Geburt. Darin steht, was sie wollen und was sie auf keinen Fall wollen. Da sind eine gute Betreuung und vor allem ein gutes Vertrauensverhältnis zwischen Geburtshelfern, Hebammen und Ärzten, gefragt. Sich darauf einlassen können, was einen erwartet, ist hilfreich. Ist es die erste Geburt, weiß man nicht, was auf einen zukommt – und diese **Angst vor Kontrollverlust** können manche Frauen nicht gut aushalten.

Immer wichtiger für die Vorbereitung auf die Zeit nach der Geburt wäre die **Einbindung des werdenden Vaters** in die Schwangerschaftskontrollen, die Besprechung der gemeinsamen Vorstellungen über die Zeit der Betreuung des Kindes, mögliche Berufstätigkeiten, Aufteilung der Arbeiten im Haushalt und in der Betreuung der Kinder. Gerade unter Frauen, die schon lange Jahre berufstätig waren und dann in die Mutterrolle wechseln, gibt es eine große Unzufriedenheit oder Unsicherheit. Nicht immer wollen Frauen nach einer Geburt schnell wieder berufstätig sein, aber falls doch, sollte es in Zukunft beiden Elternteilen freistehen, in Teilzeit zu arbeiten und sich um die Betreuung des Kindes zu kümmern. Das hat für alle Seiten Vorteile.

Eine normale Geburt – ist das in der modernen Medizin überhaupt noch möglich? **»Less is more« – weniger ist mehr** – unter diesem Motto haben Ärzte ihre Kollegen dazu aufgerufen, nicht alles medizinisch machbare, sondern vor allem das Sinnvolle und Angemessene zu tun. **In der Geburtshilfe muss man allerdings viel wissen, um wenig zu tun.**

Sprechstunde

Das junge Paar kommt zur ersten Untersuchung. Vor zwei Wochen war der Schwangerschaftstest zu Hause zweimal deutlich positiv, nun können sie es kaum erwarten, die Schwangerschaft bestätigt zu bekommen. Frau F. hat alle Anzeichen einer frühen Schwangerschaft: Sie ist seit Tagen müde und erschöpft, die Brüste spannen, und sie hat ein flaues Gefühl im Magen, besonders morgens. Seit sie den Test gemacht hat, kommt auch etwas Übelkeit dazu.

Sie haben schon eine ganze Liste mit Fragen mitgebracht. Bevor diese beantwortet werden, erfolgt die Untersuchung mit dem vaginalen Ultraschall, da man dann von der Scheide aus die kleine Fruchtblase und eventuell sogar schon einen kleinen Zellhaufen mit einer Herzanlage sehen kann. Dabei kommt gleich die Frage: Ist das Kind gesund?

Die Unsicherheit, ob ein Kind gesund geboren wird, spielt heutzutage bei den meisten werdenden Eltern schon sehr früh eine Rolle. Das Vertrauen darauf, dass das Kind gesund ist, und das Wissen um die Selbstverständlichkeit, dass mehr als 97 Prozent aller Kinder gesund oder mit unproblematischen kleineren Erkrankungen oder Veränderungen auf die Welt kommen, sind verloren gegangen.

Viele Tests und Laboruntersuchungen werden heute den Schwangeren angeboten, um ihnen zu versichern, dass keine Krankheit vorliegt. Dass diese Tests aber nur ein sehr kleines Repertoire prüfen, beispielsweise genetische Erkrankungen, ist den meisten Eltern nicht klar. Kein Test kann die Gesundheit des Kindes garantieren.

Im ersten Gespräch mit der Schwangeren, am besten mit dem Elternpaar, ist es wichtig, ausführlich über die **Normalität** und die **normale Entwicklung** einer Schwangerschaft zu sprechen. Es ist wichtig, sich genügend Zeit für Themen wie Ernährung, Sport, Alkohol, Nikotin, Medikamente, Reisen, Sex und die eigenen Erwartungen zu nehmen. **Je mehr besprochen wird, umso sicherer fühlen sich die werdenden Eltern.**

Zu diesem Gefühl zu kommen, ist nicht einfach. Die Kaiserschnittrate hat sich in den letzten drei Jahrzehnten in Deutschland mehr als verdoppelt. Eine vermeintliche **Sicherheitsmedizin** in der Geburtshilfe führt dazu, dass während einer normalen Geburt immer mehr ärztlich interveniert wird und die unkomplizierte Schwangerschaft doch noch mit einem Kaiserschnitt oder einer Saugglockengeburt beendet wird.

Sprechstunde

Frau G. kommt mit ihrem Mann in die Sprechstunde, sie möchten nur ein Gespräch. Ihre Tochter ist inzwischen zwei Jahre alt. Die Geburt hat Frau G. traumatisch erlebt, sie hatte stundenlang Wehen, »dann war alles schlecht«, sagt der Mann. Die Ärzte hätten gesagt: »Am Muttermund hat sich gar nichts mehr getan«, »Oje, es ist noch gar nicht weitergegangen«, »Wenn sich jetzt langsam nichts tut, müssen wir das Kind holen«. Immer gab es nur negative Kommentare. Am Ende waren Mutter und Kind gesund, aber das Kind wurde mit einem Kaiserschnitt geholt. Die Frau fühlte sich verloren und nicht mehr in die Geburt einbezogen. Sie sah sich nur noch als Objekt, alles wurde mit ihr gemacht.

Bis heute leidet sie darunter. Ein abschließendes Gespräch über den Geburtsverlauf fand nicht mehr statt, nur die Abschlussuntersuchung. Dort ein paar beschwichtigende Bemerkungen: Die Naht am Bauch ist ja sehr gut verheilt, Ihnen geht's gut, da können Sie ja nach drei Tagen wieder nach Hause.

Zu Hause überfiel sie eine große Leere. Nun ist sie sehr unsicher, ob sie eine weitere Geburt verkraftet; eigentlich wünschen sich die Eheleute aber noch ein zweites Kind.

Können Frauen noch in Ruhe gebären? Die Geburt ist wie die Schwangerschaft ein normaler und natürlicher Vorgang, keine Krankheit. Aus dieser Sicht gehört die Geburt gar nicht in die Klinik, sagen Streiterinnen für eine natürliche Geburt. **In der Klinik** gibt es schließlich einen steten, gewollten **Aktionismus, Automatismen** und **Zwänge.** Das Personal ist knapp, es muss effizient gearbeitet werden: Ist die Schwangere schon einmal im Kreißsaal, muss es vorangehen. Wenn sich der Muttermund nicht jede Stunde um einen Zentimeter öffnet, ist gleich von einem protrahierten, also verzögerten Geburtsverlauf die Rede. Dann werden die Geburtshelfer aktiv und entsprechende Maßnahmen eingeleitet: Wehentropf, Einlauf, Positionen wechseln. Oft ist einfach keine Pause vorgesehen im Vorgang der Geburt. Vielleicht braucht die Gebärende aber eine kurze Pause.

Es **ist nicht wissenschaftlich belegt,** dass sich der **Muttermund jede Stunde um einen Zentimeter öffnen** muss, aber Generationen von Ärzten in der Facharztausbildung zum Frauenarzt lernen es jedes Jahr.

Öffnet sich der Muttermund bei der einen Frau schneller, dauert es bei der anderen vielleicht einfach länger. Der Mensch ist keine Maschine, die nach einem vorgegebenen Schema funktioniert.

Kaum kommt die Schwangere in den Kreißsaal, warten Kabel, Schläuche und Geräte auf sie: das **CTG, der Wehenschreiber,** wird angelegt, die Infusion in die Armvene geschoben; allein davon ist die Schwangere gestört; sie kann sich nicht mehr frei bewegen. Das stört die Entspannung; sie hört jeden Herzton mit, zum Teil soll sie darauf achten und sich sogar melden, wenn die Töne zu tief sind. Dabei ist das Dauer-CTG vor einer Geburt oft unnötig und täuscht falsche Befunde vor.

In Deutschland ist es jedoch üblich, Gebärenden ein CTG anzulegen. Wird darauf verzichtet, fühlen sich manche Schwangere unzureichend betreut, da sie vermuten, dass »alle« Frauen in einem solchen Zustand diese Untersuchung bekommen.

Werden normale Geburten in Kliniken betreut, geht die Mühle los: Die Schwangere muss **innerhalb eines gewissen Zeitrahmens niederkommen;** die Kreißsäle sind begehrt, zum Teil müssen Schwangere mit Wehen abgewiesen und an andere

Was hilft

Ein schönes Geburtserlebnis gelingt, indem die Frau, so lange es geht und sie sich wohl und sicher fühlt, zu Hause bleibt. Sie sollte bei der Anmeldung zur Geburt eigene Bedenken und Wünsche äußern können und auch vermitteln, was die eigenen Bedürfnisse und Rhythmen sind. Unter der Geburt ist es wichtig, dass die Kreißende nicht in ihrer Ruhe und in ihrer Welt gestört wird. Dann kann sie sich ganz auf den natürlichen Verlauf der Geburt einlassen. Geburtshelfer, ob Hebammen oder Ärzte, sollten in dieses Erleben der werdenden Mutter nur eingreifen, wenn es dafür einen triftigen Grund gibt. Nicht aber, um den Verlauf unnötigerweise zu beschleunigen.

Viele Hebammen sind sehr gut ausgebildet und haben jahrelange Erfahrung. Diese kommt den Frauen zugute und vermittelt ihnen Sicherheit. Die ärztliche Kunst ist nur gefragt, wenn es Komplikationen gibt.

Kliniken verwiesen werden, da kein Platz oder ausreichendes Personal zur Verfügung steht.

So kommen alle in Zugzwang. Geht es nicht voran unter der Geburt, wird interveniert: Wehen verstärkt, PDA gelegt, Kaiserschnitt gemacht oder vaginal operativ mit Zange oder Saugglocke nachgeholfen. Hauptsache, Mutter und Kind sind gesund, denn keiner will einen Schaden oder eine Komplikation riskieren.

Zur Erinnerung: **Die Mehrzahl aller Geburten in Deutschland verläuft unkompliziert.** Wir sind nicht gegen die Geburt in der Klinik, im Gegenteil. Falls Komplikationen auftreten, kann dort am besten geholfen werden. Aber die **Kunst der Geburtshelfer** besteht darin, Komplikationen frühzeitig zu erkennen und **nur dann einzugreifen, wenn es wirklich indiziert ist.** Jede Intervention muss begründet werden, da sie den normalen Ablauf einer Geburt stört. Es ist für die Gebärenden und für Hebammen und Ärzte wichtig, sich zu vergewissern, dass die natürliche Geburt der Normalfall ist – und nicht die Ausnahme.

Vorsorgeuntersuchungen in der Schwangerschaft

Sprechstunde

Frau F. ist eine erfolgreiche Juristin, 35 Jahre alt. Sie sitzt mit ihrem Partner im Wartezimmer. Vor zwei Wochen hat sie bei ausgebliebener Periode einen Schwangerschaftstest gemacht, der zwei deutliche Streifen zeigte, das Glücksgefühl bei beiden war groß. Frau F. fühlt sich seit einiger Zeit müde, ihre Brust spannt, und ihr ist immer wieder leicht übel. Außerdem hat sie oft ein Gefühl wie bei einer Blasenentzündung, sie muss ständig auf die Toilette.

Das sind die normalen Schwangerschaftszeichen, sie befindet sich in der 6. Schwangerschaftswoche (SSW). Im Ultraschall, der bis zur 11. Schwangerschaftswoche von der Scheide aus gemacht wird (Vaginalsonografie), zeigen sich bei Frau F. in der Gebärmutterhöhle eine kleine Fruchtblase und ein Embryo mit schnellem Herzschlag. Das Paar ist begeistert.

Die Schwangerschaftswoche wird gemäß der **Naegele-Regel** gerechnet: Erster Tag der letzten Periode, diesen Tag wissen fast alle Frauen, plus sieben Tage, minus drei Monate, plus ein Jahr. Damit Übereinkunft über das »Alter« der Schwangerschaft besteht, hat man sich auf diese Berechnung geeinigt.

Mit Beginn der Schwangerschaft erhalten alle Frauen einen Mutterpass. Er enthält alle notwendigen Angaben wie Blutuntersuchungen, Gewicht der Mutter, Urinergebnisse, Blutdruck, Ultraschalluntersuchungen des Kindes etc. Damit wird der Verlauf der Schwangerschaft dokumentiert.

Die Vorgaben, wie eine Schwangere in der Zeit ihrer Schwangerschaft ausreichend untersucht und betreut wird, sind in den Mutterschaftsrichtlinien geregelt. Im Rahmen der Mutterschaftsrichtlinien sind **drei Ultraschalluntersuchungen (Sonografien)** in der gesamten Schwangerschaft vorgesehen: In der 10., 20. und 30. Schwangerschaftswoche (SSW). Diese Untersuchungen möchten fast alle Paare gerne wahrnehmen. Im Rahmen der **ersten Sonografie,** zwischen der 10. und der 13. SSW, geht es erstens darum, ob sich das Baby am richtigen Ort in der Gebärmutter eingenistet hat und ob es sich zweitens um einen »Einling« oder um Mehrlinge handelt. Kindliche Strukturen können schon gut erkannt werden: Herz, Kopf, Bauch, Arme, Beine und die Bewegungen des Kindes.

Im Rahmen des **zweiten Ultraschalls,** zwischen der 18. und der 22. SSW, ist der Organultraschall vorgesehen. Zu diesem

Zeitpunkt ist das Kind schon komplett zu erkennen, Organe wie Herz, Gehirn, Harnblase, Wirbelsäule und die Extremitäten werden gut gesehen, und auf Wunsch der Eltern kann auch das Geschlecht mitgeteilt werden. Der zweite Ultraschall ist für viele Paare von großer Bedeutung und hat viele Namen: großer Ultraschall, Organultraschall, Feindiagnostik. Für die Männer ist das Kind von dieser Erfahrung an realer, sie sind begeistert, wenn sie die Bewegungen des kleinen Wesens im Mutterleib sehen.

In den neuesten Versionen des Mutterpasses ist der Ultraschall zwischen der 18. und der 22. SSW in die Abschnitte A und B unterteilt. Im Bereich A geht es um das Wachstum des Kindes und die Lage der Plazenta. Bereich B betrifft den Organultraschall (Feindiagnostik), dabei können auch Fehlbildungen wie Herzfehler oder »offener Rücken« entdeckt werden. Die Paare müssen den einzelnen Untersuchungen schriftlich zustimmen – damit soll ihnen **Gelegenheit** gegeben werden, **darüber nachzudenken,** ob sie diese Untersuchungen wirklich wollen, wie viel sie wissen möchten und welche Konsequenzen es hätte, wenn sich ein auffälliger Befund ergeben würde. Es gibt schließlich auch ein Recht auf Nichtwissen.

Unabhängige Beratungsstellen wie pro familia (www.profamilia.de) und die Bundeszentrale für gesundheitliche Aufklärung (www.bzga.de) geben hier exzellent Auskunft und haben gut verständliche Broschüren zu den Themen erstellt.

Beim letzten, dem **dritten Ultraschall,** der ungefähr in der 30. SSW stattfindet, geht es um das weitere Wachstum des Kindes und seine regelrechte Entwicklung sowie um die Lage der Plazenta (Vorder- oder Hinterwandplazenta).

Ultraschallbilder aus der 10., 20. und 30. Schwangerschaftswoche

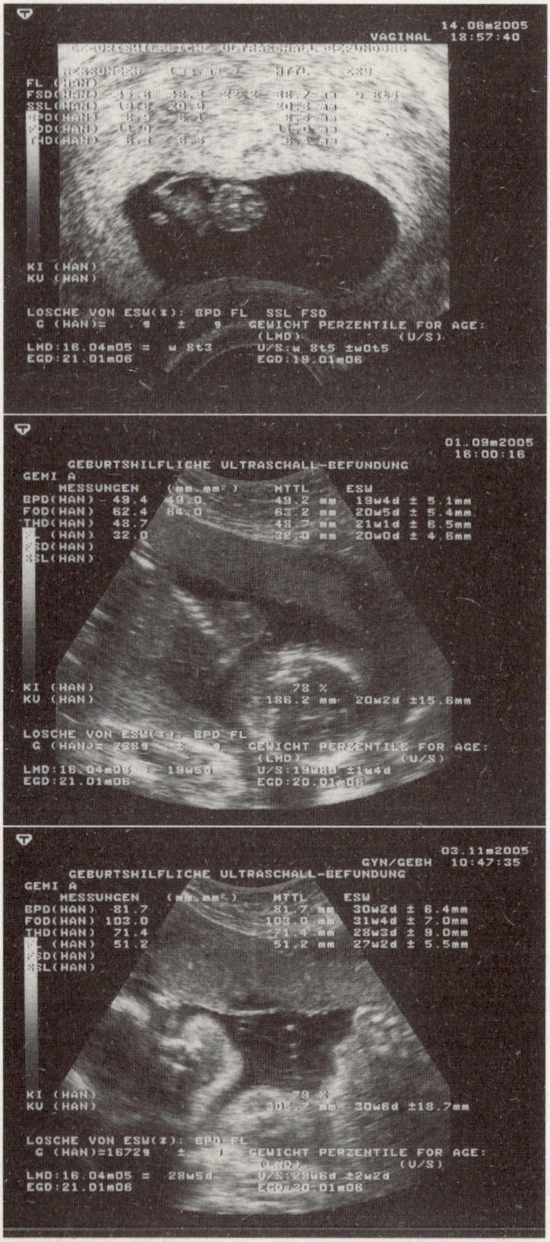

Sprechstunde

Das Paar kommt wieder gemeinsam in die Praxis. Sie erwarten ihr erstes Kind, die Frau ist 27 Jahre alt und in der 15. SSW. Es geht ihr gut, das Kind spürt sie noch nicht, der Bauch ist aber schon sichtbar gewachsen. Sie fühlt sich wohl, macht wieder mehr Sport und kann alles gut essen. Nach der Kontrolle des Muttermundes hört die Ärztin die Herztöne und tastet den Bauch ab. Alles sieht gut aus. »Und wann messen wir die Nackenfalte?«, fragt die Frau dann.

Immer wieder werden diese Fragen gestellt. Trotz vorheriger Besprechungen zu Beginn der Schwangerschaft haben viele Paare das Gefühl, die pränatale Diagnostik sei eine Routinemaßnahme. Die zusätzlichen Untersuchungen in der Schwangerschaft sind keine Routine. Sie müssen ausführlich mit allen Konsequenzen besprochen werden und von den werdenden Eltern wohl überlegt sein.

Mit der perfektionierten Technik des Ultraschalls, ob 2-D, 3-D oder 4-D, lässt sich immer mehr identifizieren, was dazu führt, dass auch mehr Anomalien und Fehlbildungen erkannt werden. Dass es sich um ein gesundes Kind handelt, kann aber auch mit dieser Untersuchung nicht garantiert werden. In aller Regel ist es so, denn die meisten Kinder sind gesund oder weisen nur harmlose Veränderungen auf.

Wenn schwerwiegende Erkrankungen des Babys im Mutterleib erkannt werden, kann in manchen Fällen gut geholfen werden. Bei einem Herzfehler ist es sinnvoll, in einem Krankenhaus der Maximalversorgung, etwa in einer Uniklinik oder einem großen städtischen Krankenhaus, zu entbinden, in dem die Kinderärzte bereits informiert und während der Geburt dabei sind. Bei anderen Erkrankungen, wie z.B. einem Loch im Zwerchfell, ist ein darauf spezialisiertes Krankenhaus für die Entbindung die erste Wahl.

Für die meisten Veränderungen, die beim Kind im Mutterleib gefunden werden, gibt es jedoch keine vorgeburtliche Therapie.

Zwar hat die vorgeburtliche Diagnostik **vielen Paaren helfen** können. Sie verursacht aber bei einigen **auch Leid und Unsicherheit.** Vor allem dann, wenn im Voraus nicht ausreichend mit dem Paar über die Art der Untersuchung, den Sinn und die Vor- und Nachteile gesprochen wird.

Ist ein Befund im Ultraschall nicht normal, bedeutet dies nicht, dass das Kind krank ist. Es kann ein Hinweis darauf sein, ist aber kein Beweis. Es gibt schließlich bei allen Tests Werte und Ergebnisse, die von der Norm abweichen. Dann ist die Verunsicherung groß und belastet die ganze Schwangerschaft – auch wenn später nichts Krankhaftes beim Kind gefunden wird.

Vorgeburtliche Untersuchungen beinhalten auch **genetische Tests.** Seit wenigen Jahren kann im mütterlichen Blut nach kindlichen Zellen gesucht werden. Diese werden dann auf genetische Erkrankungen wie Trisomie 21 (Down-Syndrom) getestet. Andere Behinderungen werden mit der Untersuchung jedoch nicht erkannt. Sollte der Test positiv sein, ist auch nicht möglich zu erkennen, wie ausgeprägt die Behinderung eines Menschen ausfallen wird. Kann er relativ selbstständig leben? Hat er einen Herzfehler, kann er sich gut artikulieren, ist er in seiner Bewegung eingeschränkt? Diese Fragen beantwortet kein genetischer Test.

Sprechstunde

Frau S. ist 31 Jahre, ihr Partner 40 Jahre alt. Sie ist in der zehnten Woche schwanger mit dem ersten Kind, bisher verlief alles normal. Zur nächsten Schwangerschaftskontrolle kommen beide gemeinsam. Sie wollen noch zusätzliche Untersuchungen, um zu schauen, ob das Kind gesund ist. »Wir haben es uns lange überlegt und sind uns einig, ein behindertes Kind können wir uns nicht vorstellen«, sagt Frau S. schließlich. Ihr Cousin hat ein Down-Syndrom, sie weiß, was das für die Familie bedeuten kann.

Wenn der Bluttest (Pränatest®, Harmonytest®) positiv für eine der Trisomien (Trisomie 13, 18, 21) ausfällt, wird zusätzlich die Diagnose mit einer Fruchtwasseruntersuchung gesichert. Vor der Entscheidung für oder gegen einen solchen Test hilft es allerdings, sich klarzumachen, wie oft – oder besser: wie selten – eine Erkrankung tatsächlich auftritt.

Eine Frau im Alter von 30 Jahren hat ein Risiko von 1:1000, ein Kind mit Down-Syndrom zu bekommen, im Alter von 40 Jahren beträgt die Wahrscheinlichkeit 1:100.

Die Wahrscheinlichkeit, ein Kind mit Down-Syndrom zu bekommen, in Relation zum Alter der Mutter

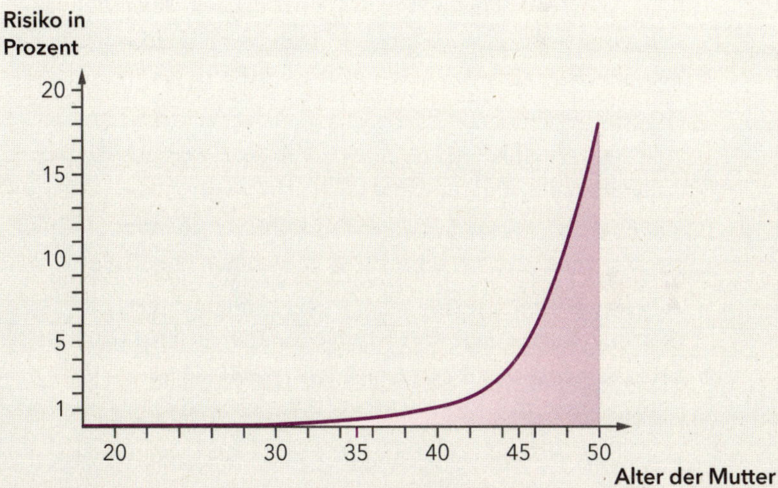

Die Risikoschwangerschaft ab 35 ist willkürlich und nicht durch einen plötzlichen Anstieg des Trisomie-21-Risikos begründet.

Damit bekommen 99 Prozent der 40-Jährigen kein Kind mit Down-Syndrom! Im Mutterpass steht, dass eine Frau ab dem Alter von 35 Jahren eine Risikoschwangere ist. Dabei steigt das Risiko ab 35 nicht etwa exponentiell an. Mittlerweile gelten so viele Kriterien als Bedrohung für die Schwangerschaft, dass nach den Kriterien des Mutterpasses **70 Prozent aller Schwangeren als Risikoschwangere** eingestuft werden.

Es gibt vorgeburtliche Untersuchungen, die das Kind gefährden – und andere nicht.

Nicht gefährdende (nicht invasive) Untersuchungen sind Ultraschall (Basisultraschall, Doppler, 3-D, 4-D) und Bluttest bei der Mutter (Ersttrimestertest, genetische Tests).

Gefährdende (invasive) Tests sind Untersuchung des Fruchtwassers (Amniozentese), Untersuchung des Nabelschnurblutes in der Gebärmutter (Chordozentese), Untersuchung des Plazentagewebes (Chorionzottenbiopsie).

Mit den Untersuchungen, die das Kind gefährden können, gehen die Eltern ein **Risiko von 0,5 bis 1 Prozent ein, das Kind aufgrund der invasiven Untersuchung zu verlieren,** auch wenn das Kind gesund gewesen wäre. Die Wartezeit auf das Ergebnis der invasiven Untersuchungen beträgt, je nach Labor, ungefähr zwei bis drei Wochen.

Genetische Untersuchungen brauchen eine unabhängige fachärztliche Aufklärung und dürfen nur in genetischen Zentren durchgeführt werden. Das **Geschlecht des Kindes** ist unter Umständen ab der 11. oder 12. SSW zu erkennen, darf aber erst nach der 14. SSW mitgeteilt werden, damit sich das Paar nicht aufgrund der Vorliebe für Jungen oder Mädchen für einen straffreien Schwangerschaftsabbruch entscheidet.

Zu viele Untersuchungen während der Schwangerschaft

Im Auftrag der Bertelsmann Stiftung wurden Frauen, die bei der Barmer GEK versichert sind und 2013/14 ein Kind geboren haben, zur Häufigkeit der Untersuchungen während der Schwangerschaft befragt. Demnach wurde bei fast **98 Prozent aller Frauen eine Kardiotokografie (CTG)** zur Registrierung der kindlichen Herztöne geschrieben, obwohl dies gemäß Mutterschaftsrichtlinien bei einer komplikationslosen Schwangerschaft nicht vorgesehen ist. Im Mittel erhielten Frauen 6,6 CTG-Untersuchungen innerhalb der Schwangerschaft, was »im starken Gegensatz zu nationalen wie internationalen Leitlinien« steht, wie die Autorinnen betonen. Dies hat zur Folge, dass die werdenden Mütter unnötig verunsichert werden.

Bei **84 Prozent der Frauen** wurden während der Schwangerschaft **vier oder mehr Ultraschalluntersuchungen** durchgeführt, bei **49 Prozent waren es mehr als fünf.** Diese Untersuchung wird unter Ärzten als **»Baby-Fernsehen«** bezeichnet, weil sie in dieser Häufigkeit medizinisch nicht notwendig ist. Die Mutterschaftsrichtlinien geben bei einer unkomplizierten Schwangerschaft drei Ultraschalluntersuchungen vor. **Mehr als die Hälfte** aller Frauen wurde mittels **3-D- oder 4-D-Ultraschall** untersucht. Dabei handelt es sich um eine technische Neuerung, die ein plastischeres – manche sagen auch: ein hässlicheres – Bild ergibt, ohne dass dies diagnostische oder anderweitige Vorteile hätte. Nur sehr selten wird mittels 3-D-Ultraschall ein Befund entdeckt, etwa eine Spaltbildung wie eine Lippen-Kiefer-Gaumenspalte, der weiter abgeklärt werden sollte. Zudem sind diese Untersuchungen IGeL-Leistungen, die selbst bezahlt werden müssen – das Geld dafür kann sich die Schwangere sparen.

Andere Untersuchungsverfahren kamen **ebenfalls sehr häufig** zum Einsatz, auch wenn ihre Indikation bei unauffälliger

Schwangerschaft nicht gegeben ist und unabhängige Experten sogar davon abraten. Dazu gehören **Vaginal-Abstriche auf Keime** sowie spezielle **Blutuntersuchungen,** um mögliche Infektionen nachzuweisen – auch das sind IGeL-Leistungen.

Unerheblich für die Anzahl der Tests war laut Studie, ob eine Risikoschwangerschaft oder ein unauffälliger Verlauf vorlag. Vier von fünf Frauen mussten für die zumeist **nicht notwendigen Präventionsmaßnahmen** auch noch **selbst zahlen.** Häufig fühlten sich die Frauen zu den Untersuchungen verpflichtet, und ihnen war nicht klar, dass die Tests gar nicht zum medizinisch begründeten Leistungskatalog gehören.

Durch die vielen Vorsorgeangebote wird die **Schwangerschaft zunehmend als etwas Krankhaftes** angesehen, das behandlungsbedürftig ist. Bei Frauen wird die Angst vor der Geburt geschürt und somit womöglich auch ihr Wunsch nach einer Kaiserschnitt-Entbindung, weil die vermeintlich sicherer ist. **Leider gilt oftmals: Sobald eine schwangere Frau die gynäkologische Praxis betritt, wird sie zur Patientin.** Schwangerschaft und Geburt sind längst keine normalen Lebensereignisse mehr, sondern wirtschaftlich lukrative Eingriffe. Dabei wäre es wichtig und gesünder für die Frauen, unnötige Tests, Ultraschalluntersuchungen und letztlich Geschäfte mit der Unsicherheit von Schwangeren zu verhindern.

Vorgeburtliche Diagnostik: Fluch und Segen der Pränatalmedizin

Alle werdenden Eltern wünschen sich ein gesundes Kind. Allerdings gibt es keinen Test vor der Geburt, der garantieren kann, dass ein Kind gesund und ohne Einschränkungen auf die Welt kommt. Solch ein Test existiert derzeit nicht, und es wird ihn auch künftig nicht geben. Dafür ist der Mensch ein zu komplexes Lebewesen, und zu viele Einflussfaktoren – genetische, umweltbedingte, verhaltensabhängige – bestimmen darüber, wie er sich entwickelt. Was aber alle werdenden Eltern beruhigen sollte: Mehr als 97 Prozent aller Kinder sind gesund, wenn sie auf die Welt kommen.

In den letzten Jahrzehnten ist das Spezialgebiet der Pränatalmedizin, das sich mit vorgeburtlicher Diagnostik beschäftigt, ein eigenständiges Fach und ein Schwerpunkt in der Frauenheilkunde geworden. War es vor 20, 30 Jahren noch eine Ausnahme, die für einige wenige Familien mit Gendefekten gedacht war, hat sich die Untersuchung der Erbanlagen inzwischen zu einem Standardangebot verselbstständigt.

Sprechstunde

Frau G. ist 40 Jahre alt. Sie hat ihren Mann erst spät kennengelernt. Nun erwarten sie ihr erstes Kind. In der Beratung fragen sie nach dem Nackenfaltentest. Den hätten auch die meisten Freunde bei ihrem Baby machen lassen. Was das aber genau bedeutet, ist ihnen nicht klar. Nach einem ausführlichen Gespräch entscheiden sie sich dafür, in einer Spezialpraxis für Pränatalmedizin weiterführende Untersuchungen machen zu lassen. Ein behindertes Kind zu haben können sich beide Elternteile nicht vorstellen, da sind sie sich einig. Nach zwei Wochen kommen sie wieder in die Praxis, sie sind beruhigt. Der Test hat ergeben, dass sie ein Risiko von 1:2700 haben, dass das Kind mit einem Down-Syndrom zur Welt kommen könnte. Das Risiko erscheint ihnen sehr gering, deshalb verzichten sie auf weitere Tests.

Frau K. ist 36 Jahre alt und mit dem dritten Kind schwanger. Sie hat eine siebenjährige Tochter und einen dreijährigen Sohn. Beide Schwangerschaften waren unkompliziert. Bei der dritten Schwangerschaft ist sie verunsichert. Sie möchte diesmal eine zusätzliche Untersuchung machen lassen, weil sie Sorge hat, dass das Kind nicht gesund sein könnte. Viele Freundinnen haben ihr dazu geraten und es selbst in Anspruch genommen.
Aufgeregt kommt sie in die Praxis. Der Test ergab ein unklares Ergebnis. Das Risiko, dass ihr Kind eine genetische Krankheit haben könnte, lag bei 1:210. Sie könne mit diesen Zahlen nicht viel anfangen, aber der Arzt in der Spezialpraxis habe ihr geraten, doch noch eine Fruchtwasseruntersuchung machen zu lassen. Jetzt hat sie Angst und weiß nicht, was sie tun soll; sie hatte ja damit gerechnet, dass der Test normal ausfällt.

Unser ärztlicher Rat: Vorgeburtliche Tests können Paare beruhigen, aber auch unnötig verunsichern. Ist alles in Ordnung, fühlen sich die werdenden Eltern sicher. Bleibt der Befund unklar, folgen weitere Untersuchungen, die oft noch zusätzlich Verwirrung stiften. Aus dem verständlichen Wunsch, dass »alles in Ordnung« ist, resultiert die Erwartung, ein gesundes Kind »garantiert« zu bekommen. Diese Sicherheit können kein Test und keine Untersuchung gewährleisten.
Deshalb sollten sich Eltern vorher klar darüber werden, was sie in dem Test überhaupt erfahren und davon erwarten können. Dazu ist ein ausführliches Aufklärungsgespräch wichtig. Zusätzliche vorgeburtliche Tests wie die Nackenfaltenmessung, Bluttests auf genetische Erkrankungen und Fruchtwasseruntersuchungen sind keine Routine. Es gibt auch ein Recht auf Nicht-Wissen, deshalb bedarf jeder Test der schriftlichen Zustimmung. Ob aus dieser

schwierigen Abwägung die Entscheidung für oder gegen vorgeburtliche Tests fällt, kann nur das Paar selbst entscheiden.

Fragen zu Beginn der Schwangerschaft

Übelkeit in der Frühschwangerschaft

Sprechstunde

Frau S. ist 22 Jahre alt und kommt in Begleitung ihres Ehemannes in die Praxis. Sie spricht kein Deutsch, ihr Mann übersetzt, so gut es geht. Die junge Frau lebt seit knapp einem Jahr in Deutschland, ihr Mann seit drei Jahren. Sie kommen beide aus dem Kosovo. Frau S. hat wenig Kontakte, sie wirkt zurückgezogen und beteiligt sich kaum an dem Gespräch.

Sie ist in der zehnten Woche schwanger, es ist ihre erste Schwangerschaft. Seit zwei Wochen behält sie fast nichts mehr bei sich, die Übelkeit wird nicht besser, sie muss mindestens acht- bis zehnmal pro Tag spucken. Sie ist eine zierliche Frau und hat ungefähr zwei Kilogramm in den letzten Wochen abgenommen. Eine Hilfe für sie könnte sein, wenn sie einige Zeit stationär in der Klinik bleibt. Dort kann sie wieder zunehmen und bekommt eine Weile Abstand zu möglichen familiären Konflikten; andererseits fehlt ihr dann, ohne Sprachkenntnisse, das vertraute Umfeld mit ihrem Mann.

In den ersten drei bis vier Monaten der Schwangerschaft leiden viele Frauen unter Übelkeit und Erbrechen. Erbricht die Patientin mehr als zehn Mal pro Tag und behält nichts mehr bei sich, muss sie **stationär aufgenommen** und mit **Infusionen** versorgt werden, da der Elektrolythaushalt ansonsten durcheinandergerät. Bei mehr als 90 Prozent der Frauen, die in die Klinik aufgenommen werden, hört das Erbrechen auf, sobald sie sich im Krankenhaus und damit außerhalb ihrer gewohnten Umgebung befinden.

Die Ursachen für das Erbrechen sind **häufig psychosomatischer Natur.** Ängste, mit der neuen Mutterrolle nicht zurechtzukommen, Partnerschaftsprobleme oder eigene psychische Vorbelastungen können diese Symptome hervorrufen bzw. verstärken. Hinzu kommen soziale Schwierigkeiten, gerade bei Migrantinnen, die sich in der Fremde nicht zurechtfinden, die Sprache nicht sprechen und sich sozial isolieren. All diese Belastungen können die Symptome verstärken. Schwierigkeiten am Arbeitsplatz oder beruflicher Stress sind ebenfalls mögliche Auslöser.

Auch manche Lebensmittel können die Beschwerden auslösen oder verstärken. Besonders **Salate und Zitrusfrüchte,** aber auch **Kaffee und Nikotin** werden von Frauen **in der Schwangerschaft schlecht vertragen.** Es ist oft hilfreich, wenn die Frauen gerade zu Beginn der Schwangerschaft über den Tag verteilt kleinere Mahlzeiten zu sich nehmen und für zwischendurch eine Banane, einen Riegel oder eine andere Kleinigkeit dabeihaben. Das hilft, falls es ein Heißhungerloch gibt, das ebenfalls zu Übelkeit führen kann. Mit häufigen kleinen Mahlzeiten anstatt wenigen großen wird es der Schwangeren vermutlich besser gehen.

Oftmals sind die Frauen in großer Sorge, dass das Erbrechen dem ungeborenen Kind schadet und es nicht richtig wachsen kann. Dann hilft ein ausführliches und beruhigendes Gespräch der Ärztin / des Arztes mit der Schwangeren in Anwesenheit des Partners. Denn die **Kinder gedeihen auch weiterhin, die Übelkeit und das Erbrechen belasten vor allem die Mutter.** Wichtig ist, dass sie **genügend Flüssigkeit** zu sich nimmt, denn bei übermäßigem Erbrechen wächst die Gefahr der Dehydrierung, die eventuell sogar im Krankenhaus behandelt werden muss, weil dann auch ein Risiko für das Kind besteht.

Was hilft

Bei Übelkeit in der Schwangerschaft ist frisch geriebener **Ingwer** zu empfehlen, wahlweise auch Ingwer-Tee, in Tropfen oder kombiniert mit **Vitamin-B-Komplexen.** Manchen Frauen helfen auch Akupressurbänder oder Globuli (Nux vomica). Von Nikotin und Alkohol wird Schwangeren sowieso abgeraten, sie können auch Übelkeit auslösen. Kaffee, Zitrusfrüchte und manche Salatsoßen regen die Magensaftproduktion zu sehr an und können die Symptome verschlechtern. Bei anhaltenden Beschwerden und Gewichtsabnahme kann auch ein Medikament wie **Vomex oder Meclozin** gegeben werden.
Vor der 15. oder 16. Schwangerschaftswoche kann auf Multivitaminpräparate verzichtet werden. Schwangere brauchen nur ein **einfaches Folsäurepräparat,** das in der Apotheke oder im Drogeriemarkt erworben werden kann. Multivitaminzusätze können den Magen sogar belasten, was die Übelkeit verstärken kann. Besonders eisenhaltige Präparate verursachen häufig Unwohlsein, belasten ebenfalls den Magen-Darm-Trakt und machen reizbar oder wetterfühlig, was in der Schwangerschaft sowieso schon bei manchen Frauen ein Problem ist.

Unser ärztlicher Rat: Übelkeit und Erbrechen sind in der Schwangerschaft häufig und gehen meist von allein wieder nach dem ersten Trimenon vorbei. Halten die Beschwerden an, hilft oft eine Ernährungsumstellung. Zudem lindern Ingwer und Vitamin-B-Produkte die Symptome.
Erbricht die Frau weiter und verliert viel Flüssigkeit, helfen Infusionen, also Flüssigkeit über die Venen. Diese können in der Praxis oder unter stationären Bedingungen gegeben werden.

Vielen Frauen hilft es, den Alltag und die häuslichen Belastungen eine Weile hinter sich zu lassen, etwa in der Klinik. Dann verbessert sich ihr Zustand zumeist schnell.

Ernährung in der Schwangerschaft

Es empfiehlt sich in der ersten Zeit der Schwangerschaft, öfter am Tag **kleinere Mahlzeiten** zu sich zu nehmen. Gegessen werden darf **grundsätzlich alles,** es sollte möglichst ausgewogen und genügend Obst und Gemüse dabei sein. Obst und Gemüse sollten vor dem Verzehr gut gewaschen werden.

Auf rohe Nahrungsmittel wie rohen Fisch (Sushi), rohes Fleisch (Mett) oder frische Milch direkt von der Kuh (Rohmilch) sollten Frauen **verzichten,** weil sich Bakterien darin befinden könnten, was bei uns aber selten ist. Käse (außer Rohmilchkäse) und Wurst und Schinken dürfen gegessen werden.

Keine Frau muss Angst haben, wenn sie auf einer Party etwas gegessen hat, von dem sie vielleicht nicht genau weiß, was darin war. Der Magen ist robust und verträgt viel, und das Kind ist überdies gut geschützt. Selbst eine Magen-Darm-Infektion der Mutter bereitet dem Kind im Mutterleib in aller Regel keine großen Probleme.

Im Internet stehen die wildesten Ernährungsempfehlungen, und auch hier ist es ratsam, sich von den vielen unbewiesenen Theorien frei zu machen und sich auf seinen eigenen Verstand zu verlassen und seinem Körper zu vertrauen.

Der **Kaffeekonsum** ist auf **eine Tasse pro Tag** zu begrenzen, besser sind Milch, Kräutertees, Säfte oder Wasser. Süßigkeiten und auch gelegentlich Pommes frites, wenn der Appetit danach ist, sind erlaubt. Es gilt: Alles in Maßen.

Sport, Sex, Reisen, Rauchen

In der Schwangerschaft hilft regelmäßige Bewegung, und **Sport** darf uneingeschränkt getrieben werden, solange sich die Frau damit wohlfühlt. Auch Reiten bis zum Ende der Schwangerschaft bringt keine Nachteile mit sich.

Gerade in der Frühschwangerschaft ist es wichtig, sich **regelmäßig** zu **bewegen,** damit der Kreislauf die hormonelle Umstellung besser verkraftet. Viele, besonders sehr schlanke Schwangere, haben gerade in den ersten drei bis vier Monaten Kreislaufprobleme, besonders in engen Räumen wie U-Bahnen oder vollen Zügen. Diese sollten sie – sofern möglich – meiden und kurze Strecken lieber mit dem Rad fahren.

Sex ist in allen Wochen der Schwangerschaft erlaubt, außer wenn die Patientin eine Blutung oder vorzeitige Wehen hat. Dann kann das Prostaglandin im Ejakulat kontraktionsfördernd wirken und den Verlauf der Wehen weiter beschleunigen.

Nikotin, ob direkt von der Mutter oder passiv vom Vater oder anderen Angehörigen aufgenommen, schadet dem Kind in seiner körperlichen wie geistigen Entwicklung. Das ist seit vielen Jahren belegt und sollte dem Kind nicht angetan werden. Wird dennoch während der Schwangerschaft geraucht, bekommt das Kind bereits kurz nach der Geburt Entzugserscheinungen und muss behandelt werden.

In den ersten drei Monaten ist das Risiko, dass die Schwangerschaft nicht weiterbesteht, das Baby nicht weiterwächst und abgestoßen wird, am größten. Wenn die Schwangere dann in den Urlaub fliegt und eine Blutung bekommt, haben manche Frauen das Gefühl, dass die Reisestrapazen der Grund dafür sind. Deshalb raten manche Ärzte in dieser Zeit vom **Reisen** ab. Medizinisch gesehen spricht aber nichts dagegen.

Es ist jedoch ratsam, sich vor der Reise zu überlegen, ob sich die Schwangere in dem Land, in das sie reist, gut versorgt fühlt, falls es Komplikationen geben sollte. So sollte also ihr eigenes Gefühl entscheiden – und zudem eine Auslandskrankenversicherung abgeschlossen werden.

»Baby brain« – Sind Schwangere wirklich vergesslicher?

Es gibt Lebensumstände, in denen Menschen nur eingeschränkte geistige Fähigkeiten zugebilligt werden. Akute Verliebtheit gehört dazu – Mediziner bewerten den Zustand als ähnlich konfus wie eine mittelschwere Psychose. Resultiert aus der Verliebtheit eine Schwangerschaft, sind viele Laien überzeugt, dass wichtige kognitive Funktionen der Frau ebenfalls beeinträchtigt sind. Schwangere gelten nicht nur als stimmungslabil, sondern auch als vergesslich. Im Englischen gibt es die Bezeichnungen **»Baby brain«** und »Placenta brain« für diese Phase.

Dabei ist die Behauptung von den vergesslichen Schwangeren ein Mythos. Frauen weisen während der Schwangerschaft nicht mehr Konzentrationsschwächen auf als zuvor oder in der Zeit nach der Geburt. Wird ein mehrjähriger Zeitraum erfasst und die kognitive Leistung in der Zeit vor, während und nach der Schwangerschaft bewertet, lassen sich **keine Unterschiede in Gedächtnis und Konzentration** feststellen.

Die Beratungsliteratur für Schwangere hat eine Mitschuld an dem Vorurteil. Viele Bücher vermitteln Frauen, dass sie in den kommenden neun Monaten wahrscheinlich an Konzentrationsproblemen leiden werden. Sobald der Bauch rund wird, wartet die Schwangere unsicher auf erste Anzeichen der Vergesslichkeit.

Frauen ändern während der Schwangerschaft lediglich ihren Blickwinkel. Ihre Aufmerksamkeit richtet sich auf die Geburtsvorbereitung und die Zeit danach - das ist kaum ein »kognitives Defizit«. Zudem sind viele Frauen in der Schwangerschaft durch physische und emotionale Belastungen **erschöpft.** Klar, die Konzentration kann nachlassen, wenn man müde ist. Deswegen sollten sich Schwangere die Zeit und Ruhe nehmen, die sie brauchen.

Unser ärztlicher Rat: Manche Empfehlungen für die Schwangerschaft sind schlicht medizinisch unsinnig und beruhen auf alten Mythen, Vorurteilen und Irrtümern. Im Zweifel die Frauenärztin fragen.

Medikamente in der Schwangerschaft

In der Schwangerschaft gehört jedes Arzneimittel auf den Prüfstand. Medikamente für die Gesundheit der Mutter sollten nur dann eingenommen werden, wenn es wirklich nötig ist. **Auch rezeptfreie Schmerzmittel können gefährlich sein,** denn manche können in den letzten Schwangerschaftsmonaten die Entwicklung des kindlichen Herzens stören. Acetylsalicylsäure (ASS, Aspirin) erhöht darüber hinaus auch die Gefahr für Blutungen. Zu dem Arzneimittel Paracetamol, das – für kurze Zeit genommen – als Schmerzmittel für leichte bis mittlere Schmerzen und Fieber die Schwangerschaft hindurch geeignet ist, liegen sehr viele Studien vor. Allerdings zeigten 2016 Untersuchungen aus Großbritannien und Dänemark, dass es einen statistischen Zusammenhang zwischen einem leicht erniedrigten IQ oder Verhaltensstörungen beim Kind und der regelmäßigen Einnahme von Paracetamol während der Schwangerschaft geben kann.

In Deutschland ist es zwar auch denkbar, dass Frauen über längere Zeit rezeptfreie Arzneimittel einnehmen. Allerdings stellen sich viele Frauen im Rahmen der Mutterschaftsvorsorge bei den bundesweit 11 000 niedergelassenen Frauenärzten mindestens einmal monatlich beziehungsweise am Ende der Schwangerschaft sogar öfter vor. Anhaltende Schmerzen und eine angemessene Behandlung sollten bei dieser Gelegenheit besprochen werden. Ärzte sollten immer wieder **nach der Einnahme von Medikamenten fragen – auch nach »pflanzlichen« Mitteln,** weil auch diese Präparate unerwünschte Nebenwirkungen für das werdende Kind haben können.

Manche Frauen haben eine **Grunderkrankung,** etwa Diabetes oder Epilepsie, und benötigen ihre Medikamente auch in der Schwangerschaft. Hier sollte ein Facharzt hinzugezogen werden, der die Einnahme während der Schwangerschaft beobachtet und begleitet.

Schmerzmittel sind nur zu nehmen, wenn andere Methoden nicht helfen. Bei **Kopfschmerzen** sollte die Patientin zunächst versuchen, ob sich die Beschwerden mit Tigerbalsam, Pfefferminzöl oder Ruhe lindern lassen.

Frei verkäufliche Schmerzmittel wie Paracetamol, Diclofenac, Ibuprofen oder andere sind nur nach Rücksprache mit dem Arzt einzunehmen, da sie Risiken für die Entwicklung des Kindes bergen. Schlafmittel sind in der Schwangerschaft untersagt. Eine hilfreiche Website zu diesem Thema ist: www.embryotox.de.

Haben die Frauen einen Infekt, muss dieser ernst genommen und wenn nötig mit Antibiotika behandelt werden. Bakterien bei der Mutter können auch das Kind betreffen, dadurch kann es zu einer Wehentätigkeit und Frühgeburt kommen. Weil der Körper das Kind vor einem Infekt schützen will, sorgt er dafür, dass das Kind den Körper der kranken Mutter verlässt und geboren wird.

Während der gesamten Schwangerschaft und der Stillzeit ist es hingegen sinnvoll, dass die Frau **Jod** einnimmt – eine tägliche Dosis von 150 Mikrogramm ist zu empfehlen. Weiterhin trägt **Folsäure,** von der Zeit, in der nicht mehr verhütet wird, bis zu der zwölften Schwangerschaftswoche, dazu bei, einen »offenen Rücken«, das heißt Neuralrohrdefekte und die Spaltbildung im Bereich der Wirbelsäule zu verhindern. Auch Lippenspalten sind seltener, wenn die Schwangeren Folsäure genommen haben. Im Verlauf der Schwangerschaft kann es zudem sinnvoll sein, einen eisenhaltigen Saft zu trinken.

Vitamine sind ein großes Thema bei Schwangeren. Belegt ist nur der Nutzen von Folsäure (400 mg pro Tag mit Beginn des Kinderwunsches, das heißt, wenn nicht mehr verhütet wird) und Jod (150 mg pro Tag mit Beginn der Schwangerschaft); alles andere ist nicht wissenschaftlich bewiesen und unnötig, solange die Frau sich normal ernähren kann. Wenn sie allerdings viel erbricht und nicht viel essen kann, helfen einfache Multivitamine aus den Drogerien genauso gut wie teure Produkte aus der Apotheke. Das Kind wird nicht gesünder oder schlauer, wenn die Schwangere sich mit teuren Produkten eindeckt. Das Geld sollte sie lieber für sich verwenden.

Unser ärztlicher Rat: Grundsätzlich sollten in der Schwangerschaft keine Medikamente genommen werden. Ist dies doch nötig und für die Gesundheit der Mutter unabdingbar, so muss sorgfältig ausgesucht werden, welche Medikamente für das Baby im Bauch ungefährlich sind.

Schwangerschaftsdiabetes

Diabetes ist eine mögliche Komplikation während der Schwangerschaft. Ungefähr 13 Prozent aller Schwangeren haben einen Gestationsdiabetes, mit dem Alter steigt das Risiko. Übergewicht, höheres Alter, Diabetes in der Familie und die frühere Geburt eines sehr großen Kindes erhöhen die Wahrscheinlichkeit, dass Frauen in der Schwangerschaft Diabetes bekommen. Ungefähr 40 Prozent aller Frauen mit Schwangerschaftsdiabetes sind allerdings schlank und weisen auch sonst keinerlei Risiken auf.

Sowohl für die werdende Mutter als auch für das ungeborene Kind geht die »Zuckerkrankheit« mit einem **erhöhten Gesundheitsrisiko** einher. Beim Schwangerschaftsdiabetes ist der Blutzucker der Mutter entweder ständig oder auch nur ungewöhnlich lange nach den Mahlzeiten erhöht. Weil der Kreislauf der Mutter mit dem des Kindes verbunden ist, bekommt das Baby die erhöhte Zuckermenge direkt ab. Dadurch wird es **bereits im Mutterleib überernährt.** Es wächst zu schnell, und sein Stoffwechsel stellt sich schon vor der Geburt auf ein ständiges Überangebot an Kohlehydraten ein. Zudem gibt es zu viel Fruchtwasser.

Wenn die Erkrankung schon früh in der Schwangerschaft auftritt und nicht entdeckt wird, können auch **Fehlbildungen des Herzens** entstehen. Außerdem kann sich die Reifung der Lungenbläschen verzögern, sodass vor allem frühgeborene Babys häufiger mit **Atemnot** zu kämpfen haben und beatmet werden müssen. Zudem enthält die Fruchtblase oft zu viel Fruchtwasser. Die Gebärmutterwand wird durch das zu große Kind und die hohe Fruchtwassermenge überdehnt, sodass die Geburt oft zu früh einsetzt.

Auch für die Mutter ist der Schwangerschaftsdiabetes mit einem erhöhten Risiko verbunden. Sie bekommt häufig einen zu

hohen Blutdruck, außerdem lagert sie Wasser ein **(Ödeme),** die Nieren filtern das Blut nicht mehr richtig, und die **Neigung zu Krampfanfällen** steigt. Dieser Symptomenkomplex wird in der Fachsprache als **Präeklampsie** bezeichnet. Auch häufen sich Infektionen der Harnwege, die das Risiko für eine Frühgeburt zusätzlich erhöhen.

Babys von Frauen mit Schwangerschaftsdiabetes sind schwerer und zumeist auch größer als die meisten Neugeborenen. Weil das **Kind zu groß und schwer** sein kann, kommt es häufiger zum Geburtsstillstand. Besonders die kindlichen Schultern lassen sich während der Geburt nicht so gut »entwickeln«, deshalb muss häufiger eine Vakuumglocke verwendet werden, und die Gefahr eines Dammrisses droht. Zudem liegt die Rate der Kaiserschnittentbindungen bei diesen Kindern höher.

Jede Schwangere kann an dem gesetzlichen Screening in der Schwangerenvorsorge teilnehmen. Dazu trinkt die Schwangere zunächst 200 Milliliter Wasser mit 50 Gramm Traubenzucker, eine Stunde später wird der Blutzucker im Venenblut gemessen. Der Test zeigt, ob und wie viel Glukose innerhalb eines definierten Zeitraumes abgebaut wird. Liegt der Blutzuckerwert höher als 135 mg / dl, besteht der Verdacht auf Schwangerschaftsdiabetes. In diesem Fall muss in den nächsten Tagen ein 75-Gramm-Diagnosetest über zwei Stunden im nüchternen Zustand folgen. Erst wenn der zweite Test ebenfalls erhöhte Blutzuckerwerte zeigt, liegt Schwangerschaftsdiabetes vor.

Welche Behandlung nach einer Diagnose nötig ist, kommt auf die Schwere der Erkrankung an. Der erste Behandlungsversuch umfasst eine **Änderung des Lebensstils.** Meist hilft eine Ernährungsberatung, auch wenn viele Schwangere selbst wissen, wie und was sie essen sollten. Ausgewogene und ballaststoffreiche Ernährung und ein weitgehender Verzicht auf Süßigkeiten und Limonaden, um den Blutzuckerspiegel niedrig zu halten, sind sinnvoll. Außerdem beugt möglichst **tägliche Bewegung** einem Schwangerschaftsdiabetes vor. Sehr selten ist es nötig, zusätzlich **Insulin** zu geben, um die Risiken für Mutter und Kind in den Griff zu bekommen. Das muss im Einzelfall abgewogen werden.

Meist verschwindet ein Schwangerschaftsdiabetes nach der Geburt von allein wieder. Allerdings bekommt die Hälfte aller Frauen mit früherem Schwangerschaftsdiabetes innerhalb von zehn Jahren einen Typ-2-Diabetes; und auch ihre Kinder haben ein leicht erhöhtes Diabetes-Risiko.

Unser ärztlicher Rat: Bei Risikofaktoren wie: Übergewicht (Adipositas) mit Body-Mass-Index vor der Schwangerschaft > 27,0; Diabetes mellitus Typ 2 in der Familie; mütterlichem Alter über 30 Jahre; Gestationsdiabetes während einer vorausgegangenen Schwangerschaft; exzessiver Gewichtszunahme (mehr als 20 Kilogramm) in der Schwangerschaft; gestörter Glukosetoleranz vor der Schwangerschaft; einem bereits geborenen Kind mit einem Geburtsgewicht von mehr als 4500 Gramm; mehr als drei Fehlgeburten unbekannter Ursache sollte an schwangerschaftsbedingten Diabetes gedacht und mit einem Glukosetest abgeklärt werden.

Die tiefen Spuren des Alkohols

Trinken Frauen in der Schwangerschaft regelmäßig Alkohol, können ihre Kinder schwer geschädigt werden. Eine unbedenkliche Dosis gibt es nicht. Noch immer übersehen Ärzte, Psychologen und Jugendämter das Krankheitsbild zu oft. Schätzungen zufolge werden in Deutschland jedes Jahr **bis zu 4000** Kinder geboren, die **durch Alkohol in der Schwangerschaft so schwer**

geschädigt werden, dass ein **Fetales Alkoholsyndrom (FAS)** vorliegt.

Die genauen Zahlen sind ungewiss, da die Krankheit häufig nicht erkannt wird. Die Dunkelziffer ist hoch, doch trinken ungefähr 30 Prozent aller Frauen während der Schwangerschaft Alkohol – manche nur ein bisschen, andere bis zum Vollrausch. Deshalb sollten **Frauen in der Schwangerschaft regelmäßig gefragt werden, ob sie Alkohol zu sich nehmen.** Wer den entsprechenden Geruch oder andere Anzeichen wahrnimmt, sollte dies ansprechen.

Sprechstunde

Wenn Niklas um 17 Uhr nach Hause gebracht wird, klingelt er, ihm wird aufgemacht, sofort verschwindet er in seinem Zimmer. Immer das gleiche Ritual. Sitzt die Familie im Sommer auf der Terrasse und hört die Klingel nicht, kann Niklas nicht um das Haus gehen. Er steht vor der Tür, weiß nicht weiter, wird wütend. Die Veränderung überfordert ihn. »Jede Abweichung bringt ihn in ein Unvermögen«, sagt die Mutter. »Ist etwas anders als sonst, ist er irritiert und kommt durcheinander.«

Niklas ist 14 Jahre alt und leidet am Fetalen Alkoholsyndrom (FAS). Seine leibliche Mutter hat während der Schwangerschaft getrunken, bald nach der Geburt kam er in ein Pflegeheim. Im Alter von zehn Monaten wurde er adoptiert. Obwohl er seit mehr als 13 Jahren in seiner neuen Familie lebt, ist er vom Alltag überfordert.

Manchmal sitzt Niklas morgens nach dem Aufstehen auf dem Bett, hält eine Socke in der Hand, weiß aber nicht, was er damit wollte. Bis er angezogen ist, kann es eine halbe Stunde dauern. Die Zeit reicht nicht immer, sodass Niklas trotz der eineinhalb Stunden, die sich die Familie für Aufstehen, Frühstück, Morgenwäsche nimmt, oft nicht rechtzeitig in die Förderschule kommt. Zum Frühstück isst Niklas ausschließlich Grießnockerlsuppe. »Bekommt er die nicht, flippt er aus«, sagt die Mutter.

Je nach Untersuchung kommen zwischen 1,1 und 8,2 von 1000 Kindern mit FAS auf die Welt. Damit ist das Leiden **häufiger als beispielsweise das Down-Syndrom** oder die auch als Spastik bezeichnete **Zerebralparese,** wird aber weitaus weniger beachtet und spielt in der Medizinerausbildung kaum eine Rolle. In jeder Kinderklinik gibt es Stationen, in denen Kinder von Drogenabhängigen versorgt werden. Für durch Alkohol geschädigte Kinder gibt es noch Nachholbedarf. Aufklärung ist wichtig, damit die häufig übersehene Krankheit besser erkannt wird und die Kinder besser versorgt werden.

Vier Kriterien sind es, an denen die fetale Alkoholschädigung zu erkennen ist: Die Kinder bleiben im Wachstum zurück und gehören in Größe und Gewicht zu den unteren 10 Prozent ihres Jahrgangs. Am auffälligsten sind die Merkmale im Gesicht: Das Philtrum, jene Einkerbung zwischen Nase und Mitte der Oberlippe, ist abgeflacht oder verstrichen. Zudem ist die Lidspalte, also die Breite des Auges, klein und die Oberlippe schmal. Hinzu kommen Einschränkungen, die das Gehirn betreffen: Die Intelligenz der betroffenen Kinder ist gemindert, ihr Kopf kleiner, und in Leistungstests schneiden sie schlechter ab. Sprache, Feinmotorik, Aufmerksamkeit, Lernen und soziales Verhalten sind weniger entwickelt.

In einer Gesellschaft, die Alkohol nicht nur toleriert, sondern als Mittel gegen Stress schätzt, ist wenig über die möglichen Folgen bekannt. Auch mit Vorurteilen muss aufgeräumt werden. Alkohol während der Schwangerschaft ist kein Problem der Unterschicht, sondern aller Gesellschaftsschichten.

Die gebildete, wohlhabende 30-Jährige trinkt im Durchschnitt sogar mehr als die ungebildete, mittellose Gleichaltrige.

Eine **Mindestdosis,** die als **unschädlich** gelten kann, **gibt es für Alkohol – wie für alle Giftstoffe – nicht.** Man muss nicht betrunken durch die Schwangerschaft torkeln, um sein Kind zu schädigen. Mit der Dosis steigt das Risiko, aber zusätzlich beeinflussen Genetik und Ernährung, ob und wie stark das Kind geschädigt wird. Alkohol während der Schwangerschaft ist eine der wenigen Ursachen für Entwicklungsstörungen beim Kind, die sich vollständig vermeiden lassen. Die Mütter haben es selbst in der Hand, Schaden von ihrem Kind abzuwenden.

Die kranken Kinder, die meist bei Adoptiveltern leben, nicht zuletzt auch die leiblichen Eltern leiden unter Vorurteilen und Beschimpfungen. Kinder mit Alkoholschädigung bekommen nicht in erster Linie Schwierigkeiten, weil sie weniger intelligent sind, sondern weil das soziale Miteinander nicht funktioniert und sie an einfachen Problemen scheitern.

Sprechstunde

»Wenn Lukas früher auf den Spielplatz ging, hieß es immer: Der Beißer kommt«, sagt die Adoptivmutter eines Neunjährigen. Bis heute ist er manchmal unkontrolliert aggressiv. Die Eltern haben viel Diskriminierung erlebt. Lukas fragt seine Mutter, warum er nicht wächst und mit 1,28 Meter viel kleiner als andere Neunjährige ist. »Ich vergesse so viel«, sagt er manchmal und fragt dann: »Warum hat mich meine Mutter weggegeben?« Dann spitzt er einen Bleistift an der falschen Seite an. »Er weiß nicht, dass seine leibliche Mutter getrunken hat«, sagt die Adoptivmutter.

Lukas hat kein Gespür für Gefahren. Mit vier Jahren ist er mit dem Laufrad einen steilen Rodelhang hinabgefahren. Vor dem Aquarium darf man ihn nicht allein lassen, »sonst würde er Fische fangen«. Bis er sich die Schuhe binden konnte, hat es gedauert. »Gleichaltrige ziehen sich zurück, weil sie spüren, dass diese Kinder anders sind – und das Zusammensein mit ihnen schnell wehtun könnte«, sagt die Mutter.

Die Hirnschädigung durch den Alkohol ist irreversibel, aber die Einschränkungen im Alltag der betroffenen Kinder lassen sich durch **individuelle, frühe Förderung lindern.** Dazu braucht es spezialisierte Teams, in denen Psychologen, Ärzte, Ergotherapeuten und Pädagogen zusammenarbeiten.

Immerhin gibt es Lichtblicke. Im alten Mutterpass wurde nach »Genussmitteln« gefragt, aber was heißt das schon? In der neuen Version wird konkret der Konsum von Nikotin und Alkohol erhoben, um die Wahrnehmung für drohende Schäden zu schärfen. Allerdings verneinen viele Frauen **die Frage nach Alkohol,** auch wenn sie trinken. Da hilft es, **genauer nachzufragen:** Wie viel Alkohol trinken Sie? Täglich, pro Woche? Trinkt der Partner? Manchmal trinken Frauen, weil sie es für sozial erwünscht halten oder sich in der Beziehung unter Druck fühlen. Selbsthilfegruppen klären auf und bieten Freizeiten für Kinder mit FAS an, die wegen ihrer Impulsivität, der langsamen Informationsverarbeitung und eingeschränkter Sozialkompetenz häufig isoliert sind.

Lohnend sind diese Formen der Prävention allemal, denn etliche Kinder mit FAS werden später straffällig, als depressiv abgestempelt oder Opfer von Missbrauch, weil sie häufig distanzlos gegenüber Fremden sind. Ließe sich nur ein kleiner Teil dieser Taten und Zwischenfälle verhindern, würden nicht nur die Kranken profitieren.

Unser ärztlicher Rat: Auf Alkohol sollte die Frau während der gesamten Schwangerschaft verzichten. Es gibt keine unbedenkliche Minimaldosis. Zwar besagen manche Theorien, dass ein Glas Rotwein dem Kind nicht schadet. Belegt ist aber das Gegenteil.

Fehl-, Früh- und Totgeburten

Fehlgeburt

Sprechstunde

Eine Frau kommt mit ihrem Mann in die Arztpraxis; beide sehen glücklich aus. Vor zwei Jahren haben sie geheiratet, sie kennen sich aber schon seit Beginn des Studiums. Vor drei Wochen hätte die Frau ihre Periode bekommen sollen, dann war der Schwangerschaftstest positiv, die Freude groß. Schon hat sie die Ernährung umgestellt, will alles richtig machen, verzichtet auf Kaffee und nimmt Vitamine. Ihr Mann ist mitgekommen, er trägt Anzug. Nach der Untersuchung muss er direkt in seine Kanzlei. Nebenbei erwähnt die Frau, dass sich ihre Übelkeit wieder gebessert habe und auch die Brust nicht mehr so spannen würde. Dies macht die Ärztin hellhörig. In der Ultraschalluntersuchung zeigt sich, dass sich zwar die sogenannte Fruchthöhle am richtigen Ort in der Gebärmutter befindet, es ist aber ein viel zu kleiner Embryo zu sehen. Die Frau kann es nicht fassen, sie bricht in Tränen aus. Ihr Mann fragt nach. Er versucht noch zu verstehen, was passiert sein könnte.

Mehr als jede dritte Schwangerschaft überlebt die ersten zwölf Wochen nicht, ohne dass dafür irgendein Grund gefunden wird. Das bedeutet, dass jede dritte Frau, die schwanger wird, diese Schwangerschaft im Lauf der ersten Wochen wieder verlieren wird. Leider gibt es **keine Garantie für eine problemlose Schwangerschaft, eine schöne Geburt und ein gesundes Kind.** Viele Frauen erleben den Verlust als persönliches Versagen und haben das Gefühl, etwas falsch gemacht zu haben.

Dabei handelt es sich bei einer Fehlgeburt um ein schicksalhaftes Geschehen. Jeder gute Tag in der Schwangerschaft sollte daher als keineswegs selbstverständlich, sondern als ein Geschenk gesehen werden. Frühaborte sind ziemlich häufig, werden oft allerdings nicht erkannt. Viele Frauen haben schon einmal einen Frühabort erlebt. Sie wissen es nur nicht, da sie die Abbruchsblutung für eine verspätete und besonders starke Menstruation halten.

Oft begleitet der Verlust einer Schwangerschaft eine Frau ihr Leben lang. Viele Frauen lässt der Vorwurf nicht los, sie hätten sich nicht richtig verhalten und damit den Tod ihres Babys mitverschuldet. Es ist völlig **normal und wichtig, dass eine Frau nach dem Verlust eines ungeborenen Babys trauert.** Immer fühlt die Frau den Verlust, und oft wird sie auch in späteren Jahren ab und zu an dieses Kind denken, selbst wenn weitere Schwangerschaften glücklich verlaufen sind. Bei vielen Frauen bekommt das verlorene Baby einen Platz in ihrer Erinnerung, einen Namen, einen Ort, an dem sie besonders daran denken. Das kann sehr hilfreich sein, um mit dem Verlust besser umgehen zu können.

Trauerbewältigung geschieht ganz unterschiedlich, individuell – es gibt kein falsches und kein richtiges Verhalten in dieser Phase. Manchen Eltern hilft es, schnell zur Normalität zurückzukehren, indem sie sich mit Arbeit und anderen Aktivitäten ablenken. Bei anderen klappt das nicht und kann die Trauerphase verlängern: Verdrängen bedeutet dann nicht überwinden; verdrängte Gedanken und Gefühle lassen sich nicht abschütteln und tauchen später wieder auf. So sollten beide Eltern sich mit dem Verlust befassen und sich innerlich und gegebenenfalls auch durch äußerliche Zeichen von dem Baby verabschieden.

Das kann bei einer späten Fehlgeburt auch bedeuten, das winzige Baby zu sehen, es ins Personenstandsregister eintragen zu lassen und ihm einen Platz für die Trauer auf einem Friedhof einzurichten. Viele Friedhöfe bieten mittlerweile spezielle Grabfelder für diese Kinder an. In den meisten Kliniken gibt es Abschiedsrituale, es werden Kerzen aufgestellt oder Ähnliches. Die meisten Hebammen sind damit vertraut – viele Ärzte eher nicht.

Vor allem nach langjährigem Kinderwunsch sind manche Frauen sehr schwer vom Verlust eines Kindes getroffen, fallen in **tiefe Traurigkeit** oder sogar in eine **Depression.** Manche Frauen **geben sich die Schuld** für die Fehlgeburt und peinigen sich mit Selbstvorwürfen. Oder sie haben ihr Leben und ihren Lebenssinn so sehr an diese Schwangerschaft geknüpft, dass sie keine Zukunft mehr für sich sehen. Eine Gesprächstherapie oder eine Selbsthilfegruppe kann in dieser Situation helfen, damit die Frau nach ihrem Baby nicht auch noch sich selbst verliert.

Sprechstunde

Frau D. ist 37 Jahre alt und erstmals schwanger; sie hat lange auf die Schwangerschaft gewartet, dann wurde sie nach mehreren Versuchen im Kinderwunsch-Zentrum endlich schwanger. Die Freude ist groß.

Die ersten drei Monate leidet sie unter starkem Erbrechen, nimmt dies tapfer in Kauf, versucht zuversichtlich zu sein, da es immer heißt, dass nach der zwölften Woche die Übelkeit besser wird. Die Kontrolle in der 12. SSW ist unauffällig, der Embryo lebhaft zu sehen, alles sieht gut aus. Nach drei Wochen meldet sie sich notfallmäßig, weil sie Blutungen bekommen hat, und kommt gleich in die Praxis. In der Spiegeleinstellung ist die Scheide gefüllt mit dunklem Blut. Der Ultraschall bringt die traurige Gewissheit: Das Kind lebt nicht mehr. Frau D. sackt zusammen. Sie benachrichtigt ihren Mann, der sofort in die Praxis kommt.

In einem langen Gespräch taucht immer wieder die Frage auf, was Frau D. falsch gemacht hat, dass das passieren konnte. Sie kann es nicht fassen; wahrscheinlich hat sie doch zu viel Stress in der Arbeit gehabt, sie wollte längst zurückschrauben, aber dann war doch immer noch so viel zu tun. Dann musste sie in die Klinik, die Geburt des Kindes sollte eingeleitet werden, und danach braucht sie noch eine Ausschabung. Der Blutverlust wäre bei einer fortgeschrittenen Schwangerschaft zu groß, um den Abgang zu Hause abzuwarten.

Die Trauer war groß.

Nach einer Woche meldete sich das Paar wieder in der Praxis. Nach einem langen Gespräch können die beiden besser akzeptieren, dass sie nicht alles beeinflussen können. Leider ist es, wenn auch selten, auch nach der 12. SSW noch möglich, dass sich ein Kind nicht richtig weiterentwickelt, meist liegen organische oder genetische Fehlentwicklungen vor. Im Gespräch erzählt das Paar, dass sie nun erst einmal drei Wochen in die Berge fahren.

Hat das Umfeld kein **Verständnis** dafür, dass die Frau Zeit und Raum für ihre Trauer braucht und sie sich zurückzieht, kann das die depressive Neigung noch verstärken. Nicht immer können die Väter den Verlust nach einer Fehlgeburt nachvollziehen. Sie haben das Baby eventuell gar nicht gesehen und selbst – anders als ihre Partnerin – keine körperliche Veränderung mitgemacht, die sie täglich an die Existenz des neuen Lebens erinnert hätte.

Sprechstunde

Nach einigen Monaten ohne Verhütung kommt Frau J. in die Praxis. Ihr Schwangerschaftstest war positiv. Sie kann es kaum erwarten, die Bestätigung zu hören, damit sie sich endlich über die Schwangerschaft freuen kann. Die Untersuchung zeigt alle Zeichen einer schwangeren Frau: gespannte Brüste, Müdigkeit, etwas gelblicher verstärkter Ausfluss, Unwohlsein. Der Muttermund ist in der Spiegeleinstellung gut durchblutet, auch dies ein Hinweis auf eine Schwangerschaft.

In der Ultraschalluntersuchung sieht man einen schwarzen runden Kreis in der Gebärmutter mit einem kleinen Ring. Nun ist sicher, dass sie schwanger ist, die Schwangerschaft auch am richtigen Ort begonnen hat; da sie aber erst vier Wochen nach dem Eisprung ist, kann man den Embryo noch nicht sehen. Sie nimmt ein Folsäurepräparat mit Jod. Andere Medikamente braucht sie nicht.

Vier Wochen später kommt Frau J. mit ihrem Mann zur nächsten Kontrolle. Sie erzählt nebenbei, dass ihre Übelkeit wieder weg sei, was sie sehr angenehm findet. Auch die Brust spanne nicht mehr, das hätte sie etwas stutzig gemacht. Im Ultraschall sieht man die Fruchtblase, die zwar größer geworden ist, aber nicht mehr ganz rund, sowie einen winzigen Fleck am Dottersack, der Ringstruktur, die auch deutlich größer geworden ist. Auch nach längerem Suchen sind keine Herzschläge zu sehen. Die Ärztin muss dem Paar mitteilen, dass die Schwangerschaft leider nicht weitergewachsen ist.

Über den Verlust des ungeborenen Babys traurig zu sein ist eine ebenso normale wie nachvollziehbare Reaktion. Wichtig ist es jedoch, zu erkennen, **wann Hilfe von außen nötig ist** und eine Therapie verhindern kann, dass sich die Trauer zu einer schweren Depression entwickelt und die Frau nicht mehr aus ihrem Tief herausfindet.

Unser ärztlicher Rat: Jede Fehlgeburt ist für die Schwangere und ihren Partner ein Schock. Deshalb ist es wichtig, dass genug Zeit für das Gespräch mit dem Arzt bleibt und der Trauer und den Bedürfnissen des Paares Raum gegeben wird.
Bei Frühaborten bis zur achten Schwangerschaftswoche (SSW) ist häufig keine Operation notwendig. Die Frau muss aber darüber informiert werden, dass ihr nichts Gefährliches passieren kann, außer einer verstärkten Blutung, die wie eine starke Menstruation mit Gewebeabgang ist. Normalerweise muss die Frau nicht in die Klinik, sollte aber nach der Blutung zur Kontrolle zu ihrem Frauenarzt. Dieser muss sich vergewissern, dass in der Gebärmutter kein Restgewebe zurückgeblieben ist. Bei Frauen mit einer Rhesus-negativen Blutgruppe muss die Patientin eine Anti-D-Spritze erhalten (Rhesusprophylaxe), deshalb ist es wichtig zu wissen, welche Blutgruppe die Frau hat.
War die Schwangerschaft schon weiter fortgeschritten und ein Embryo in der Fruchtblase zu sehen, der nicht mehr lebt, kann es sein, dass zunächst keine Blutung auftritt (»missed abortion«), das ist ein »verhaltener Abort«. Auch in dieser Situation kann abgewartet werden, bis die Blutung einsetzt.
Meist muss dann eine Ausschabung in der Klinik mit einer kurzen Schlafnarkose durchgeführt werden, da die Gebärmutter mit stärkeren Kontraktionen versucht, das Gewebe abzulösen. Diese Schmerzen durch die Blutung sind deutlich stärker, und für die Patientin ist es leichter zu ertragen, wenn sie in der Klinik

betreut wird. Nach einer Ausschabung kann die Frau wieder nach Hause. Meist setzt bald wieder ihr eigener Zyklus ein, sodass sie nach zwei bis drei Zyklen erneut versuchen kann, schwanger zu werden. Fehlgeburten nach der 12. SSW sind selten; wenn es passiert, sollte die Schwangere in einer Klinik betreut werden.

Der Verlust eines Kindes, ob erst fünf Wochen alt oder schon drei Monate, ist immer ein Schock, und die Trauer darüber hält oft auch ein Leben lang an. Es ist deshalb sehr wichtig, dass die Frau (und der Mann) über ihre Trauer sprechen kann und sich, wenn sie möchte, auch professionelle Hilfe sucht. Eine hilfreiche Adresse ist die bundesweite Selbsthilfegruppe »Schatten und Licht« (www.schatten-und-licht.de).

Frühgeburt

Frauenärzte haben sich darauf geeinigt, die Schwangerschaftsdauer in Schwangerschaftswochen (SSW) vom ersten Tag der letzten Periode an zu berechnen. Diesen Zeitpunkt kennen die meisten Frauen, den genauen Tag der Befruchtung wissen sie meist nicht. Deshalb berechnet man 40 SSW bis zum Geburtstermin.

Wird das Kind **vor der abgeschlossenen 37. SSW** geboren (259 Tage nach Einnisten des Embryos), gilt es als Frühgeborenes. Entscheidend für eine normale Entwicklung des Kindes ist die Zeit, in der das Kind im Mutterleib reifen kann, und nicht nur das Gewicht, mit dem es auf die Welt kommt. Ein reifes Neugeborenes (ab der 37. SSW) kann 2700 Gramm wiegen, und ein unreifes Kind, das vor der 37. SSW geboren wurde, kann ebenfalls 2700 Gramm wiegen. Meist geht es den reifen Kindern gesundheitlich besser, sie holen das Gewicht rasch auf und gedeihen und entwickeln sich normal.

Babys, die zu früh auf die Welt kommen, können erhebliche Probleme haben: Die Atmung ist nicht ausgereift, der Saugreflex nicht ausreichend ausgeprägt, das Seh- und Hörvermögen vermindert, der Schutz vor Infekten durch die Mutter ist nicht mehr vorhanden, sodass das Immunsystem leidet und Infektionen häufiger sind. Zudem können durch das unreife Gehirn Kreislaufprobleme, Unterkühlung oder auch Blutungen im Gehirn auftreten.

Eine häufige Ursache für eine Frühgeburt ist eine Entzündung, die sich von Scheide, Enddarm oder Blase bis zum Muttermund ausbreitet und Kontraktionen in der Gebärmutter auslöst. Nicht jeder Infekt führt zu Wehen, wenn er rechtzeitig behandelt wird. Oft kommt es als Reaktion auf unliebsame Keime in der Scheide und am Muttermund zu einem verstärkten, ungewohnten und dunklen Ausfluss, den die Frau wahrnimmt. Kommt ein Jucken oder Brennen in der Scheide dazu, sucht die Patientin spätestens dann den behandelnden Arzt auf. Im Abstrich aus Scheide und Muttermund können Bakterien oder Viren (Chlamydien, Ureaplasmen oder andere Keime) einfach nachgewiesen werden.

Ein weiterer einfacher Test besteht darin, den Säuregehalt in der Scheide über einen pH-Streifen zu messen. Der normale pH-Wert der Scheide beträgt 4,0 bis 4,4. Schon an der Färbung des Indikatorpapiers kann auch ein medizinischer Laie erkennen, ob die Scheide sauer genug ist oder nicht, wenn sich der Papierstreifen vom normalen Orange nach Dunkelgrün verfärbt.

Deshalb gibt es von manchen Frauenärzten (und auch von Krankenkassen) die Empfehlung an die Schwangeren, regelmäßig den Säuregehalt der Scheide selbst zu testen. Das kann aber auch zu Unsicherheiten führen und sollte deshalb nicht zur Routine für jede Schwangere werden, sondern nur in Absprache mit dem Arzt geschehen. Normalerweise sind diese Selbsttests nicht nötig.

Wenn der Muttermund entzündet ist, reagiert die Gebärmutter, die ein großer Muskel ist, darauf mit Kontraktionen. Wird die Entzündung nicht ausreichend behandelt, werden aus den Kontraktionen Wehen. Wenn die Wehen regelmäßig werden und nicht aufgehalten werden können, beginnt die Geburt: Der Muttermund verkürzt sich (normal beträgt seine Länge mehr als vier bis fünf Zentimeter), öffnet sich, und das Kind kann geboren werden, wenn auch zu früh. Droht eine Infektion des Kindes, die nicht behandelt werden kann, so muss das Kind geboren und dann antibiotisch therapiert werden, wenn es Zeichen einer Entzündung zeigt. Meist ist dann das Fruchtwasser grün verfärbt.

Neben Infektionen gibt es auch andere Ursachen für Frühgeburten: Fehlbildungen der Gebärmutter durch Myome (gutartige Knoten des Muskels), genetische Erkrankungen des Kindes, Erkrankungen der Mutter, unzureichende Versorgung des Kindes über die Plazenta (Mutterkuchen) oder Mehrlingsschwangerschaften.

In der Schwangerschaft muss regelmäßig bei jeder Kontrolle der Blutdruck der Mutter gemessen werden. Dieser sollte dauerhaft nicht über 140/90 mmHg liegen. Eine der bedrohlichen Erkrankungen der Schwangerschaft, auf die ein erhöhter Blutdruck hinweisen kann, ist die Gestose oder Präeklampsie, die »Schwangerschaftsvergiftung«. Bei etwa 5 Prozent aller Schwangerschaften kann sich diese Krankheit entwickeln. Es ist eine der wenigen bedrohlichen Veränderungen für Mutter und Kind und muss sofort in der Klinik behandelt werden, da sonst das Leben von beiden bedroht ist. Neben dem erhöhten Blutdruck weist die Frau auch ein erhöhtes Ausscheiden von Eiweiß auf, das im Urin gemessen werden kann. Außerdem ist sie auf äußere Reize wie helles Licht oder Lärm sehr empfindlich, bekommt Kopfschmerzen, Augenflimmern und deutlich verstärkte Reflexe bis hin zu einem Krampfanfall.

Mit Medikamenten gegen den hohen Blutdruck und mit Magnesium kann in der Klinik versucht werden, die Erkrankung zu behandeln. Gelingt dies nicht, muss das Kind entbunden werden, auch wenn es zu früh ist. Mit Beendigung der Schwangerschaft ist die Frau geheilt, auch wenn sie in den Tagen nach der Geburt noch intensiv überwacht werden muss.

Sprechstunde

Frau B. ist 37 Jahre alt und mit dem ersten Kind schwanger. Die Schwangerschaft verlief problemlos, und nachdem sie in der 30. SSW aus den USA nach Deutschland zurückgekehrt war, konnte sie sich ganz der Vorbereitung der Geburt widmen, da sie noch keine neue Arbeit hatte. Die Kontrolluntersuchungen ließ sie in einer Praxis nahe der Uniklinik vornehmen, die nicht weit von ihrem Wohnhaus entfernt lag.

In der 34. SSW ging sie zur Routinekontrolle, sie hatte ab und zu ein paar Kontraktionen gespürt, ansonsten ging es ihr gut. Insgesamt hatte sie acht Kilogramm in der Schwangerschaft zugenommen, sie wusste, dass Frauen in der Schwangerschaft unterschiedlich viel zunehmen, eine knapp zehn Kilogramm, andere mehr als 20 Kilogramm bis zur Geburt. In der Praxis wurde eine Herztonkurve (CTG) des Kindes geschrieben, in den USA war das keine Routine gewesen, für sie war es neu. Die Arzthelferin wurde etwas unruhig, da sie wusste, dass lebhafte Phasen typisch sind, die Herztonkurve war jedoch sehr gleichmäßig zwischen 140 und 150 Schlägen pro Minute. Sie informierte die Ärztin, die sie per Ultraschall untersucht hatte und Frau B. sofort in die Klinik schickte, da das Kind nicht gut gewachsen sei. Frau B. wurde nervös, informierte ihren Mann und fuhr mit dem Taxi in die Klinik. Dort meldete sie sich im Kreißsaal, die Hebamme nahm sie auf und legte wieder das CTG an. Jetzt kam Hektik auf, der zuständige Ober-

arzt wurde gerufen und sprach unklar, Frau B. verstand nur, dass sie sofort einen Kaiserschnitt machen müssten, da sonst drohe, dass das Kind nicht genug Sauerstoff haben werde. Sie bekam Angst, ihr Mann war noch nicht da, als man sie in den Operationssaal schob und der Anästhesist die Rückenmarksnarkose (Spinalanästhesie) legte.

Viele Menschen waren um sie herum, und sie fühlte sich verloren und allein. Die Hebamme versuchte sie zu trösten, es werde alles gut werden, es sei nur sicherer, wenn man das Kind holen würde. In ein paar Minuten war ihr Sohn auf der Welt. Er wog 1900 Gramm, war zart und zerbrechlich, atmete aber gut und wurde auf die Neugeborenen-Station verlegt.

Nach ein paar Tagen konnte Frau B. zusammen mit ihrem Säugling in einem Zimmer untergebracht werden, da er aber einen Infekt bekam, musste er weiter überwacht werden. Nach drei Wochen konnte sie ihn endlich aus der Klinik mit nach Hause nehmen.

In die Nachkontrolle kam sie mit ihrem kleinen Sohn, sie war sichtlich betrübt. »Sie haben mir einfach mein Kind herausgerissen«, sagte sie. »Morgens war ich noch schwanger, und nachmittags war der Bauch leer.«

Unser ärztlicher Rat: Um eine Frühgeburt zu vermeiden, raten wir dazu, jeden Infekt in der Schwangerschaft abzuklären und zu behandeln – auch eine banale Blasenentzündung sollte therapiert werden. Auch andere Erkrankungen (z. B. Diabetes, Schilddrüsenstörungen) und vorangegangene Operationen können das Risiko für eine Frühgeburt erhöhen, dann muss die Schwangere engmaschiger und gemeinsam mit Ärzten anderer Disziplinen kontrolliert werden.

Bei Anzeichen für einen vorzeitigen Blasensprung muss die Schwangere unverzüglich in die Klinik, weil damit auch das Kind im Mutterleib nicht mehr geschützt ist.

Totgeburt

Ein Baby, das mindestens 500 Gramm wiegt und bei dem es keine Anzeichen dafür gibt, dass es nach der Geburt gelebt hat, wird als Totgeburt bezeichnet. Es muss bestattet und dem Standesamt gemeldet werden. Die häufigsten Todesursachen sind Frühgeburtlichkeit und angeborene Anomalien und Organfehlbildungen.

Von einer Totgeburt spricht man, wenn der Fötus bei bereits fortgeschrittener Schwangerschaft im Mutterleib stirbt. Je nach Land werden Totgeburten etwa ab einem Zeitpunkt zwischen der 20. und der 28. Schwangerschaftswoche erfasst. Daten von mehr als 30 Millionen Schwangerschaften haben ergeben, dass auf 1000 Geburten 6,23 männliche und 5,74 weibliche Totgeburten kommen. Das ist ein relativer Unterschied von fast 10 Prozent und bedeutet hochgerechnet, dass weltweit 100 000 mehr männliche Babys **Totgeburten** zum Opfer fallen als weibliche. Insgesamt kommt es jährlich weltweit zu etwa 2,6 Millionen Totgeburten. **Unterschiede in der Häufigkeit sind enorm.** Während in Finnland das Risiko mit zwei von 1000 Geburten am geringsten ist, kommen Länder wie Nigeria und Pakistan auf eine Quote von 40 pro 1000. Die unterschiedlichen Totgeburtsraten bei Jungen und Mädchen finden sich weltweit – mit Ausnahme von China und Indien, wo Mädchen gezielt abgetrieben werden und in Statistiken für Totgeburten auftauchen.

Jungen – das gefährdete Geschlecht

Jungen sind bereits im Mutterleib empfindlicher als Mädchen. Wer als Mann halbwegs gesund und bei Sinnen das Erwachsenenalter erreicht, hat einer Menge Gefahren getrotzt. Schon im Mutterleib reagiert der **männliche Nachwuchs empfindlicher**

Totgeburten weltweit

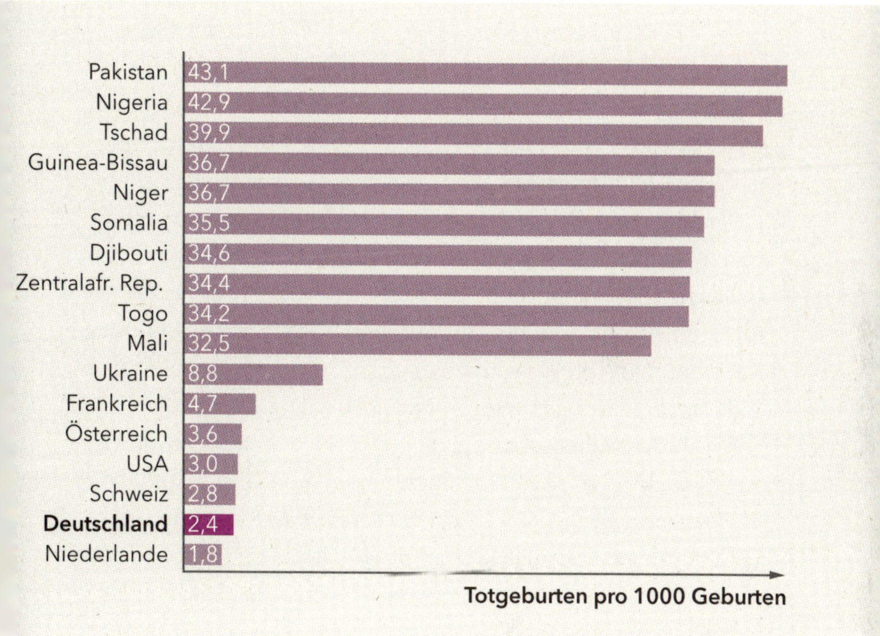

auf Belastungen aller Art. Auch unter den Neugeborenen werden Jungen **öfter krank.** Und niemals sind Gefahren für Leib und Geist größer als bei Jungen im Alter zwischen 14 und 18 Jahren – schließlich schaukeln sich waghalsiges Verhalten und Unvernunft nie stärker auf als in der männlichen Pubertät. Zudem gibt es mehr männliche Totgeburten als weibliche. Es gibt mehrere Faktoren, die den männlichen Nachwuchs so anfällig machen. Er reagiert **empfindlicher auf Hormonschwankungen, Nahrungsmangel** der Mutter und verschiedene Formen von **Stress.** Die Plazenta ist bei männlichen Babys ebenfalls nicht so stabil und die Neigung zu Frühgeburten und anderen Komplikationen erhöht. Woher diese Sensibilität rührt und warum es so schwer ist, als Junge die ersten Lebenstage und -jahre zu überstehen, darauf hat die Wissenschaft allerdings noch keine Antwort.

Unser ärztlicher Rat: Nach einer Totgeburt empfehlen wir Paaren eine gute ärztliche wie psychologische Betreuung. Hilfreich sind womöglich Selbsthilfegruppen und Beratungsstellen wie »Schatten und Licht« oder »Leere Wiege«. Unterstützung durch Freunde und Familie ist wichtig, da sich manche Paare nach dem dramatischen Erlebnis zurückziehen und dadurch weiter in seelische Not geraten.
Trauer braucht seine Zeit – und wie lange sie dauert, ist individuell verschieden. Wenn das Umfeld kein Verständnis hat (»Jetzt ist doch schon ein halbes Jahr vorbei«), fühlen sich die Paare noch einsamer. In solchen Momenten kann der Austausch mit anderen Betroffenen helfen.
Auch in der Partnerschaft kann die Trauer sehr unterschiedlich bewältigt werden und das Paar zusammenführen oder auseinanderbringen. Es ist wichtig, dass das Paar in dieser Zeit auf sich achtgibt und gegebenenfalls professionelle Hilfe sucht.

Schwangerschaftsabbruch

In Deutschland gibt es seit 1871 den Paragrafen 218, der den Abbruch der Schwangerschaft unter Strafe stellt. Seit 1974 gibt es Ausnahmen und Fristen davon. Vor der 14. SSW ist der Abbruch zwar rechtswidrig, aber straffrei, die Frau benötigt einen Beratungsschein und kann drei Tage nach der Beratung den Abbruch durchführen lassen. Der Beratende darf aber nicht derjenige sein, der den Abbruch durchführt.

Ein straffreier Abbruch der Schwangerschaft ist **aus medizinischen Gründen ohne zeitliche Begrenzung** erlaubt. Das bedeutet, dass die schwangere Frau körperlichen oder psychischen Schaden davontragen würde, wenn sie die Schwangerschaft fortführen würde.

Vor der 14. SSW wird die Schwangerschaft mit einer Ausschabung oder Absaugmethode operativ beendet oder zu einem sehr frühen Zeitpunkt in der Schwangerschaft durch die Abtreibungspille RU 488 (Mifegyne).

Nach der 14. SSW muss die Geburt zumeist mit wehenfördernden Medikamenten eingeleitet werden und der Fetus geboren werden.

Spätabbrüche ab der 22. SSW sind sehr selten und für alle Beteiligten, Eltern, Beratende, Ärzte und Hebammen eine große Belastung und seelische Herausforderung. Das Kind kann ab dieser Woche lebensfähig sein.

Unser ärztlicher Rat: Muss sich eine Frau, aus welchen Gründen auch immer, gegen eine Schwangerschaft und für einen Abbruch entscheiden, muss sie ärztlich wie psychologisch ausführlich beraten und betreut werden.

Geburt und Wochenbett

Eine Geburt gehört zu den größten Wundern überhaupt. Ein einzigartiger Moment von großer Schönheit und Wucht, gleichzeitig ein Ausnahmezustand, eine Art Trance. Seit Hunderttausenden Jahren haben Milliarden Frauen ihre Kinder auf die Welt gebracht, erst seit etwa 150 Jahren in den wohlhabenden Ländern mit medizinischer Hilfe. Es ist ein Segen, dass die Fortschritte der Medizin dazu beigetragen haben, das Leben von Müttern und Kindern zu retten, wenn es darauf ankam. Die Balance zu halten zwischen helfen müssen, helfen wollen und nicht zu viel in den Geburtsverlauf eingreifen, gerät in der modernen Medizin jedoch manchmal in eine Schieflage.

Geburtshilfe – natürlich oder Hightechmedizin?

Sprechstunde

Frau G. ist 35 Jahre alt und kommt strahlend mit ihrer kleinen Tochter in die Praxis. Es ist die erste ärztliche Kontrolle, sechs Wochen nach der Geburt – und der erste Ausflug mit dem Kind in die Stadt. Frau G. ist sehr zufrieden. »Ich hatte eine wirklich tolle Geburt – und auch die Schwangerschaft war völlig unkompliziert«, sagt sie. »Die Nächte sind zwar noch anstrengend, aber das ist nichts im Vergleich zu dem, was uns geschenkt wurde.« Ihr Mann hat zwei Monate Elternzeit genommen, so gewöhnen sie sich gemeinsam an ihr Leben als Familie.

Jeder Eingriff in den Verlauf einer Geburt, sei es mithilfe der Rückenmarksanästhesie (PDA), Zange, Glocke oder Kaiserschnitt, muss medizinisch gut begründet sein. Es ist eine ärztliche Entscheidung, die manchmal notwendig ist, um Schaden von der Frau und dem Kind abzuwenden. Die Frau sollte deshalb offen sein für Methoden, die ihr helfen können, wenn sie unter der Geburt ist.

Manche Frauen schreiben sich vorher Listen auf mit den Eingriffen und Maßnahmen, die sie nicht möchten. Dieser Impuls ist zwar verständlich, doch da sich die Geburt in verschiedene Richtungen entwickeln kann, sind sie fehl am Platz, wenn sich darin eine starre Haltung manifestiert. Wenn eine Frau noch nicht geboren hat, weiß sie schließlich noch nicht genau, was ihr guttut und was nicht, und bei jeder weiteren Geburt ist wieder alles ganz anders und neu.

Unter der Geburt sollte sich die Frau vertrauensvoll in die Hände von erfahrenen Geburtshelfern und Hebammen begeben und sich ganz auf die Geburt konzentrieren.

Im Geburtsvorbereitungskurs werden Frauen mit dem Ablauf einer normalen Geburt vertraut gemacht. Trotzdem muss man keine Fachfrau sein, sondern es ist wichtig, dass sich die Gebärende auf ihren Körper einlässt und sich nicht von außen zu sehr beirren lässt.

Unter Wehen befindet sich die Frau in einer extremen Situation, die sie zuvor noch nicht erlebt hat. Die Gebärende gerät in eine Art Trancezustand, sie ist in einer anderen Welt. Diese Welt sollte unversehrt bleiben. Jede Einmischung von außen stört den Ablauf, indem sich die Gebärende gerade befindet. Dann wird sie herausgerissen aus ihren Gedanken und ihrer Köperarbeit und muss sich erst wieder neu einrichten. Gute Geburtshelfer und Hebammen halten sich deshalb im Hintergrund und lassen die Frau weitgehend in Ruhe. Sie unterstützen sie nur, wenn es erforderlich ist und die Frau das möchte.

Unser ärztlicher Rat: Am besten ist die Frau offen für das, was unter der Geburt auf sie zukommt. Sie sollte keine Vorgaben an Ärzte oder Hebammen machen, sondern, wenn möglich, zuvor ein Gespräch führen, wie sie sich die Geburt vorstellt. Dies kann am besten schon bei der Anmeldung zur Geburt, ein paar Wochen vor dem Geburtstermin passieren.
Ist das Vertrauensverhältnis zwischen Frau und Geburtshelfern gut und ungetrübt, braucht es keine Listen, mit deren Hilfe die Frau sichergehen will, dass nichts getan wird, auf das sie keinen Einfluss mehr hat. Sie kann sich dann ganz auf die Geburt ihres Kindes konzentrieren.

Weltweite Hausgeburtenraten

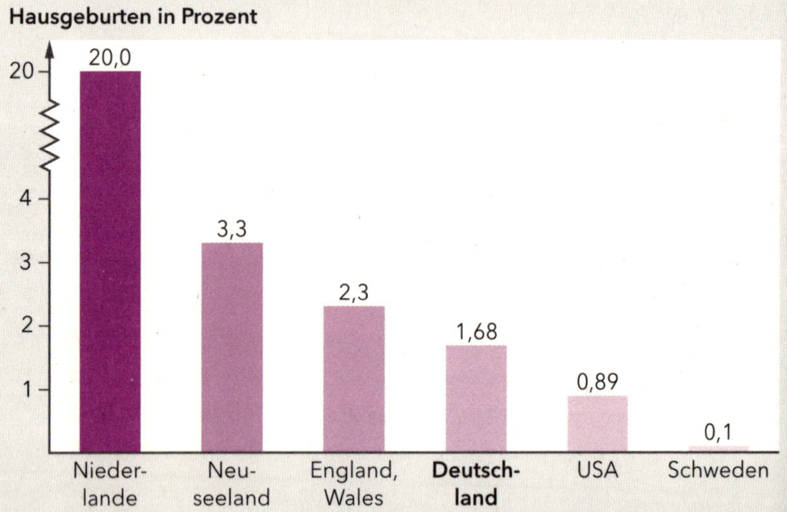

Sprechstunde

Frau F. ist 40 Jahre alt und erwartet ihr erstes Kind. Die Schwangerschaft verlief bisher problemlos, sie freut sich auf die Geburt und hat schon verschiedene Geburtskliniken besichtigt und Infoabende besucht. Die Schwangerschaft war für sie ein gutes Erlebnis; sie hatte nicht ständig eine Liste mit Fragen dabei oder alle Werte im Mutterpass hinterfragt.

Sie hat die Veränderungen in ihrem Körper so genommen, wie sie kamen. Als sie in der 20. Woche zum ersten Mal Kindsbewegungen spürte, freute sie sich und wollte bis auf die vorgesehenen Untersuchungen keine weitere medizinische Abklärung.

Da sie privat versichert ist, wurde sie vom Chefarzt einer großen Geburtsklinik bei der Vorstellung zur Geburt in der 36. Schwangerschaftswoche untersucht und beraten. Zum ersten Mal war sie unruhig, als sie sich anschließend in der Praxis meldete. Sie solle sich ab sofort bis zur Geburt ein Antithrombosemedikament spritzen und sich am Tag der Entbindung melden, weil dann die Geburt eingeleitet werden sollte, falls es bis zu diesem Termin nicht dazu gekommen sein sollte.

Sie hatte beim Chefarzt nachgefragt, ob sie das wirklich richtig verstanden hatte. Ja, das sei in ihrem Alter so, als Spätgebärende, lautete die Antwort. Sonst wäre das Risiko zu groß, dass die Durchblutung des Mutterkuchens und damit auch das Kind gefährdet sei.

Der Geburtstermin wird zu Beginn der Schwangerschaft nach dem ersten Ultraschall (10. bis 12. SSW und Messung der Scheitel-Steiß-Länge) und dem ersten Tag der letzten Periode berechnet und festgelegt. Allerdings ist die Berechnung nach der Periode ungenauer, da nicht genau bekannt ist, wann die Konzeption tatsächlich erfolgte. Ebenso ist damit die »Naegele-

Regel« ungenau, und dadurch werden häufiger die Geburten wegen »Überschreitung« des Termins eingeleitet.

Hat die Frau an diesem errechneten Tag noch nicht entbunden, spricht man von Terminüberschreitung. Verstreichen weitere 14 Tage, ohne dass das Kind geboren wird, so nennt man das Übertragung. Heute werden diese Begriffe allerdings durcheinandergeworfen. Sobald das Kind über den errechneten Termin noch im Mutterleib ist, wird schon von Übertragung gesprochen. Das wiederum hat Konsequenzen für die Empfehlungen, die den Schwangeren gegeben werden: Im Jahr 2009 wurden weniger als 1,5 Prozent der Kinder mit oder nach der 42. SSW geboren. Bei ungefähr einem Viertel aller Frauen, die zehn Tage und weniger den Termin überschreiten, wird die Geburt mit Medikamenten eingeleitet.

Für die häufig gehörte Empfehlung, dass spätestens 14 Tage nach dem errechneten Geburtstermin die Geburt eingeleitet werden sollte, gibt es wenig bis keine seriösen wissenschaftlichen Daten. Es ist jedoch üblich, dass viele Ärzte und Geburtshelfer dann unruhig werden und nachhelfen wollen, um die Schwangerschaft zu beenden, weil sie die Sorge haben, dass die Durchblutung für das Kind schlechter wird, das Fruchtwasser abnimmt und das Kind nicht mehr wächst.

Allerdings liegt die Wahrscheinlichkeit, dass die Geburt von selbst innerhalb der ersten sieben Tage nach dem Termin beginnt, bei ca. 60 Prozent und nach 14 Tagen nach dem Termin bei über 90 Prozent. Hat die Frau schon geboren, dann ist die Wahrscheinlichkeit noch höher, dass sie innerhalb von 14 Tagen nach dem Geburtstermin gebärt.

Mit dem Alter der Schwangeren steigt das Risiko leicht, dass das Kind nicht mehr ausreichend versorgt wird.

Neben der Einleitung mit Medikamenten, die als Zäpfchen, Tabletten oder Infusionen gegeben werden, kann auch versucht werden, durch die Stimulation der Brust eine Ausschüttung der Hormone zu erreichen, damit die Wehen beginnen.

Unser ärztlicher Rat: Wird der errechnete Geburtstermin überschritten, sollte erst einmal abgewartet werden, wenn es keine Anzeichen dafür gibt, dass es Mutter oder Kind schlechter geht. Von einer Übertragung des Kindes wird ab dem 14. Tag nach dem Geburtstermin gesprochen. Danach steigt das Risiko, dass die Versorgung des Kindes gefährdet ist. Nach Überschreitung des Geburtstemins wird empfohlen, zweimal in der Woche die Fruchtwassermenge mit dem Ultraschall und die kindlichen Herztöne (CTG) zu kontrollieren.
Muss die Geburt eingeleitet werden, gibt es dafür Medikamente in Form von Gels, Zäpfchen, Tabletten und Infusionen. Der Erfolg von Massage der Brustwarzen, Lösung des Eipols mit dem Finger, Geschlechtsverkehr, Akupunktur, Einläufen, Himbeerblättertees, Dammmassagen, Treppensteigen oder anderen Maßnahmen ist nicht erwiesen – diese Methoden können dennoch einfach ausprobiert werden.

Geburtskomplikationen und Hygiene

Noch Mitte des 19. Jahrhunderts starb in manchen europäischen Kliniken ein Drittel der Frauen an **Kindbettfieber.** Im Allgemeinen Krankenhaus Wien kam der ungarische Arzt **Ignaz Semmelweis** 1847 durch den Tod eines befreundeten Gerichtsmediziners auf die Spur des unerklärlichen Müttersterbens: Das Fieber entstehe »durch Kadaverteile an den Händen der Ärzte«, vermutete Semmelweis, denn die – ausnahmslos männlichen – Studenten kamen direkt aus dem Seziersaal in die Geburtshilfe. Ohne sich die Hände gewaschen zu haben, untersuchten sie die Frauen. Semmelweis

ordnete für die angehenden Doktoren **Händewaschen mit Desinfektion** an.
Beliebt machte er sich damit nicht. Der reformfreudige Arzt musste jahrelang Anfeindungen der Kollegen ertragen. Frauen feierten ihn als **»Retter der Mütter«,** viele Ärzte hielten den frühen Verfechter der Hygiene jedoch für einen Nestbeschmutzer. Semmelweis hatte immer wieder darauf hingewiesen, dass die häufigen Erkrankungen an Kindbettfieber auf mangelnde Sauberkeit der Medizinstudenten und Ärzte zurückzuführen seien. Obwohl es Semmelweis gelang, mit seinen Hygiene-Empfehlungen **die Sterblichkeit der jungen Mütter von 13 Prozent auf weniger als 2 Prozent** zu senken, wollten viele Ärzte nicht wahrhaben, dass ihre Nachlässigkeit der Grund vieler Leiden und Todesfälle war.

Unser ärztlicher Rat: Für die normale Geburt bräuchte es keine Klinik und keinen Arzt, nur eine gut ausgebildete Hebamme.
In anderen Ländern wie etwa in den Niederlanden ist die außerklinische Geburt weitaus üblicher. In Deutschland ist es eher die Ausnahme, wenn eine Frau ihr Kind nicht in einer Klinik zur Welt bringt.
Jedes Paar sollte während der Schwangerschaft in Ruhe überlegen, welches Krankenhaus oder Geburtshaus infrage kommt. In Informationsveranstaltungen der Kliniken bekommen die werdenden Eltern einen Eindruck von der Atmosphäre, und oft können die Kreißsäle besichtigt werden.
Entscheidend für ein schönes Geburtserlebnis ist es aber, dass sich die Frau gut aufgehoben fühlt – und weniger, welchen Luxus die Klinik bietet. Genügend Personal, ausreichend Zu-

wendung und Betreuung der Gebärenden während der Geburt sind die Voraussetzungen, dass die Geburt zu einem guten und schönen Erlebnis wird. Gibt es Komplikationen, sollten erfahrene Geburtshelfer vor Ort sein, damit wenig Unnötiges getan wird. Die meisten Geburtskliniken bieten den Frauen heute eine gute Atmosphäre.

Geburt aus einer Steißlage / Beckenendlage

Liegt ein Kind, wie nur 5 Prozent aller Kinder, am Geburtstermin in der Steißlage (Beckenendlage), also mit dem Po nach unten und dem Kopf nach oben, wird es heutzutage kaum noch normal, sondern mit einem geplanten Kaiserschnitt geboren.

Für die vaginale Geburt eines Kindes, das »andersherum« liegt, muss der Arzt die praktischen Handgriffe kennen und geübt haben. Besonders in diesen Situationen gilt umso mehr das Motto: Man muss viel wissen, um wenig zu tun! Der Frau muss viel Ruhe und Sicherheit vermittelt werden, damit sie sich ganz auf ihren Weg einlassen kann. Die Komplikationsrate ist dabei etwas erhöht, da der größte Teil des Kindes erst am Schluss kommt.

Gebärt die Frau ihr Kind aus der Steißlage, darf der Geburtshelfer z. B. den Steiß erst berühren, wenn er geboren wurde; der Steiß kommt »von allein«. Danach ist ein spezieller Handgriff nötig, mit dem der Geburtshelfer das ganze Kind problemlos entwickelt. Eine vaginale Geburt aus der Steißlage kann schnell und sehr schön funktionieren. In vielen Ländern wie etwa der Schweiz findet sie noch häufiger statt, in Deutschland beherrschen aber immer weniger Geburtshelfer die Techniken und Handgriffe – entsprechend wird dieses Wissen auch immer seltener praktisch gelehrt und weitergegeben.

Ist das Kind normal groß geschätzt und reif, also ca. 14 Tage vor dem Geburtstermin, dann kann, bei genügend Fruchtwasser, auch eine sogenannte »äußere Wendung« des Kindes probiert werden. Das Kind wird von außen mit einem Handgriff wie bei einer Purzelbaumrolle gedreht. Dieses Manöver sollte aber nur ein erfahrener Geburtshelfer versuchen, der einen Anästhesisten im Hintergrund hat, da es zu Komplikationen mit der Nabelschnur kommen und möglicherweise ein sofortiger Kaiserschnitt notwendig werden könnte. Bleibt das Kind nach gelungener Drehung in der Kopflage, so wird auf das Einsetzen der Wehen gewartet.

Unser ärztlicher Rat: Wenn die Schwangerschaft gut verlaufen und das Kind normal groß ist, die Fruchtwassermenge ausreicht und die Geburtshelfer viel Erfahrung mit Steißlagengeburten haben, kann sich die Frau auf eine normale Geburt einlassen.
Wir raten dazu aber nur, wenn sie dabei selbst ein gutes Gefühl hat. Hat sie es nicht, raten wir davon ab. Dann wäre die Entbindungsmethode ein geplanter Kaiserschnitt ca. acht bis zehn Tage vor dem errechneten Geburtstermin. Manche Kliniken planen den Kaiserschnitt inzwischen auch zum errechneten Termin, wenn die Schwangere es wünscht.

Kaiserschnitt

Der natürliche Vorgang der Geburt gilt vielen Schwangeren und Ärzten inzwischen als medizinisches Risiko. In der Folge bringt knapp ein Drittel aller Frauen in Deutschland ihr Kind per Kaiserschnitt zur Welt. Ein Notfalleingriff hat Karriere gemacht und wurde damit zur Routineoperation.

Sprechstunde

Die Frau kam aufgeregt in die Notaufnahme. »Ich habe einen Schwangerschaftstest gemacht, der ist positiv, und da wollte ich wissen, ob alles in Ordnung ist«, platzte es aus der jungen Dame heraus. »Ich will sicher sein, dass mein Kind gesund ist.« Solche Szenen sind in Kliniken keine Seltenheit – **Schwangere begeben sich gleich nach der Empfängnis in medizinische Obhut.** *Immer mehr Frauen wollen alles unter Kontrolle haben und optimal vorbereitet sein. Da muss alles passen, und natürliche Vorgänge wie Schwangerschaft und Geburt werden als Projekt angesehen, das von Anfang bis zum Ende durchgeplant wird.*

Frauenärzte bieten mancherorts zehn Ultraschalluntersuchungen zum Pauschalpreis an statt der drei von den Krankenkassen bezahlten – und medizinisch empfohlenen. Es ist oft jedoch der Wunsch der Schwangeren, bei jeder Kontrolle das Baby zu sehen und noch ein Video für die Oma aufzunehmen, deshalb wird das **»Baby-Fernsehen«** meist privatärztlich abgerechnet.

Die Betreuung werdender Mütter ist in den vergangenen Jahren immer intensiver geworden. »So sind Sie in Sicherheit«, werben manche Arztpraxen um Schwangere. Der **Begriffswechsel** von der **Geburtshilfe,** die immer öfter als **»Geburtsmedizin«** bezeichnet wird, deutet an, dass die Schwangerschaft kaum noch als natürlicher Vorgang gesehen wird, sondern medizinisch überwacht werden muss. Dabei ist es ein Irrtum, dass mehr Vorsorge automatisch gesünder macht.

Die Überversorgung bekommt nicht allen Frauen gut. Die Rate der Entbindungen per **Kaiserschnitt** hat sich **in 20 Jahren mehr als verdoppelt.** Von 15 Prozent im Jahre 1990 stieg der

Anteil auf 32,1 Prozent im Jahr 2011. Seitdem stagniert die Kaiserschnittrate zwar, pendelt aber weiterhin auf hohem Niveau über 30 Prozent. Was ist passiert? Wie konnte der Kaiserschnitt von einem **Notfalleingriff,** der das Leben von Mutter und Kind retten soll, zur **Routineoperation** werden? Was musste geschehen, damit aus dem wunderbaren Moment der Geburt »der gefährlichste Tag im Leben« wurde, wie Frauenärzte auf Medizinerkongressen schon mal warnen?

Normale Schwangerschaften gibt es aus Sicht vieler Ärzte kaum noch. Mehr als zwei Drittel gelten als **»Risikoschwangerschaften«**. Die Mutter ist zu alt oder zu jung oder zu dick oder zu krank. Sie hat zu viel oder zu wenig Fruchtwasser. Das Baby ist zu groß oder zu klein. Es liegt falsch, quer oder hat eine andere Haltung, die nicht als Lehrbuchposition gilt. Es gibt

Entwicklung der Kaiserschnittrate in Deutschland

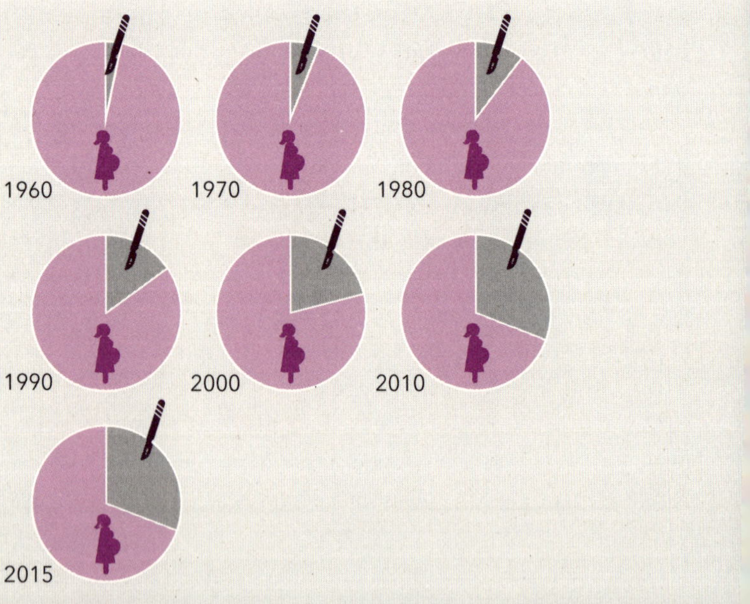

kaum noch Kinder und Mütter, die den hohen Standards entsprechen. Viele Schwangerschaften gelten als »pathologisch« oder gefährdet.

Und dann passiert Eigenartiges: Fast alle Frauen wollen auf natürliche Weise entbinden – aber sobald das Wort Risiko fällt, entscheiden sie sich eher für den Kaiserschnitt. Dieser Meinungswandel geht von Ärzten aus, die Frauen machen das nicht aus einer Laune heraus. **Bloß nichts falsch machen, bloß keine unnötigen Gefahren in Kauf nehmen.** Ein redseliger, unerfahrener Arzt, der beim Ultraschall das »kleine Köpfchen« oder »wenig Fruchtwasser« erwähnt – schon ist das Sicherheitsbedürfnis geweckt. Was früher als **unabänderliches Schicksal** angenommen wurde, verkehrt sich zum **individualisierten Schuldgefühl.** Und dem gilt es vorzubeugen. Frauen wollen sich nicht vorwerfen lassen, etwas versäumt zu haben oder ohne Not Risiken eingegangen zu sein. Schließlich geht es ja um zwei Leben, um das von Mutter *und* Kind.

Damit keine Missverständnisse aufkommen: Kaiserschnitt, Saugglocke, Zange, Rückenmarksanästhesie und viele andere Hilfsmittel sind **segensreiche Entwicklungen für die Geburtshilfe,** sie haben viele Leben gerettet und Leiden gelindert. Inzwischen liegt die Kindersterblichkeit rund um die Geburt in Deutschland bei unter vier Todesfällen pro 1000, die Müttersterblichkeit ist weitaus geringer. 1870 starben noch 250 von 1000 Kindern in Deutschland während oder kurz nach der Geburt. Eine beeindruckende Erfolgsgeschichte. Man kann sich mittlerweile kaum vorstellen, was es heißt, ohne medizinische Hilfe gebären zu müssen.

Bei **Steißlage** (Beckenendlage) kann ein geplanter Kaiserschnitt beispielsweise sinnvoll sein. Der Kaiserschnitt wird geplant, weil die Frau dann keine Notfallsituation erlebt und die Risiken einer operativen Entbindung im Notfall höher sind, als wenn genügend Zeit ist. Wird hingegen abgewartet, können Wehen kommen, und der Muttermund kann sich öffnen. Zudem ist die Frau in solchen Notlagen zumeist nicht nüchtern, sondern hat etwas gegessen, sodass sie sich unter der Narkose verschlucken oder etwas einatmen kann, was die Lunge belastet. Der Kaiserschnitt ist also nur ein Notfalleingriff, wenn das Kind gefährdet ist oder die Mutter.

Der geplante Kaiserschnitt muss wohlüberlegt sein; es gibt aber auch psychische Gründe für eine Frau, aus denen sie sich für einen geplanten Kaiserschnitt entscheidet. Dazu gehören Traumata nach der letzten Geburt oder zurückliegender Missbrauch oder Angststörungen.

Die Weltgesundheitsorganisation (WHO) und ärztliche Fachverbände geben an, dass bei **10 bis 15 Prozent aller Entbindungen ein Kaiserschnitt »medizinisch indiziert«** sein könnte. In 5 bis 10 Prozent der Fälle geht es um Leben und Tod, etwa weil die Plazenta (Mutterkuchen) vor dem Muttermund liegt oder eine Querlage die normale Geburt unmöglich macht. Ein Kind, das neun Pfund wiegt, müssen Frauen nicht vaginal gebären. Das ist zwar möglich, der Beckenboden kann aber dauerhaft geschwächt werden.

Aufräumen muss man mit dem **Mythos vom** attraktiven **Wunschkaiserschnitt.** Mit einem schnellen Schnitt, elegant, sanft und sicher komme das Kind auf die Welt, so die Slogans in manchen Frauenzeitschriften und Privatkliniken. Zudem werde der »Liebeskanal« geschont und Schmerzen blieben aus, wenn Frauen auf die vaginale Entbindung verzichten. Auch wenn sich Britney Spears, Madonna und andere Prominente dafür entschieden haben, macht der Anteil der Frauen, die in Deutschland aus diesen Motiven entbinden, **nicht einmal 3 Prozent** aus. Es ist ein Vorurteil, dass Frauen es sich mit dem Kaiserschnitt leicht machen oder den Termin nach Plänen ihres Partners aussuchen würden.

Schließlich ist der **Kaiserschnitt auch mit Nachteilen verbunden.** Auf diese Weise geborene Kinder leiden um bis zu 50 Prozent häufiger an Infekten und Allergien. Durch den mechanischen Druck während der normalen Geburt wird das Fruchtwasser aus den Lungen der Babys gepresst, was gut für ihre Atemwege ist. Auch die Hormonausschüttung wird durch die normale Geburt stimuliert. Bei der Geburt auf vaginalem Wege nehmen die Kinder zudem das dortige Mikrobiom auf, die Darmflora. Das Mischungsverhältnis hilfreicher Keime wirkt sich günstig auf die Darmflora der Kinder aus, was sie weniger krankheitsanfällig macht.

Auch für den **Umgang mit Belastungen** spielt die Art der Geburt eine Rolle. Das Kind wird beim Kaiserschnitt ohne Vorwarnung in die Welt geworfen, weniger Stresshormone werden ausgeschüttet, das erschwert die Anpassung an das Umfeld. Für die Bindung zur Mutter und bald auch zum Vater (»Bonding«) wäre die vaginale Geburt günstiger. Viele Kinder sind schlapp nach einem Kaiserschnitt, haben Probleme mit der Atmung und dem Blutzucker. Zudem müssen sie dreimal häufiger auf die Intensivstation als vaginal entbundene Kinder. Manche Kinder sind »noch gar nicht richtig da«, wirken geschockt und unzufrieden. Nach einem Kaiserschnitt schreien Kinder zudem mehr und lassen sich nicht so leicht beruhigen. **Es kann schlicht zu früh für sie sein.** Die Kinder können nicht mitentscheiden, wann sie kommen. Der Zeitpunkt wird von Ärzten festgelegt und liegt meist vor dem eigentlichen Entbindungstermin.

Zudem kann eine Geburt per Kaiserschnitt die Mutter-Kind-Bindung erschweren. Manchmal vergehen drei Stunden, bis das Kind der Mutter auf den Bauch gelegt werden kann. **Das Erste, was ein Kind nach der Geburt sehen sollte, ist das Gesicht der Mutter und nicht das des Arztes.** Kinder nach Schnittentbindung werden zudem seltener gestillt, die Mütter sind nach dem

Eingriff geschwächt, Milch schießt später ein. Statistiken zeigen, dass Kaiserschnitt-Kinder seltener Geschwister bekommen.

Die Operation kann als unschönes Erlebnis im Gedächtnis bleiben, außerdem kommt es in etwa einem Drittel der Fälle zu Verwachsungen im Unterbauch, die eine spätere Sterilität verursachen können. Frauen werden zwar gut über den Kaiserschnitt aufgeklärt, aber die **Wochenbettbetreuung danach** ist **häufig mangelhaft.** Oft werden die möglichen Folgen nicht erklärt: Was für eine schwere Operation das sein kann und dass sie ihr Kind nicht gleich betreuen können. Vielen Frauen ist nicht klar, dass der Kaiserschnitt eine Bauchoperation ist und alle »Schichten« der Bauchwand erst langsam wieder heilen müssen.

Geld und Gesundheit

Ein Kaiserschnitt hat aus ökonomischer Sicht mindestens zwei Vorteile: Er lässt sich besser planen und braucht zudem **weniger Zeit.** Das heißt, die Mitarbeiter-Ressourcen Arzt und Pflegepersonal werden weniger beansprucht. Zudem wird ein **Kaiserschnitt deutlich besser bezahlt** als eine natürliche Geburt. Die Fallpauschale liegt um ein Vielfaches höher, das heißt, sowohl die Klinik als auch ein Belegarzt in der Klinik können mehr abrechnen. Sie verdienen mehr an einer Frau, die ihr Kind per Kaiserschnitt auf die Welt bringt.

Immer wieder wird dieses Phänomen in vergleichenden Analysen bestätigt: 2016 zeigte eine Studie, dass in profitorientierten Krankenhäusern und Privatkliniken deutlich mehr Kaiserschnitte vorgenommen werden als in anderen Krankenhäusern – und zwar im Mittel um 40 Prozent häufiger. Ähnliches gilt für niedergelassene Frauenärzte, die Belegbetten in einer Klinik haben, die sogenannten »Belegärzte«. Sie betreuen dort Geburten oder nehmen andere Eingriffe vor.

Zieht sich die Geburt ewig hin, können sie keine Frauen in ihrer Praxis betreuen und verdienen weniger.

Aus all dem folgt: Geburtshelfer müssen **viel wissen, um wenig zu tun.** Das Wichtigste, was Geburtshelfer haben müssen, ist Zeit – oft widerspricht dies aber der Klinikkultur und den Anforderungen im Krankenhaus. Der **beste Platz für die Hände der Geburtshelfer sind die Hosentaschen.** Abwarten, begleiten, das Kind bahnt sich schon seinen Weg. Das ist seit Hunderttausenden Jahren so und milliardenfach erprobt. Schwer zu sagen, wann der Risikoblick Schwangerschaft und Geburt vereinnahmt hat. Liegt es auch daran, dass Frauen bei der ersten Geburt immer älter sind, es oft bei einem Kind bleibt und dieser einmalige Vorgang dann optimal ablaufen muss?

Die **Geburtshilfe** wurde in den letzten Jahrzehnten zwar **auf den ersten Blick immer sanfter und gemütlicher:** Da gibt es beruhigende Farben, Meditation, Aromatherapie und Kreißsäle, die aussehen wie Wellness-Landschaften. **Trotzdem** finden **kaum noch Geburten ohne medizinische Intervention** statt: Wehentropf, PDA, Geburtseinleitung, Kaiserschnitt – die Eingriffe beeinträchtigen immer den Verlauf der natürlichen Geburt, sind für Mutter oder Kind aber nicht immer von Vorteil. Obwohl sich die Kaiserschnittrate seit 1990 verdoppelt hat, ist die Kindersterblichkeit seither nicht zurückgegangen. Offenbar gibt es immer einen kleinen Anteil fataler Verläufe, den auch die Medizin mit allen ihren Mitteln nicht verhindern kann – ebenso wenig, wie sich verhindern lässt, dass ein kleiner Anteil an plötzlichem Kindstod stirbt.

Eine Umfrage unter Hebammen und Frauenärzten ergab 2015, was zu den steigenden Kaiserschnittraten beigetragen hat: Aus Angst vor Haftpflichtprozessen würden Ärzte wie Hebammen vermehrt zur »**Defensivmedizin**« neigen und im Zweifel den Kaiserschnitt vorziehen. Frauen mit Zwillingen oder Beckenendlage finden oft keinen Arzt mehr, der einer Geburt auf vaginalem Wege zustimmt. Stattdessen raten Ärzte zum Kaiserschnitt, weil das Risiko ansonsten zu hoch wäre.

In der Folge haben **immer weniger** Geburtshelfer **Erfahrung mit komplizierten Geburten.** Es ist ein Teufelskreis: Wer es als Geburtshelfer nicht gelernt hat, für den ist eine kompliziertere Geburt auch mit größeren Risiken verbunden. Die praktischen Fertigkeiten sind Übungssache – und oft nicht mehr vorhanden.

Die **Ökonomisierung der Medizin** verstärkt den **Druck, planbar zu handeln,** und damit die Neigung zum Kaiserschnitt. Vorgeburtliche Tests und zusätzliche Ultraschalluntersuchungen werden als Individuelle Gesundheitsleistung extra hono-

Weltweite Kaiserschnittraten

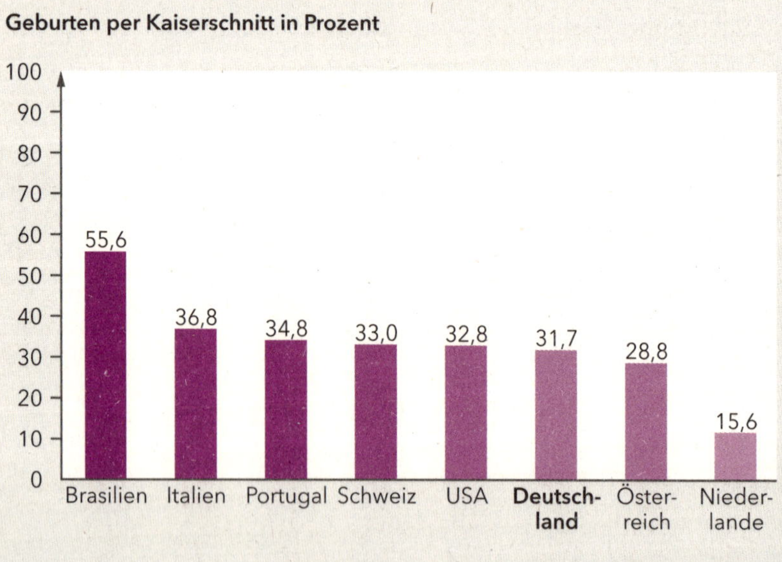

riert. In der Klinik stehen womöglich weniger finanzielle Argumente im Vordergrund, weil ein Kaiserschnitt zwar besser vergütet wird als die natürliche Geburt, aber auch mit mehr Ausgaben einhergeht. Vielmehr geht es um **Zeitökonomie.** Nach 18 Stunden Geburtsverlauf kann ein Arzt sagen, dass noch abgewartet wird, und die Gebärende geht in die Wanne – oder er hat keine Geduld mehr und entscheidet: Wir müssen das Kind jetzt holen.

Jeder Assistenzarzt lernt in der Weiterbildung Gynäkologie, dass der Muttermund einen Zentimeter pro Stunde aufgehen sollte. Dass dieses »Tempo« optimal ist, dafür gibt es keine wissenschaftlichen Belege. Früh wird in der Klinik jedoch die Haltung vermittelt, dass es »vorangehen« muss. Ansonsten wächst die Bereitschaft zur Intervention.

Wo werden die meisten Kaiserschnitte in Deutschland durchgeführt?

Bundesdurchschnitt = 100 %

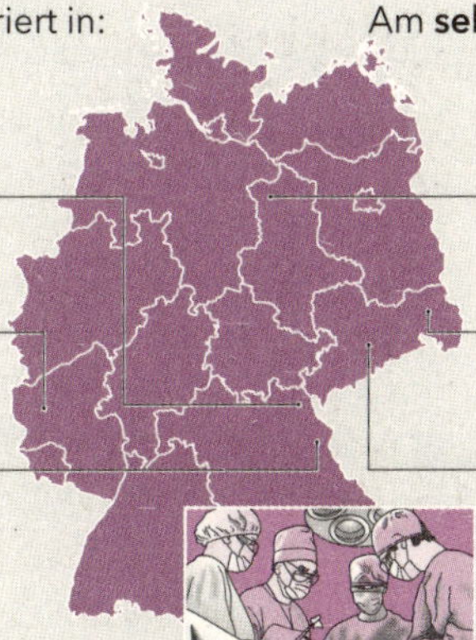

Am **häufigsten** wird operiert in:

Kreis Hof
148 %

Eifelkreis Bitburg-Prüm
151 %

Kreis Tirschenreuth
147 %

Am **seltensten** wird operiert in:

Altmarkkreis Salzwedel
63 %

Kreis Bautzen
63 %

Stadt Chemnitz
61 %

Im Jahr 2012 ergab ein Vergleich der Bertelsmann Stiftung, dass **Kaiserschnittraten** in Deutschland **zwischen 17 Prozent und 52 Prozent schwanken.** Medizinisch ist es nicht zu erklären, warum beispielsweise in Landau in der Pfalz und im Eifelkreis Bitburg-Prüm jedes zweite Kind per Sectio auf die Welt kommt, während die Kaiserschnittrate in Dresden, Bautzen und Chemnitz jeweils unter 20 Prozent liegt. Vermutlich spielen finanzielle und zeitliche Anreize, alte Gewohnheiten und die viel beschworene »Klinik-Kultur« eine Rolle. Berlin, Hamburg, München liegen bei einer Kaiserschnittrate von 25 bis 28 Prozent und damit zwar immer noch weit über dem medizinisch Notwendigen, aber knapp unter dem **Bundesdurchschnitt von 31 Prozent.**

Es ist ein Dilemma. Die meisten Frauen wollen eine normale Geburt, die Hebammen und Ärzte auch. Mediziner sind dazu verpflichtet, über Risiken aufzuklären, aber mit jedem Hinweis auf mögliche Gefahren kippt die Bereitschaft der Schwangeren, sich auf eine normale Entbindung einzulassen. Da ist **viel Angst** im Spiel, **aber auch Angstmache.** Zudem haben Frauen den Eindruck, den Geburtsprozess mit einem Kaiserschnitt besser kontrollieren zu können. Paradox, es gibt ja kaum einen größeren Kontrollverlust, als sich narkotisieren zu lassen. Die Verunsicherung der Frauen ist groß. Dabei wäre es so wichtig, dass alle Beteiligten mehr auf den natürlichen Ablauf der Geburt vertrauen. **Ruhe, Zuversicht und Vertrauen sind die besten Begleitumstände für eine vaginale Geburt.**

Medizingeschichte

Der Kaiserschnitt wird auch als **Sectio caesarea** bezeichnet – viele Ärzte sagen heute nur »Sectio« dazu. Sectio bedeutet »Schnitt« und caesarea »kaiserlich«. Es ist allerdings unklar, wann der erste Kaiserschnitt erfolgte, bei dem die Mutter überlebte. Es gibt einige Berichte aus der Antike, bei denen unklar ist, was Wahrheit ist und was auf Legenden beruht. Vereinzelt wird beschrieben, dass bei sterbenden Müttern das Kind mittels Schnitt aus dem Bauch geholt wurde. Dass **Julius Cäsar** (100–44 v. Chr.) mittels Kaiserschnitt geboren wurde, ist jedoch vermutlich falsch, denn das hätte seine Mutter zur damaligen Zeit nicht überlebt – und der Todesfall hätte Eingang in die Geschichtsschreibung gefunden.

Unser ärztlicher Rat: Für jeden Kaiserschnitt braucht es einen triftigen Grund. War es ein Notfall, muss den Frauen nach der Geburt ausführlich erklärt werden, warum der Eingriff unumgänglich war. Eventuelle traumatische Erfahrungen (»mir wurde mein Kind aus dem Bauch gerissen«) können dann besser verarbeitet werden.
Leider hat die Entwicklung in der Geburtshilfe zu einer unnötig hohen Rate an Kaiserschnitten geführt. Geburtshäuser und etliche Kliniken versuchen, diesem Trend entgegenzuwirken und Frauen wieder mehr Vertrauen in die natürliche Geburt zu geben. Bei normalem Geburtsbeginn kann die Frau beruhigt die ersten Wehen zu Hause abwarten. Fühlt sie sich dort nicht mehr wohl, kann sie mit den Hebammen im Kreißsaal telefonieren und das weitere Vorgehen besprechen.

Stillen

Eigentlich ist es ganz einfach: abwarten, Ruhe haben und sich auf das Kind konzentrieren. Jedes Kind ist anders, und diese individuellen Vorlieben in ein Schema pressen zu wollen, sodass z. B. jedes Kind alle drei Stunden trinken soll, ist nicht sinnvoll, wenn es sich um ein reifes gesundes Baby handelt. »Feeding on demand«, also »Füttern nach Bedarf«, hieß es vor Jahren schon.

Allerdings werden nicht nur in der Schwangerschaft viele Frauen verunsichert, auch das Thema Stillen ist dazu geeignet und von vielen Vorurteilen und Weltanschauungen überlagert. In der Klinik sagt jeder etwas anderes, auch wenn die Kliniken als »stillfreundliche Krankenhäuser« zertifiziert sind.

Sprechstunde

Frau G. ist 31 Jahre alt und hat vor zwei Wochen ihr erstes Kind geboren. Sie meldet sich in der Praxis und ist sehr beunruhigt. Sie bräuchte dringend ein Rezept für eine elektrische Milchpumpe, das hätte man ihr in der Klinik empfohlen. Sie bemüht sich sehr, gut zu stillen, das wolle sie unbedingt, die Kinder bräuchten ja die Muttermilch, sonst bekämen sie Allergien, und ein Jahr lang wolle sie sicher stillen, sagt sie. Sie legte das Kind regelmäßig an, aber die Brustwarzen schmerzten sehr, und in der Klinik hätten die Wochenbettschwestern ihr Stillhütchen und die Milchpumpe angeboten. Aber richtig Zeit, ihr zu erklären, wie sie ihre Tochter am besten an die Brust anlege, habe leider fast niemand gehabt. Außerdem habe jede Schwester etwas anderes gesagt.

Der **Personalmangel** in der Pflege hat auch auf vielen Entbindungs- und Wochenbettstationen Einzug gehalten. Zwar werden die Geburtskliniken als stillfreundliche Häuser zertifiziert, aber in der Realität sieht es oftmals anders aus: zu wenig Personal, zu wenig Zeit, zu wenig Ausbildung, zu wenig Fürsorge. In der Eile werden dann die pragmatischen Lösungen gesucht: Milchpumpen, Stillhütchen oder Ersatznahrung für das Kind.

Dabei bräuchte eine Wöchnerin gerade am Anfang, in den ersten drei bis vier Tagen nach der Geburt des ersten Kindes, jemanden, der sich Zeit nimmt: Zeit, um zu erklären, was normal ist. Dass z.B. der **Milcheinschuss** auch erst nach vier Tagen kommen kann und das reif geborene Kind nicht verhungert. Da muss nichts zugefüttert werden, keine Milch mit der elektrischen Pumpe aus den Brüsten gepresst werden, keine Hütchen oder ähnliche Hilfsmittel an der Brust angewendet werden.

Aber die Zeit in den Kliniken ist knapp bemessen, nach zwei bis drei Tagen sollte die Schwangere nach Hause gehen können. Aber da beginnt manchmal überhaupt erst der Milcheinschuss, die Brust wird prall und fest, die Milch kann sich stauen, es kann zu Rötungen, Brustentzündungen bis hin zu einem Abszess in der Brust kommen.

Verschiedene Haltungen beim Stillen

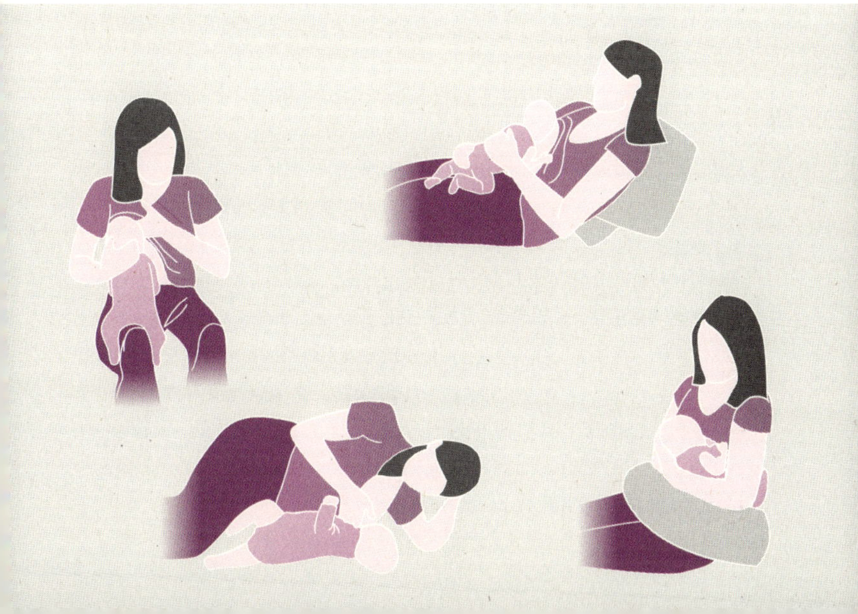

Zum Stillen ist es am besten, möglichst entspannt zu liegen oder zu sitzen, dann das Baby in Ruhe an die Brust zu nehmen und möglichst die ganze Brustwarze in den Mund des Kindes zu führen, damit es gut saugen kann. Dann empfiehlt es sich, das Baby aus möglichst verschiedenen Positionen trinken zu lassen.

Wichtig ist es, das Kind in den ersten Tagen nicht zu lange, also nicht länger als fünf Minuten an jeder Brust zu lassen und immer wieder zu wechseln, da sonst die Brustwarze aufweicht und sich leichter entzünden kann. **Muttermilch ist das beste Heilmittel** für Mutter und Kind: Gibt es kleine Risse oder Wunden, kann mit Muttermilch die Brustwarze geheilt werden; dies gilt auch für wunde Babypopos. Auch hier sind Feuchttücher eher ein zusätzlicher Reiz als eine Hilfe für die empfindliche Haut des Babys.

Sprechstunde

Frau D. hat ihr erstes Kind bekommen, sie kommt schon am zehnten Tag nach der Geburt glücklich in die Praxis. Die Geburt verlief prima, jetzt klappt alles gut. Nach zwei Tagen ist sie bereits wieder aus der Klinik nach Hause gegangen. Die kleine Sarah liegt friedlich während der Untersuchung in ihrem Wagen. Nach einer unkomplizierten Schwangerschaft, in der Frau D. sehr entspannt war, ist die Familie ausgeglichen.

Auf die Frage, wie die Nächte sind, antwortet Frau D., sie stelle sich alle drei Stunden zum Stillen den Wecker, das hätte man ihr in der Klinik nahegelegt, damit das Kind (mit einem Geburtsgewicht von 4020 Gramm) genug zu essen bekäme. Es hätte schon 5 Prozent abgenommen. Eigentlich wüsste sie, dass das normal sei, auch bis zu 10 Prozent Gewichtsabnahme, aber dann war sie zu Hause doch verunsichert und hat es so gemacht.

Viele Frauen haben ein **schlechtes Gewissen,** wenn es mit dem Stillen nicht klappt. Das Umfeld erwartet es, die Familie auch, die Frau fühlt sich unter Druck gesetzt. Wenn die junge Mutter aber nicht die richtige Anleitung hat und sich auch sonst gestresst fühlt, ist die Milchbildung verringert. Das setzt die Frau weiter unter Druck, ein Teufelskreis entsteht.

In solchen Situationen kann **Ersatznahrung** sinnvoll sein. Dann kann auch der Vater das Füttern übernehmen, und die Mutter schläft wahrscheinlich besser. Außerdem ist das Kind dann nachts ruhiger, weil es besser gesättigt wird.

Ist die junge Mutter allein zu Hause, weil niemand aus der Familie und auch keine Oma da ist, die ihr helfen und sagen kann, was normal ist und was nicht, was sie selbst tun kann und was nicht, kommt zu dem Schlafmangel auch psychische Überforderung. Das Stillen kann dann erschwert sein. Zu wenig Schlaf und das chronische Gefühl, überfordert zu sein, können bei Müttern in eine **Wochenbettdepression** führen, die bis zur Wochenbettpsychose gehen kann, was eine sehr schwerwiegende Erkrankung der jungen Mutter ist.

In vielen Ratgebern, Schwangerschaftsbüchern und im Internet wird das Thema **Überforderung und Erschöpfung** nach einer Schwangerschaft und Geburt immer noch zu wenig thematisiert. Ebenso wenig werden die **Veränderungen für die Frau und das Paar** angesprochen. Oft hat man den Eindruck: Alles muss gleich normal weitergehen, sodass für ein längeres Innehalten, eine längere Phase der Gewöhnung und Umstellung kein Raum bleibt.

Gerade in den Untersuchungen zur Mutterschaftsvorsorge beim Frauenarzt wie auch in den Geburtsvorbereitungskursen sollte der Schwerpunkt neben der Geburt auch auf die Zeit danach gelegt werden. Das erste Jahr mit dem Kind bringt große **Veränderungen für die Mutter** mit sich; nach jahrelanger Berufstätigkeit wird sie in die Mutterrolle geworfen, der Alltag ändert sich komplett, die Bedürfnisse richten sich nach den Bedürfnissen des Kindes. Das ist ein normaler Vorgang, aber darüber muss gesprochen werden. Genauso wie über die **Rolle des Vaters,** für den der Umgang mit dem Kind und ein neues Verständnis der Partnerschaft oft gewöhnungsbedürftig sind.

Neben den Veränderungen des Alltags und den schlaflosen Nächten verändert sich nach der Geburt auch der **Körper der Frau:** Das Becken wird breiter, die Scheide wird trockener durch den Östrogenmangel während der Stillzeit, der Beckenboden ist lockerer, Urin kann nicht immer gehalten werden, und beim Lachen, Niesen, Hüpfen gehen manchmal ein paar Tropfen ab. Zudem fallen Haare aus, die Nägel werden brüchig. Und die Lust wird weniger.

Ist das Baby, gerade im ersten Jahr, rund um die Uhr in der Nähe oder an der Mutter, ist das **Bedürfnis nach weiterer körperlicher Nähe zum Partner nicht sehr groß.** Da ist die Frau froh, wenn sie ein paar Stunden für sich hat, schlafen oder auch einmal allein ausgehen kann.

Die **Probleme für die Partnerschaft** sind nicht zu unterschätzen. Viele Frauen haben in der Zeit nach der Geburt keine oder weniger Lust auf Sex. Der Partner fühlt sich vernachlässigt, zieht sich zurück oder flüchtet in die Arbeit. Viele Väter arbeiten im ersten Lebensjahr des Kindes abends länger als vorher.

Häufig werden diese Schwierigkeiten in der Beratung zu kurz abgehandelt, aber hier ändert sich die Wahrnehmung und immer mehr Stellen nehmen das Thema auf: Familie werden – Paar bleiben. In der Zeit nach der Geburt sind soziale Kontakte wichtig, es geht nicht nur um Kurse zur Rückbildung. Frauen mit Migrationshintergrund ziehen sich nach der Geburt oft zurück und konzentrieren sich auf die Familie.

Unser ärztlicher Rat: Wichtig sind vor allem Ruhe, Geduld und Aufmerksamkeit für die Bedürfnisse des Kindes. Jedes Kind ist anders. Es in ein Schema pressen zu wollen, etwa dass es alle drei Stunden trinken soll, ist nicht sinnvoll, besonders wenn es ein reifes gesundes Baby ist. »Feeding on demand« hieß es vor Jahren schon. Das Kind meldet sich in der Nacht von allein, wenn es Hunger hat, das ist ein normaler Reflex.
Dass Frauen stillen, wird von ihnen heute geradezu erwartet. Stillen sollte aber der Wunsch der Mutter sein, und wenn er es nicht ist, ist das auch angemessen. Dafür mag es Gründe geben, und die müssen respektiert werden. Viele Kinder wachsen und gedeihen sehr gut mit adaptierter Milch. Wenn die Mutter stillen möchte, sollte man ihr in aller Ruhe zeigen, in welcher Position es am besten geht und dass der Milcheinschuss auch erst nach drei bis sechs Tagen kommen kann. Das Kind verhungert dann nicht, die Vormilch ist sehr nahrhaft.
Das Entscheidende für gutes Stillen ist die anfängliche gute Betreuung durch eine Hebamme oder eine ausgebildete Stillschwester – und der Wunsch der Frau, auch stillen zu wollen.

Lukrativer Körpersaft – Muttermilch

Muttermilch wird neuerdings als **Allheilmittel** gepriesen. Für Muskelaufbau, Manneskraft, ein starkes Immunsystem und sogar gegen Krebs wird das »reine Naturprodukt« beworben. Immer mehr Menschen sehen in menschlicher Milch die ultimative Ernährung – nicht für Babys, sondern für Erwachsene.

In Großbritannien gibt es Eiscreme aus Muttermilch, in den USA Lutscher, die mit Frauenmilch gesüßt sind. Der Online-Handel mit roher Muttermilch für Erwachsene boomt und ruft

Ärzte auf den Plan. Sie warnen vor Risiken des Körpersaftes, dessen Nutzen für ausgewachsene Menschen nicht belegt ist.

Muttermilch enthält weniger Eiweiß als Kuhmilch. Während die Zusammensetzung optimal auf Säuglinge abgestimmt ist, entspricht Muttermilch nicht den Bedürfnissen Erwachsener und trägt deshalb nicht zur ausgewogenen Ernährung bei. Es gibt **keine ernst zu nehmenden wissenschaftlichen Hinweise** darauf, dass Muttermilch Erwachsenen nutzt. Berichte über mehr Leistung, verbesserte Abwehrkräfte oder die Heilung von schweren Leiden sind unseriös.

Zudem ist die **Hygiene nicht gewährleistet.** Forscher fanden in 93 Prozent zufällig ausgewählter Proben in der rohen Milch Bakterien, in 74 Prozent der Fälle waren Keime darunter, die sich nur schwer eindämmen lassen. Anders als in regelmäßig kontrollierten Milchbanken für Babys achtet niemand darauf, dass Frauen ihre online angebotene Milch auf hygienische Weise gewinnen, die Behälter sterilisieren und für einwandfreien Transport sorgen.

Das **Infektionsrisiko** von roher Muttermilch ist nicht zu unterschätzen. Zwar werden die meisten Mütter während der Schwangerschaft auf Krankheiten getestet. Um vor HIV, Hepatitis, Syphilis und Zytomegalie geschützt zu sein, muss das Blut aber regelmäßig untersucht werden; eine Infektion ist auch nach der Geburt möglich. Es ist ein Irrtum, mit Muttermilch ein »Super-Lebensmittel« für Erwachsene gefunden zu haben. Statt sich Gutes zu tun, setzen sich Konsumenten Gefahren aus und riskieren Infektionen.

Vom Mutter-Blues zur Wochenbettdepression

Nach der Geburt ihres ersten Kindes werden viele Frauen plötzlich unglücklich. Dabei gehört es vielleicht zu den letzten Tabus in unserem Land, zu zweifeln oder unglücklich zu sein, wenn ein Kind geboren ist. Kinder gelten schließlich als das große Glück. Welche Mutter möchte zugeben, dass der Nachwuchs sie anstrengt, die Partnerschaft belastet und Vater wie Mutter an den Rand ihrer Nervenkraft bringt. Die **Lust auf ein weiteres Kind hält sich** bei dieser Stimmungslage oft **in Grenzen.** Zweifel und Unzufriedenheit nach der Geburt des ersten Kindes sind erstaunlich verbreitet.

Auf einer Skala von null (gar nicht zufrieden) bis zehn (maximal zufrieden) fühlen sich Mütter und Väter im ersten Jahr ihrer Elternschaft um durchschnittlich 1,4 Einheiten weniger glücklich als in den zwei Jahren zuvor, zeigen Daten aus Deutschland. Mehr als ein Drittel gibt gar zwei oder mehr »Glückseinheiten« weniger an. Selbst Arbeitslosigkeit oder der Tod des Partners gehen nur mit einer Einheit weniger auf der Glücksskala einher, eine Scheidung mit minus 0,6. Von keinerlei Glückseinbußen berichten nur 30 Prozent.

Je unzufriedener Mütter nach der Geburt des ersten Kindes sind, desto unwahrscheinlicher wird es demnach, dass sie ein zweites bekommen. Die Erfahrung der Mütter während und nach der ersten Geburt bestimmt mit, wie groß die Familie wird. Wer sich um niedrige Geburtenraten sorgt, sollte darauf achten, dass es jungen Eltern schon beim ersten Kind gut geht. Von 100 Eltern, die ein Minus von drei oder mehr Glückseinheiten beschreiben, bekommen nur 58 innerhalb eines Jahrzehnts ein zweites Kind.

Sprechstunde

Frau J. ist 29 Jahre alt und hat vor zwei Wochen ihr Kind geboren. Alles ist gut gegangen, sie ist glücklich mit ihrer Tochter, aber nach zehn Tagen gerät sie in eine traurige Stimmung, weint viel und zieht sich zurück. Ihr Partner hat zunächst kein Verständnis, schließlich ist das Kind so süß, und alles ist doch gut. In den nächsten Wochen häufen sich jedoch die traurigen Momente seiner Frau, sodass er unsicher ist und nicht weiß, wie er ihr am besten helfen kann. Er vertraut sich dem Hausarzt an, der ihm rät, mit seiner Frau zur Frauenärztin zu gehen, damit sie Hilfe bekommt.

Die Ärztin ist überrascht von der schlechten Verfassung der jungen Mutter, sie kennt die Patientin schon lange und hat sie immer als forsche junge Frau erlebt. Nun ist sie in sich gekehrt und müde, will morgens nicht aufstehen, am liebsten den ganzen Tag im Bett bleiben; selbst ihre kleine Tochter kann sie nicht mehr aufmuntern.

Die Ärztin schickt sie in die Spezialambulanz der psychiatrischen Klinik. Am nächsten Tag erhält sie einen Anruf der Patientin, die ihr mitteilt, dass die Psychiaterin ihr ein Schlafmittel gegeben habe, das sie nun ein paar Tage nehmen sollte. Ein paar Wochen später kommt Frau J. mit ihrer Tochter in die Praxis, sie ist wie ausgewechselt. Wieder fröhlich und zuversichtlich. Sie konnte viel schlafen, ihr Mann hat die Tochter nachts mit der Flasche und abgepumpter Milch gefüttert, sodass sie durchschlafen konnte. Das hat ihr sehr geholfen. In Zukunft will ihr Mann sie entlasten, so gut er kann.

Babys sind anstrengend, ohne Frage. Wie Eltern die erste Zeit bewältigen, ist jedoch abhängig davon, wie sehr sie sich gegenseitig unterstützen und wie viel Hilfe sie bekommen. Ist die Mutter niedergeschlagen, geht es dem Vater schlechter, das Baby bekommt die unzufriedene Stimmung mit und schreit öfter.

Schaukeln sich die negativen Gefühle hoch, kann es zum **fatalen Eindruck der Eltern** kommen: **Das Baby ist schuld an unserem Unglück.** Um Verzweiflung, Stress und Gewalt bei jungen Eltern zu verhindern, gibt es in vielen Städten Kursprogramme wie »SAFE« (»Sichere Ausbildung für Eltern«), in denen Eltern während der Schwangerschaft und danach auf mögliche Probleme nach der Geburt und eine gute Eltern-Kind-Bindung vorbereitet werden.

Junge Mütter klagen über Schlafmangel, Schwierigkeiten in der Partnerschaft und den Verlust von Freiheit. **Schlechte Erfahrungen während der Entbindung** können ebenfalls den Wunsch nach einem weiteren Kind verzögern. Theoretisch wollen die meisten Deutschen zwar mindestens zwei Kinder. Tatsächlich liegt die Zahl der Geburten seit Jahrzehnten unter oder um 1,5 pro Frau. Häufig kommt ein erstes Kind – aber nicht das ursprünglich gewollte zweite. Unter Müttern, die Ende der 1930er-Jahre geboren wurden, lag der Anteil an Ein-Kind-Familien noch bei 25 Prozent. Unter Müttern der späten 1960er-Jahrgänge hat er 32 Prozent erreicht.

Erste Abhilfe ließe sich mit Unterstützung durch den Partner erreichen: Vielen Frauen mit Wochenbettdepression ginge es schon besser, wenn sie endlich mal wieder durchschlafen könnten.

Die verniedlichend als »Baby-Blues« bezeichnete **postpartale Depression** ist nicht zu unterschätzen. Die Stimmungsschwankungen können gravierende Folgen haben. Hebammen und Frauenärzte kennen Fälle, in denen junge Mütter mit Wochenbettdepression eine Psychose bekamen und sich oder ihr Kind umgebracht haben.

Die gedrückte Stimmung wirkt sich auf die ganze Familie aus. Babys spüren sofort, wenn sie **bei der Mutter nichts auslösen** können. Die Folgen eines solch negativen Feedbacks sind erhöhte Anspannung und starkes Stresserleben. Die Kinder entwickeln sich kognitiv wie emotional langsamer, ihr IQ ist niedriger, sie haben mehr Sprach- und Schlafprobleme und sind als Jugendliche häufiger überschießend impulsiv oder aber depressiv. Wird den Müttern ihr teilnahmsloses Verhalten im Video gezeigt, ist das oft hilfreich. Allerdings verbessert sich die Beziehung zum Kind nicht automatisch, wenn die Depression nachlässt.

Abstumpfung durch Ablenkung

Manche Familien sitzen gemeinsam am Tisch, aber alle sind online beschäftigt – und die Kommunikation miteinander gerät ins Off. **Die Ablenkung von Mutter oder Vater durch Smartphone oder Tablet** löst bei Kleinkindern wie Jugendlichen Stress aus. Es kränkt, missachtet zu werden. Kinder sind auf feine Kommunikation angewiesen und spüren früh, wenn Mimik und Gestik nicht zur Sprache passen oder die Antwort mit Verzögerung kommt, weil die Eltern abgelenkt sind. Nähe und emotionaler Blickkontakt sind für die körperliche wie seelische Entwicklung wichtig. Fallen sie zu dürftig aus, drohen Krankheiten und psychische Störungen.

In Bussen und Bahnen kann man täglich ein ähnliches Schauspiel beobachten: Eltern steigen mit Kinderwagen ein und schauen sofort auf ihr Handy. Kurz ringen die Kinder noch um Aufmerksamkeit, dann schalten sie ab und verfallen in emotionale Starre. Niemand erwartet, dass Eltern 100 Prozent ihrer Zeit für die Kinder aufbringen. Aber feste Auszeiten, zu denen niemand online ist, sind extrem hilfreich, sei es während der Mahlzeiten, nach der Arbeit – und während des Spaziergangs mit dem Kinderwagen.

Unser ärztlicher Rat: Für Frauen, die gerade geboren haben, ist die Erholung nach einer Schwangerschaft und anstrengenden Geburt eigentlich nicht möglich, da sie sofort mit der Versorgung ihres Babys weitermachen müssen. Zu den körperlichen Beschwerden kommen auch noch hormonelle Veränderungen, die der Frau Hochs und Tiefs bringen.
Nach einer Geburt muss das nahe Umfeld (der Partner, Eltern und Freunde) sehr wachsam sein, ob eine traurige Stimmung wieder vorbeigeht oder ob die Frau in eine Depression gerät. Die Wochenbettdepression ist eine schwerwiegende Erkrankung, gehört in erfahrene psychiatrische Hände und muss unbedingt behandelt werden, weil sie sonst in eine Psychose übergehen kann bis hin zum Suizid.
Meist ist Schlafmangel ein Grund für trübe Stimmungen und traurige Gedanken. Kann die Frau wieder durchschlafen, geht es ihr schnell viel besser. Für die Versorgung des Kindes ist dann der Vater zuständig.

Vom Vater-Blues zur Depression

Erst sind sie glücklich, dann reizbar oder weinerlich. Und manchmal alles gleichzeitig. Vergessen ist die Zeit der Schwangerschaft, in der die hektische Vorfreude der Geburtsvorbereitung und der Nestbautrieb den Alltag bestimmten. Auf die pränatale Unruhe folgt der postnatale Baby-Blues. Diese »Heultage« während der ersten Woche nach der Geburt entstehen durch Hormonumstellung und Schlafmangel. 50 bis 70 Prozent der jungen Mütter kennen das. Nach zwei, drei Tagen sind sie meist wieder vorbei.

Bei 10 bis 15 Prozent der Mütter steigert sich das psychische Tief in den ersten zwei Monaten nach der Geburt zur Wochen-

Anteil der Mütter und Väter, die eine postpartale Depression entwickeln

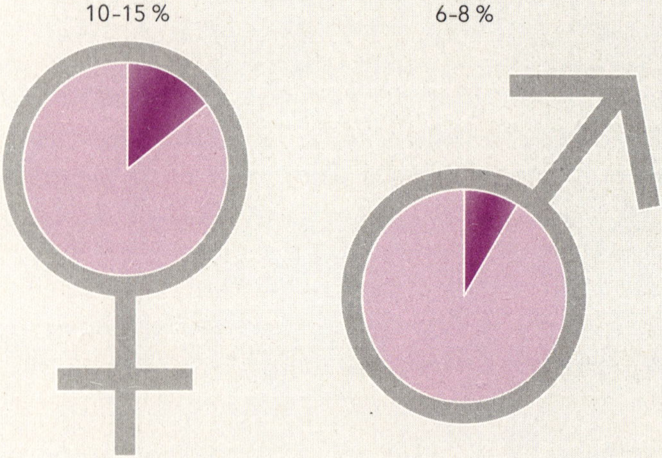

bettdepression. Von seelischen Krisen sind in dieser Zeit aber nicht nur Frauen betroffen. Auch **6 bis 8 Prozent der Väter werden schwermütig,** sobald der Nachwuchs da ist. Dann hat Papa den Baby-Blues. Unter den nachgeburtlichen Depressionen der Väter leiden vor allem die Söhne. Diese Männer haben allerdings keine Anlaufstelle. Um sie kümmert sich niemand. Dabei tun sich Männer eh schwerer als Frauen, über psychische Probleme zu sprechen.

Doch die Idealisierung der Elternschaft führt dazu, dass diese **seelischen Krisen weitgehend tabuisiert** bleiben. Wenn es um die Beschwerden junger Mütter geht, steht der Körper im Vordergrund – die Folgen von Dammschnitt, Wochenfluss, Schlafentzug und Stillen. Damit hat fast jede Frau Probleme, wenn sie Mutter wird. Es ist nicht einfach, zu erkennen, wann die Schwierigkeiten der Lebensumstellung nach der Geburt so zunehmen, dass eine behandlungsbedürftige Krankheit daraus wird. An die Väter denkt in dieser Zeit kaum jemand.

Wie sich die Stimmungslage verändert, wenn Männer Väter werden, wurde von der Forschung bisher kaum beachtet. Nicht mal einen Namen gibt es für die »männliche Wochenbettdepression«. Dabei hat die Niedergeschlagenheit junger Eltern Auswirkungen auf die Kinder. Unter den Müttern sind zwei Monate nach der Geburt 10 Prozent depressiv. Von den Vätern erfüllen immerhin 4 Prozent die Kriterien einer Depression.

Die **Niedergeschlagenheit der Eltern** beeinflusst die Kinder unterschiedlich stark: Eine **Depression des Vaters** wirkt sich mehr als doppelt so häufig negativ auf die Psyche der Jungen als auf die der Mädchen aus. Stimmungstiefs der Mutter hingegen beeinflussen beide Geschlechter ähnlich häufig. Eine Erklärung dafür gibt es bisher nicht. Womöglich reagieren die Jungen in den ersten Lebensmonaten empfindlicher auf negative väterliche Einflüsse als die Mädchen.

Die Kinder zeigen im Alter von drei bis fünf Jahren unterschiedliche Symptome, wenn ihre Eltern an einer Depression leiden. **Jungen werden aggressiv,** ungehorsam und hyperaktiv. **Mädchen** entwickeln eher **emotionale Störungen** und reagieren traurig und ängstlich. Depressionen der Eltern entstehen, bevor die Kinder verhaltensauffällig werden: Die Eltern sind die Ursache für Veränderungen bei ihren Kindern – nicht umgekehrt.

Ein Stimmungstief des Vaters während der ersten Lebensmonate der Kinder hat besonders schwere Folgen. Die Kinder werden später öfter verhaltensauffällig als jene, bei denen der Vater depressiv wird, wenn sie bereits zwei Jahre oder älter sind.

Väterliche Depressionen nach der Geburt kommen in einer Häufigkeit zwischen 1 und 26 Prozent vor. Es gibt vielfältige Ursachen für die nachgeburtliche Seelenpein der Eltern: **Übertriebene Erwartungen** an sich oder den Partner spielen ebenso eine Rolle wie **Ängste, Schuld- oder Versagensgefühle.** Manche Eltern klagen über Gefühllosigkeit. Sie werfen sich vor, keine Mutter- oder Vatergefühle zu entwickeln. Die Auswirkungen der nachgeburtlichen Niedergeschlagenheit auf die Familie sind nicht zu unterschätzen. Das größte Risiko für eine väterliche Depression ist die Wochenbettdepression der Mutter.

Unser ärztlicher Rat: Wer Frauen nach der Geburt betreut, sollte daran denken, auch den Gemütszustand des Vaters zu beachten. Die Geburt eines Kindes stellt schließlich das Leben von Frau *und* Mann auf den Kopf.
Auch Familie und Freunde sollten beachten, dass nicht nur die Frau, sondern auch der Mann aus dem seelischen Gleichgewicht geraten kann.

Kinderwunsch und Reproduktionsmedizin

Es hängt weitgehend vom Zufall ab, wie schnell eine Frau schwanger wird. Allerdings ist der richtige Zeitpunkt nicht leicht zu finden, **schließlich hat die Biologie ihre Launen** – und das menschliche Paarungsverhalten auch. Während sich manche Paare wundern, dass es schon beim ersten Mal mit der Schwangerschaft klappt, hadern andere damit, dass sich trotz unzähliger Versuche noch immer kein Erfolg einstellt.

Dann wird die Temperatur gemessen, die Konsistenz des zervikalen Schleims geprüft und der Terminkalender gezückt, um den optimalen Moment für die nächste intime Zusammenkunft nicht zu verpassen. Paare, die ungeduldig werden und sich fragen, ob sie bei ausbleibender Empfängnis nicht bald medizinischen Rat einholen sollten, können sich an eine Art Zeitplan halten.

Wann ist es die richtige Zeit für die Familienplanung?

Ärzte haben ermittelt, von welchem Zeitpunkt an medizinische Hilfe sinnvoll ist, wenn Paare ungewollt kinderlos bleiben. Es gibt **Hochrechnungen,** wann ein Paar, das den Verdacht hegt, **unfruchtbar** zu sein, **zum Arzt** gehen sollte. Am fruchtbarsten sind Frauen im Alter zwischen 20 und 25 Jahren.

Sprechstunde

Frau M. ist 32 Jahre alt und kommt zur Jahreskontrolle. Sie möchte neben der Untersuchung auch ein Rezept für die Pille, die sie seit vielen Jahren nimmt, zögert aber dann und hat noch eine Frage: »Ich habe überlegt, ob ich die Pille absetze«, sagt sie. »Ich möchte keine Hormone mehr nehmen. Seit ich 16 bin, schlucke ich tagtäglich die Pille. Ich mag nicht mehr.«
Nein, ein Kinderwunsch bestehe noch nicht, von ihr aus eigentlich schon, aber ihr Mann will noch nicht. Er brauche noch seine Freiheiten, sagt sie, vielleicht in zwei, drei Jahren. Außerdem wollen sie erst noch bauen, dafür brauchen sie Zeit und Geld. Und er erlebt im Bekanntenkreis, wie anstrengend Kinder sind, davor hat er Angst.
Frau M. ist hin- und hergerissen, bei ihr ticke ja langsam die Uhr, was die Ärztin denn meine, wie lange sie noch schwanger werden könne? Vielleicht wäre die Spirale sicherer, als nur Temperatur zu messen oder sich auf die Zyklus-App zu verlassen?

Im Alter von 25 Jahren sind 13 Menstruationszyklen – und damit **ungefähr ein Jahr** – ungeschützter Geschlechtsverkehr nötig, bis die Wahrscheinlichkeit einer Schwangerschaft bei weniger als 10 Prozent liegt und damit womöglich ein Arztbesuch angeraten ist. Im Alter von 30 Jahren verringert sich die Wahrscheinlichkeit auf eine Schwangerschaft nach zehn Zyklen auf unter 10 Prozent. Nach mehreren Zyklen ohne Schwangerschaft wird es immer wahrscheinlicher, dass ein Paar wenig fruchtbar ist. Die Chance auf Empfängnis wird dann von Zyklus zu Zyklus kleiner. Demnach liegt die Chance einer Frau, schwanger zu werden, nur noch bei weniger als 10 Prozent, wenn sie es im Alter von 35 Jahren schon seit sechs Monaten vergeblich versucht hat.

Junge Paare sollten es daher **weiter versuchen, ältere** womöglich eher **früher** eine **Untersuchung auf Unfruchtbarkeit** erwägen. Allerdings gibt es trotz aller Berechnungen viele Unwägbarkeiten. Viele Paare sind sich nicht bewusst, dass Glück und Zufall eine große Rolle spielen. Sie erwarten, dass die Frau schwanger wird, wenn sie es wollen. Klappt das nicht, ist es oft ein Schock.

Aber Achtung, keine Panik. Sogar bei **Paaren, die als unfruchtbar gelten,** beträgt die Wahrscheinlichkeit knapp 40 Prozent, innerhalb von sieben Jahren doch noch schwanger zu werden. Die Fruchtbarkeit schwankt nämlich innerhalb des Lebens.

Sprechstunde

Frau H. ist 36 Jahre alt und kommt zur Jahreskontrolle. Auf die Frage, wie es mit ihrem Kinderwunsch stehe, bekommt sie Tränen in die Augen. Ihr langjähriger Partner möchte keine Kinder. Er sei schon 45, freizeitaktiv und erfolgreich im Beruf. Doch sie habe sich ihr Leben mit Kindern vorgestellt, sie komme aus einer Familie mit drei Geschwistern, die alle schon Kinder hätten.
Sie liebt ihren Mann, aber dieses Thema vermeidet sie inzwischen. Aber soll sie sich deshalb von ihm trennen? Dann muss sie erst mal wieder einen Mann kennenlernen, das sei auch nicht leicht. Nein, trennen möchte sie sich nicht, sie seien ein harmonisches Paar und glücklich miteinander. »Social freezing«? Also die eigenen Eizellen einfrieren lassen, bis der passende Zeitpunkt für eine Schwangerschaft gekommen ist? Davon habe sie schon gehört, aber nein, das könne sie sich nicht vorstellen.

Aber auch bei fruchtbaren Paaren hängt viel vom Zufall ab. Angenommen, bei einem Paar ist die Chance auf eine Schwangerschaft so groß wie die, dass beim **Münzwurf Kopf statt Zahl** fällt. Bei einem weniger fruchtbaren Paar kann man sie hingegen mit der Wahrscheinlichkeit vergleichen, **eine Sechs zu würfeln.** Bei beiden Paaren ist es möglich, dass die Frau beim ersten Mal schwanger wird, genauso wie es sein kann, dass es beim weniger fruchtbaren Paar – trotz der geringeren Wahrscheinlichkeit – früher zur Empfängnis kommt.

Das mathematische Modell deckt sich mit den Empfehlungen vieler Gynäkologen. Ziemlich genau nach einem Jahr wird zur Abklärung geraten. Bei älteren Frauen kann es hingegen schon nach einem halben Jahr angeraten sein, dem Problem auf den Grund zu gehen.

Zwar gibt es immer wieder Beispiele, in denen ein Paar erst nicht schwanger wurde, dann auch die Kinderwunschbehandlung erfolglos blieb und es doch noch klappte, obwohl – oder gerade: weil – niemand mehr mit einer Empfängnis gerechnet hatte. Doch das sind Ausnahmen; häufiger ist die schleichende Abnahme der Fruchtbarkeit in einem Alter, in dem noch niemand damit rechnet.

Sprechstunde

Frau Z. ist 24 Jahre alt und hat seit Jahren eine komplizierte Beziehung mit ihrem Freund. Immer wieder trennen sich die beiden, während jeder Vorsorgeuntersuchung erzählt sie hauptsächlich von diesem Thema. Eigentlich tut der Mann ihr nicht gut, sagt sie, er sei nicht verlässlich und sie sich nicht sicher, ob er nicht noch andere Frauen hätte. Immer muss die Frauenärztin ihr ein Ultraschallbild mitgeben, auf dem die korrekt liegende Spirale zu

sehen sei, damit ihr Freund sicher sein könne, dass nichts passiere. Er sei Medizinstudent. Eine Weile kommt sie nicht mehr in die Praxis.
Dann kommt Frau Z. eines Tages wieder in die Praxis und ist ganz aufgeregt, sie sei schwanger. Sie könne das Kind aber unmöglich behalten; sie wollen in drei Monaten heiraten, das große Fest ist längst organisiert, da könne sie unmöglich einen schwangeren Bauch haben, das erlaubten ihre Erziehung und das familiäre Umfeld nicht. Die Schwangerschaft beendet sie nach zwei Wochen. Ein halbes Jahr später ist sie wieder in der Praxis. Sie bereue es so, die Schwangerschaft beendet zu haben, außerdem habe sie nun Angst, nicht mehr schwanger werden zu können. Ob das nicht irgendwie getestet werden könne? Die Antwort fällt einfach aus: Der beste und verlässlichste Test war die vergangene Schwangerschaft. Drei Monate später ist die junge Frau erneut schwanger. Diesmal bleibt sie dabei und freut sich über ihre Schwangerschaft.

Viele Frauen haben heute eine gute Ausbildung oder studiert, versuchen, wie die Männer Karriere zu machen, und stehen irgendwann vor der Frage, wann es am besten ist, Kinder zu bekommen. **Doch es gibt keinen optimalen Zeitpunkt.**

Ist die Frau sehr **jung,** geht es auf **Kosten der Ausbildung,** wobei immer mehr Frauen die Zeit im Studium auch schätzen, um ein Kind zu bekommen, weil sie flexibler sind und es häufig Krippenplätze an Universitäten gibt. Aber mit Kind eine Lehre zu machen, ist schwierig, und es kommt nicht selten vor, dass Arbeitgeber Auszubildende in der Schwangerschaft oder mit kleinem Kind eher wenig unterstützen.

Noch immer werden bei Einstellungsgesprächen die Fragen indirekt gestellt, wann denn die Kinderpause angedacht ist. So kann eine Lehre oder ein Ausbildungsplatz mit Kind oft nur mit finanzieller wie zeitlicher Unterstützung der Eltern begonnen werden.

Hat die Frau ihre Ausbildung oder ihr Studium beendet, möchte sie erst einmal **Berufserfahrung sammeln und finanziell unabhängig** werden. Da gehen schnell ein paar Jahre vorbei. Mit Mitte 30 oder älter wird sie plötzlich unruhig; wenn dann auch noch der richtige Partner fehlt, werden viele Frauen pessimistisch. Ob es überhaupt noch etwas werden kann mit Kindern?

Ist sie dann mit **Ende 30** schwanger, **wähnt sie sich als Risikoschwangere,** und die Schwangerschaft ist belastet mit der Sorge, dass das Kind eine Behinderung haben könne oder die Schwangerschaft gefährdet sei.

Sind die Eltern bei der Geburt ihres Kindes schon älter, werden damit auch die **Großeltern älter** sein. Sie können dann häufig nicht mehr die Unterstützung geben, die sie vielleicht gerne gegeben hätten; so stehen die jungen Familien oftmals wieder alleine da.

Manchmal ist allerdings auch der Mann nicht oder noch nicht bereit für einen Nachwuchs. Ist bei ihr der Kinderwunsch ausgeprägt, während er noch zögert, kann dies die Beziehung stark belasten.

Sprechstunde

Frau H. ist 34 Jahre alt, erfolgreich im Beruf, ihr Mann ebenfalls, und sie ist viel geschäftlich unterwegs. Sie genießen das Leben, verbringen schöne Urlaube zusammen und sind zufrieden. In der Jahreskontrolle möchte Frau H. wieder ein Rezept für die Pille, die sie seit vielen Jahren nimmt. Auf die Frage, ob sie sich Kinder wünscht, kommt sofort die bejahende Antwort, »auf jeden Fall, aber vielleicht in ein paar Jahren«, ihr Mann sei noch nicht so weit. Sie selbst könne sich jetzt schon Kinder vorstellen. Zumal sie im Freundeskreis die Einzigen seien, die noch keine Kinder hätten. Sie weiß aber nicht so recht, ob sie ihren Mann drängen solle.

Zunehmend häufiger kommen Frauen in die Praxis und fühlen sich aufgerieben zwischen Kinderwunsch und beruflicher und privater Unabhängigkeit. Sie wünschen sich Kinder, sehen sich aber nicht mehr alleine für die Versorgung zuständig. Trotz aller öffentlichen Diskussionen über Lösungen zum Thema Vereinbarkeit von Beruf und Familie, ob durch Verschieben des Kinderwunsches nach hinten mittels eingefrorener Eizellen oder Fremdbetreuung durch Kitas, Au-pairs oder Tagesmütter hadern viele Frauen damit, weil sie hin- und hergerissen sind. Entweder können sie ihren Beruf nicht ausreichend ausüben oder die Kinder nicht genügend betreuen, es ist immer ein Kompromiss. Das schafft Unzufriedenheit und unglückliche Stimmungen.

Jedes Paar sollte für sich schon möglichst vor einer Schwangerschaft besprechen, wie sie jeweils die Betreuung des Nachwuchses sehen. Eine gute Lösung kann es sein, wenn beide Elternteile ihre Arbeit reduzieren und sich gemeinsam um die Kinder kümmern. Das würde wahrscheinlich viele Frauen und auch die Männer zufriedener machen und damit auch die Partnerschaft. Allerdings sind Arbeitgeber immer noch wenig bereit, Teilzeitstellen auch für Männer zu schaffen und trotzdem Karrieremöglichkeiten zu bieten.

Dann beginnt der Kreislauf von vorn: Die Gründung einer Familie fällt genau in die Zeit, in der auch das berufliche Weiterkommen stattfindet. Viele Männer sind dann nicht so häufig zu Hause, wie es eigentlich den Bedürfnissen der jungen Familie entspräche, sondern seltener. Die Unzufriedenheit steigt.

Die **Doppelbelastung wird zur Dreifachbelastung,** wenn zum ersten Kind noch Geschwisterkinder hinzukommen. Die Frau ist schwanger, arbeitet und hat noch kleine Kinder zu versorgen. Der Alltag wird anstrengender und die Ruhepausen selten. In diesen Zeiten sind viele Frauen erschöpft und unzufrieden, sie haben es sich anders vorgestellt, aber die **Männer arbeiten in der Regel länger,** weil die Karriere in dieser Lebensphase vorangetrieben wird. So muss die Frau die Kinder fast alleine erziehen. Dies wird eine Belastungsprobe für die Partnerschaft, die nicht selten während der anstrengenden Kleinkindjahre auseinanderbricht.

Die optimale Vorbereitung der Geburt und Schwangerschaft ist in vielen Ratgebern nachzulesen. Über die **Zeit mit Kind nach einer Geburt,** die vielleicht nicht so verläuft, wie sich das Paar das vorgestellt hatte, spricht hingegen kaum jemand. Zumeist werden diese Aspekte in den Geburtsvorbereitungskursen der Hebammen auch **wenig thematisiert,** da es in diesen Stunden um den Ablauf der Geburt selbst geht.

Neben der großen Freude über die Geburt des Kindes ist es für die Frau und das Paar wichtig zu wissen, dass es normal ist, wenn unglückliche Stimmungen oder traurige Gefühle auftreten. In aller Regel gehen diese Momente wieder vorbei. Hat man etwa eine Großfamilie im Hintergrund, in der schon Mutter und Oma sagen, dass es ihnen genauso ging und dass diese Emotionen ganz normal sind, dann fällt es Frauen oft leichter, damit umzugehen. Auch zu weinen ist dann in Ordnung. Ist das nicht der Fall, kann die seelische Not groß werden.

Unser ärztlicher Rat: Es gibt keinen optimalen Zeitpunkt für eine Schwangerschaft. Wir empfehlen, es einfach zu versuchen. Wenn keine Erkrankungen vorliegen, braucht es keine Eisprung-Tests, Apps und anderen technischen Hilfsmittel, durch die Spontaneität und Lust nur eingeschränkt werden.

Da die Chance, schwanger zu werden, pro Zyklus 10 bis 15 Prozent beträgt, ist es ganz normal, wenn die Frau nach drei, vier Monaten noch nicht schwanger ist. Zwar sinkt die Aussicht auf eine Schwangerschaft mit zunehmendem Alter, trotzdem sollte sich die Frau dadurch nicht verunsichern lassen. Tritt nach einem bis eineinhalb Jahren keine Schwangerschaft ein, kann versucht werden, nach den Gründen bei Mann und Frau zu suchen.

Wir empfehlen Paaren, die Zeit für Schwangerschaft und Kinder nicht in ein zu enges zeitliches Raster und Konzept der Lebensplanung zu zwängen.

Seelische und körperliche Voraussetzungen

Sprechstunde

Lisa M. ist 27 Jahre alt. Sie hat derzeit keinen Freund, möchte aber irgendwann einmal Kinder haben. Das gehört fest zu ihrer Lebensplanung. Sie ist gesund, raucht vielleicht zehn Zigaretten am Tag und treibt Sport. Ihre Periode kommt regelmäßig, ernsthafte Erkrankungen hatte sie bisher nicht, seit etwa zehn Jahren nimmt sie die Pille. »Können Sie mal testen, ob ich schwanger werden kann?«, fragt sie die Frauenärztin. Dieser Satz fällt zunehmend häufiger in der Praxis von Gynäkologen. Vor zehn Jahren hat das noch kaum eine Frau gefragt.

Bei jungen, gesunden Frauen sagen Frauenärztinnen dann am besten, nachdem die Anamnese erhoben wurde und das Verhältnis zum Partner besprochen wurde: Der beste Test besteht darin, es einfach zu probieren. Es gibt keinen Bluttest, keine Laboruntersuchung und kein bildgebendes Verfahren, mit dem sich zuverlässig voraussagen lässt, ob eine Frau schwanger werden kann oder nicht.

Ist eine Frau gesund und hat ihre Menstruation regelmäßig, raucht nicht, trinkt nicht, hat regelmäßig Sex, dann wird sie in aller Regel auch schwanger. Da die **Schwangerschaftsrate pro Zyklus** allerdings bei **15 Prozent** liegt, dauert es manchmal bis zu eineinhalb Jahre, bis es klappt. Viele Paare wissen nicht, dass es keineswegs selbstverständlich ist, bei ungeschütztem Sex gleich schwanger zu werden, und sind dann verunsichert. Den geeigneten Zeitpunkt, den genauen Moment, in dem der Eisprung stattfindet, zu erwischen, ist manchmal nur **vom Zufall abhängig.** Klappt die erste Schwangerschaft dann irgendwann, dauert es bis zum zweiten oder weiteren Kind nicht mehr so lange. Der Körper erinnert sich daran, wie es geht.

Wenn die Frau jedoch zu sehr »mit dem Kopf« dabei ist und wenn ihre Gedanken nur darum kreisen, schwanger zu werden, dann wir es umso schwieriger. Dreht sich alles nur noch darum, ob es klappt, wird auch die Beziehung zunehmend anstrengend. **Der Mann fühlt sich unter Druck. Die Frau ist nicht mehr entspannt,** rechnet ständig die günstigsten Zeiten aus, misst Temperatur und Eisprung, begutachtet ihren Schleim und ist traurig, wenn die Periode dann doch wiederkommt.

Heute wird gependelt, kilometerlang zur Arbeit gefahren, neben dem ausgefüllten Berufsleben auch noch die Freizeit vollgepackt. Das geht jahrelang so, das Haus wird geplant und gebaut, die Karriere vorangetrieben, und **plötzlich merkt die Frau, dass sie schon Mitte 30** ist. Sie bekommt einen Schreck, denn ab 35 zählt sie angeblich zur Gruppe der »Risikoschwangeren«. Plötzlich treibt sie die Frage um, ob sie überhaupt noch schwanger werden kann, sie hat ja 15 Jahre lang die Pille genommen und im Internet gelesen, dass die Pille unfruchtbar machen kann. Das stimmt zwar nicht, aber die Sorge und der Zeitdruck sind von nun an groß.

Viele **Männer** empfinden die Zeit **mit Mitte 30** hingegen eher als eine besonders **ausfüllende Phase,** beruflich sind sie oftmals schon vorangekommen, sie verdienen gut und möchten diese **Unabhängigkeit** erst einmal **genießen.** Ein Kind, das abhängig macht, wie sie es bei vielen ihrer Freunde sehen, passt noch nicht in die Lebensplanung. Unterschiedliche Erwartungen bestimmen die Partnerschaft, die schwierigen Zeiten beginnen.

Unser ärztlicher Rat: Um schwanger zu werden, ist eine entspannte Sexualität nötig. Dies ist der wichtigste Punkt im ersten Gespräch, wenn sich das Paar oder die Frau Rat suchend an ihre Frauenärztin wendet. Am besten wird nicht mit Messungen, Berechnungen und Apparaturen versucht, den geeigneten Zeitpunkt für die Fortpflanzung zu bestimmen. Einfach probieren. Hilfreich und unterstützend bei ausgeprägtem Kinderwunsch kann zudem Folgendes sein:

Was hilft

- Mit dem Rauchen aufhören – das gilt auch für den Partner. Nikotin beeinflusst die Flimmerhärchen in den Eileitern ungünstig, die das befruchtete Ei in die Gebärmutter transportieren sollen. Sie sind nicht mehr so beweglich. Zudem ist die Spermienqualität von Rauchern schlechter. Ähnliches gilt für Alkohol und Medikamente. So können beide Partner dazu beitragen, dass eine Schwangerschaft wahrscheinlicher wird – und sich selbst etwas Gutes tun.
- Regelmäßige Bewegung, ausgleichende Hobbys und gemeinsame Erlebnisse verbessern die Befindlichkeit und steigern die Lust.

- Das passende Gewicht ist wichtig. Sowohl bei Untergewicht als auch bei starkem Übergewicht kann sich der Zyklus verändern und die Fruchtbarkeit beeinträchtigt werden.
- Stress und andere Belastungen vermeiden. Ist der Mann an vielen Abenden weg, beruflich oft unterwegs und kommt erschöpft nach Hause, freut er sich auf entspannte Zeiten, will keinen Druck und nicht immer wieder hören, dass der Zeitpunkt nun optimal wäre. Ist er allerdings um die Zeit des Eisprungs immer wieder beruflich unterwegs, ist die Chance naturgemäß geringer, schwanger zu werden. Das Gleiche gilt für die Frau. Ist sie viel unterwegs, kommt sie wenig zur Ruhe, dann streikt auch manchmal der Körper. Dann braucht sie ihre Ruhe und den Schlaf. Die Lust leidet.
- Wird der Wunsch, endlich schwanger zu werden, zur fixen Idee, die alles dominiert, sinkt die Wahrscheinlichkeit. Ruhe und Gelassenheit sind wichtig, damit seelisch wie körperlich die Voraussetzungen für eine Schwangerschaft gegeben sind.

Zysten und Kinderwunsch

Das Polyzystische Ovar-Syndrom (PCOS) ist in den 1930er-Jahren beschrieben worden. Es ist eine **Beschreibung, keine Krankheit** im eigentlichen Sinne. Deshalb muss vorsichtig mit der Diagnose umgegangen werden. Sonst werden gesunde Frauen zu kranken gemacht. Bei ungefähr 5 bis 10 Prozent der Frauen gibt es dieses Phänomen, die Ursache ist unklar, die »Krankheit« ist nicht heilbar, aber die Symptome lassen sich behandeln.

Sprechstunde

Die 21-jährige Patientin kommt aufgelöst in die Praxis. Sie war am Wochenende in der Notfallambulanz, weil sie eine Blasenentzündung und Schmerzen im Unterbauch hatte. Dabei diagnostizierte der diensthabende Arzt während des Ultraschalls viele kleine Zysten in den Eierstöcken und sagte ihr, dass es sich um das PCOS handele. Perlschnurartige kleine Zysten im Eierstock, die dazu führen können, dass sie vielleicht keine Kinder bekommen kann. Sie hat es gleich gegoogelt, und nun ist sie beunruhigt. Seit vielen Jahren nimmt die 21-Jährige die Pille, darunter hat sie eine regelmäßige Menstruation.

Als Symptome bemerken Frauen **vermehrte Behaarung, Akne, Gewichtszunahme** und lange Abstände zwischen den Menstruationen (Oligomenorrhoe). Diese Symptome gehen auf hormonelle Veränderungen zurück. Das männliche Hormon Testosteron befindet sich vermehrt im Blut. Dadurch kommt es zu einer männlichen Behaarung.

Die Diagnose wird durch eine vaginale Ultraschalluntersuchung gestellt. Im Ultraschall sind **vergrößerte Eierstöcke** zu sehen. Normale Eierstöcke haben einen Durchmesser von etwa drei Zentimeter, Eierstöcke bei PCOS ungefähr vier bis fünf Zentimeter. Die Eibläschen sind wie zu einer Perlenkette aufgereiht, es kommt nicht zu einem Eisprung, deshalb drängen sich die Eibläschen an den Rand des Eierstockes, der sich langsam etwas vergrößert. Dazu kommt eine hormonelle Veränderung im Blut; deshalb sollte bei der Frau am Anfang des Zyklus, kurz nach der Periode, Blut abgenommen werden.

Sprechstunde

Frau S. ist 28 Jahre alt, etwas übergewichtig und stärker behaart. Sie stellt sich vor; ihre Periode kommt sehr unregelmäßig, sie möchte aber schwanger werden. Vor einem Jahr hat sie geheiratet, und es hat noch nicht geklappt. Ihr Mann ist gesund, aber auch etwas korpulenter.

Es sollte auch die Funktion der Schilddrüse abgeklärt werden und nach einem Diabetes gesucht werden, da bei manchen Frauen mit PCOS außerdem eine Insulinresistenz vorliegt, das heißt die vermehrte Neigung zur Zuckerkrankheit.

Für die Behandlung gibt es nicht viele Möglichkeiten; behandelt werden muss auch nur, wenn es **Beschwerden** oder einen **Kinderwunsch** gibt. Bei unregelmäßigen Blutungen hilft manchmal Agnus castus (in Form von Tablette oder Tropfen), Schöllkraut, Zink und Selen. Hormonell kann auch mit einem Gelbkörperhormon (Progestan, Utrogest etc.) unterstützt werden. Sinnvoll ist es zudem, das Gewicht zu reduzieren, wenn die Frauen übergewichtig sind, und Sport zu treiben.

Bei Kinderwunsch gibt es verschiedene Möglichkeiten: Entweder nimmt die Frau für zwei bis drei Monate die **Pille,** die den Eisprung unterdrückt, setzt sie ab und versucht dann direkt, schwanger zu werden. Oder der Eierstock kann mit einer Hormontablette (Östrogenmodulator), **Clomifen, stimuliert** werden, sodass er mehr Eibläschen bildet, die zum Eisprung kommen. Dieses Medikament wird auch als »Babymacherpille« bezeichnet. Die Tablette wird an vier bis fünf Tagen zu Beginn des Zyklus unter ärztlicher Aufsicht genommen. Die Frau muss über das **Risiko einer Mehrlingsschwangerschaft** aufgeklärt werden und um den Eisprung, also um den zehnten bis zwölften

Tag nach der Periode, zur Ultraschallkontrolle kommen. Die meisten Frauen sind euphorisch, wenn sie im Aufklärungsgespräch hören, dass es Mehrlinge geben könnte. Nach dem Motto: besser mehrere Kinder als keines. Das ist aber unter der Stimulation gefährlich. Zwillinge können heutzutage fast problemlos ausgetragen werden, bei Drillingen wird es hingegen schon schwieriger, das **Risiko für Frühgeburten** steigt, und Vierlinge und mehr gelten unter der hormonellen Stimulation fast als ärztlicher Kunstfehler.

Die »Babypille« oder »Zwillingspille« hat die Rate an Mehrlings- bzw. Zwillingsschwangerschaften in den letzten 30 Jahren verdoppelt. »Double buggys« sind in manchen Städten auffällig häufig geworden.

Unser ärztlicher Rat: Frauen mit PCOS können auch spontan schwanger werden. Wir empfehlen eine Behandlung mit einem Medikament, das die Eierstöcke stimuliert, erst nach einer ausführlichen Beratung. Die Therapie birgt auch Gefahren für die Frau, etwa ein Überstimulations-Syndrom. Dabei werden die Eierstöcke sehr groß, Wasser sammelt sich im Bauch und in der Lunge, wodurch Atemnot entsteht. Zudem verdickt sich das Blut, sodass damit auch die Thrombosegefahr bis hin zur Lungenembolie steigt. Wir empfehlen daher, dass die Behandlung mit einem Medikament zur Stimulation der Eibläschen nur von erfahrenen Ärzten durchgeführt wird.

Unerfüllter Kinderwunsch und Reproduktionsmedizin

In der Reproduktionsmedizin hat sich vieles getan in den letzten Jahren, aber nicht immer nur zum Wohle der Patientinnen oder des Paares. Paare bzw. Frauen kommen mit sehr **hohen Erwartungen** in die Sprechstunde ihrer Frauenärztinnen und Frauenärzte. Sie möchten beispielsweise wissen, ob sie überhaupt schwanger werden können. Wenn den Frauen gesagt wird, dass sie es einfach versuchen sollen, schauen sie manchmal etwas verstört. Dabei ist das ein normaler Vorgang. Das Vertrauen in den eigenen Körper und in die Natur ist jedoch verloren gegangen, die Erwartungen an die Medizin, dass sie so gut wie alle Wünsche erfüllen kann, steigen hingegen immer weiter.

Der **Wille zur Optimierung** des eigenen Lebens betrifft nicht nur die Ausbildung und den Beruf, sondern auch so intime Dinge wie Partnerschaft, Schwangerschaft und Familie. Heute wollen viele Paare ihr Leben genau planen; erst die Ausbildung, dann der Einstieg in den Beruf, dann möglichst die eigenen vier Wände, und dann kommt irgendwann auch der Kinderwunsch.

Sprechstunde

Frau L. ist 39 Jahre alt und schlank. Sie kommt mit ihrem Mann in die Sprechstunde. Etwas unsicher schaut sie ihn immer wieder an. Er beschäftigt sich gerade mit seinem Handy, steckt es dann aber in seine Anzugtasche und nickt ihr zu. Frau L. beginnt zu erzählen, und bald fängt sie an zu weinen. Seit acht Jahren seien die beiden miteinander verheiratet, seit fünf Jahren verhüten sie nicht mehr. Ihr Mann sei viel beruflich unterwegs, sie habe vor zwei Jahren ihren

Beruf aufgegeben, sie hatte viel Stress und dachte, dass dieser Zustand nicht gut sei, um schwanger zu werden.
Trotzdem klappt es nicht. Jeden Monat misst sie ihre Temperatur, trägt sie in ihre App ein, dazu messe sie regelmäßig in der Mitte des Monats mit einem speziellen Apparat den Eisprung (»OvuCheck«). Dieser gebe zwar meistens einen positiven Strich an. Trotzdem kann sie es sich nicht erklären, warum es nicht mit einer Schwangerschaft klappt, die sie sich so sehnlich wünscht.

Die **Versprechen der Reproduktionsmedizin** treffen genau in dieses ambivalente Milieu zwischen Hoffen und Bangen, Planung und Zufall. Dabei ist längst bekannt, dass eine exakte Planung des Lebens, auch mit allen modernen Möglichkeiten der Medizin, nicht immer möglich ist. Viele Frauen werden beispielsweise gerade dann schwanger, wenn sie es nicht mehr erwarten und die Hoffnungen und Versuche mit künstlicher Befruchtung längst aufgegeben haben.

Sprechstunde

Ehepaar T. kommt gemeinsam in die Frauenarztpraxis. Er ist 45 Jahre alt, sie 39. Seit vielen Jahren sind die beiden bereits miteinander verheiratet. Seit vier Jahren möchten sie Kinder, es klappt aber nicht. Das Spermiogramm - die qualitative und quantitative Untersuchung des Samens des Mannes - ist in mehreren Untersuchungen als schlecht beurteilt worden. Bei Frau T. gibt es keine Auffälligkeiten. Sie haben einiges probiert, nun aber sind sie entschlossen, sich in einem Kinderwunschzentrum behandeln zu lassen, und möchten ein Beratungsgespräch.

In den vergangenen Jahren hat sich aufgrund der Berufstätigkeit vieler Frauen und anderer gesellschaftlicher Entwicklungen der **Kinderwunsch** bei vielen Paaren **von Anfang 30 auf Ende 30** verschoben. Bei den meisten Paaren, die kinderlos bleiben, findet sich keine klare Ursache dafür. Sie leben gesund, ihre Organe zeigen keine Beeinträchtigungen, der Zyklus ist regelmäßig, sie haben regelmäßig Sex, aber es klappt trotzdem nicht. Ungefähr **2 bis 4 Prozent aller Paare bleiben ohne erkennbaren medizinischen Grund kinderlos.**

Bei der Abklärung einer ungewollten Kinderlosigkeit müssen Ärzte **behutsam** in ihrer **Wortwahl** sein. Manche Sätze klingen schlicht brutal und nehmen den Frauen jede Hoffnung: »Mit diesen Eierstöcken können Sie keine Kinder bekommen« oder »Sie haben eine zu kleine Gebärmutter, das klappt mit Kindern nicht« oder »Ihre Eierstöcke haben lauter Zysten, da wird es schwer mit dem Kinderwunsch«. Immer wieder hören junge Frauen solche Aussagen.

Auch gegenüber Männern gibt es Sätze, die dauerhaft kränken: »Mit diesem Spermiogramm wird's schwierig« oder »Oje, da bewegt sich ja gar nichts bei Ihren Spermien!« oder »Sie sind steril!«. Schnell kommen Schuldgefühle auf, und Männer wie Frauen fragen sich, was sie falsch gemacht haben. Etwa zu viel geraucht? Dabei geht es nicht um Schuld und schlechtes Gewissen, sondern um Schicksal und Zufall.

Die Begriffe **Sterilität** und **Infertilität** bezeichnen die Unfruchtbarkeit von Männern und Frauen. Man unterscheidet zwischen der **primären Sterilität,** das bedeutet, die Frau ist noch nie schwanger geworden, und der **sekundären Sterilität,** bei der es schon eine Schwangerschaft gab, aber anschließend klappt es nicht mehr. Eine sekundäre Sterilität kann verschiedene Ursachen haben: Geburtsverletzungen der Gebärmutter (selten) führen dazu, dass sich das befruchtete Ei nicht in die

Schleimhaut der Gebärmutterhöhle einnistet. Oder es wurde eine ausgiebige Ausschabung vorgenommen, bei der die Schleimhaut in der Gebärmutter zu stark verletzt wurde.

Zudem können **Entzündungen** durch Bakterien in der Scheide über den Muttermund in die Gebärmutterhöhle aufsteigen und weiter über die Eileiter in den Bauchraum geraten, dort zu einer Entzündung führen und **Verklebungen** der Eileiter oder Eierstöcke bewirken. Das Ei wird beim Eisprung durch den weichen, flexiblen Eileiter aufgefangen und dort mit dem Spermium befruchtet. Ist der Eileiter jedoch durch eine nicht behandelte Entzündung verklebt, kann das befruchtete Ei im Eileiter hängen bleiben und nistet sich dort ein; dann entsteht eine Eileiterschwangerschaft, die gefährlich ist, weil lebensbedrohliche Blutungen drohen, wenn der Eileiter reißt. Deshalb muss operiert werden, und die Schwangerschaft kann nicht erhalten werden.

Wird eine Frau nach **ein bis eineinhalb Jahren** mit regelmäßiger Periode und regelmäßigem Sex nicht schwanger, sollten **weitere Abklärungen** erfolgen. Zunächst sollte ein ausführliches Gespräch mit dem Paar über den Zyklus stattfinden. Beide sollten wissen, wo im Zyklus die fruchtbaren und unfruchtbaren Tage liegen, das heißt, wann es überhaupt möglich ist, schwanger zu werden. Nach dieser Form der Aufklärung werden viele Paare ohne Hilfe doch recht bald schwanger.

Ob die **Gebärmutter** von ihrer **Größe und Form** her normal aussieht, lässt sich am besten durch eine Tastuntersuchung und eine Ultraschalluntersuchung feststellen. Selten gibt es Formen der Gebärmutter, die eine Einnistung eines befruchteten Eies verhindern. Dies kann der Fall sein, wenn die Gebärmutter nicht richtig ausgebildet ist (Mayer-Rokitansky-Küster-Hauser-Syndrom) oder ein gutartiger Muskelknoten (Myom) in die Höhle der Gebärmutter ragt, sodass ein Wachsen der Frucht in der Gebärmutter verhindert wird.

Was hilft

Unterstützung bei unerfülltem Kinderwunsch

- Die Frau kann einen **Zykluskalender** führen; diesen gibt es in Papierform oder als App. Sie trägt jeden Monat ein, wann die Periode stattgefunden hat, und ermittelt so, wann sie ungefähr ihre fruchtbaren Tage hat. Diese liegen ungefähr 14 Tage vor dem ersten Blutungstag.
- Zusätzlich kann sie täglich die **Temperatur messen** und in den Kalender eintragen. Die sogenannte Basaltemperatur wird gleich morgens nach dem Aufwachen gemessen und eingetragen; auch dafür gibt es elektronische Geräte. Die Temperatur steigt in der zweiten Zyklushälfte um etwa 0,2 Grad an, dies passiert 24 bis 36 Stunden nach dem Eisprung. Den Temperaturanstieg in der zweiten Zyklushälfte bewirkt das körpereigene Hormon Progesteron. Mit Aufzeichnung der Temperaturkurve kann rückblickend erkannt werden, wann der Eisprung stattfindet. Allerdings sind die Messungen der Temperatur für die Frauen mühsam und fehleranfällig. Für einen normalen Zyklus und eine aussagekräftige Kurve braucht es wenig Störungen im Alltag, genügend Schlaf und Regelmäßigkeit.
- Arbeitet die Frau im Schichtdienst, ist die Temperaturmethode nicht sehr hilfreich. Durch **fehlerhafte Kurven** wird dann oft der Rückschluss gezogen, dass etwas mit der Fruchtbarkeit nicht stimmt, die Frauen werden dadurch eher gestresst als beruhigt. Diese Messmethode sollte daher mit Zurückhaltung empfohlen werden.

Mittels Ultraschall lässt sich auch feststellen, ob sich in der Zyklusmitte (das heißt zwischen dem elften und 15. Zyklustag) ein oder mehrere **Eibläschen** in den Eierstöcken gebildet haben und ob die Schleimhaut (Endometrium) in der Gebärmutter verdickt ist, damit sich das befruchtete Ei gut einnisten kann.

Ist das eine oder andere nicht der Fall, liegt häufig ein hormonelles Ungleichgewicht vor oder eine Schilddrüsenerkrankung. Deshalb sollte im Zweifel auch eine hormonelle Untersuchung des Blutes der Frau erfolgen.

Ursachen für Kinderlosigkeit: weibliche und männliche Sterilität

Die meisten Paare wünschen sich ein oder mehrere Kinder. Da sich das Alter der Frau, in dem sie ihr erstes Kind bekommt, nach hinten verschoben hat, steigt die Kinderlosigkeit, denn die Chance, schwanger zu werden, sinkt mit steigendem Alter. Bei über 80 Prozent der betroffenen Paare finden sich körperliche Gründe für die Kinderlosigkeit. Frauen sind häufiger davon betroffen als Männer.

Bei Frauen kann sich durch psychische Belastungen der **Zyklus** und damit der Eisprung **verschieben.** Die Eierstockfunktion lässt mit zunehmendem Alter nach, sodass die Eibläschen nicht ausreichend reifen. Nach Entzündungen der Eileiter, z.B. durch Chlamydien (Adnexitis), können die Eileiter verkleben, dann kann das befruchtete Ei nicht in die Gebärmutter wandern, um sich dort einzunisten.

Haben Frauen **chronische Erkrankungen** wie Schilddrüsenleiden (Hashimoto-Thyreoiditis) oder Diabetes, wird die hormonelle Balance im Körper und damit die Fruchtbarkeit der Frau gestört. **Nikotin** zerstört die Flimmerhärchen in den Eilei-

Ursachen für ungewollte Kinderlosigkeit bei Frauen und Männern

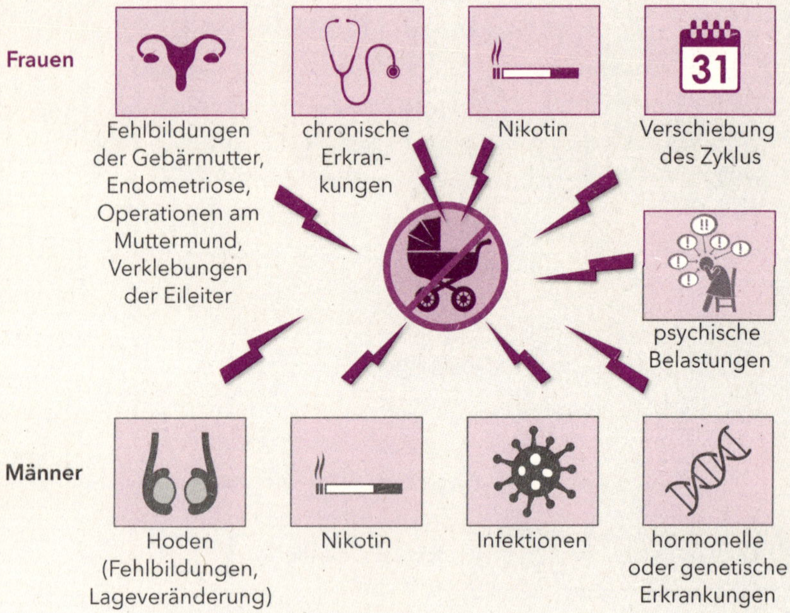

tern, die für den Transport des befruchteten Eies wichtig sind. Angeborene ausgeprägte **Fehlbildungen der Gebärmutter** sind selten, können aber auch die Fruchtbarkeit beeinträchtigen, weil die Einnistung gestört sein kann. Veränderungen der Eierstöcke und Eileiter durch **Endometriose** können durch die verschleppte Schleimhaut den Transport verhindern. **Operationen,** etwa Konisation oder Laservaporisation, **am Muttermund** wegen veränderter Zellen (Dysplasie) können die Passage für die Spermien erschweren.

Bei **Männern** gibt es ebenfalls Fehlbildungen oder Lageveränderungen der **Hoden,** die die Fruchtbarkeit vermindern.

Wenn Männer **rauchen,** ist die Spermienqualität schlechter. Bakterielle und **virale Infektionen** wie Mumps oder Chlamydieninfektion, aber auch **hormonelle oder genetische Erkrankungen** wie das Klinefelter-Syndrom, mindern die Fortpflanzungsfähigkeit der Männer.

Neben körperlichen Ursachen gibt es auch **psychische Belastungen,** die die Fruchtbarkeit von Männern wie Frauen beeinträchtigen können. Leiden sie unter starken seelischen Konflikten, beispielsweise nach einem körperlichen Trauma oder einer Missbrauchserfahrung, kann das nicht nur negative Auswirkungen auf die Sexualität, sondern auch auf die Fruchtbarkeit haben.

Methoden zur Erfüllung des Kinderwunsches

Sprechstunde

Frau A. ist 40 Jahre alt und hat eine Odyssee durch diverse Kinderwunschzentren hinter sich, bis sie sich in einer Praxis gut aufgehoben fühlte. »Es kam mir immer wie eine Fabrik vor, in der ich meine Intimität ausbreiten musste, da habe ich mich nicht wohlgefühlt. Es geht doch nicht nur um die Technik, da bleibt ja der Mensch auf der Strecke«, klagte sie.

Nach sechs Versuchen mit ICSI (Intrazytoplasmatische Spermieninjektion) wurde sie endlich schwanger, sie hatte fast nicht mehr daran geglaubt. »Das hat uns einen Kleinwagen gekostet, aber das war es uns wert«, sagt sie. Glücklich kam sie nach der Geburt mit ihrem kleinen Sohn zur Nachkontrolle in die Praxis. Die Paarbeziehung war durch die vielen Monate der Behandlung strapaziert, zwischendurch wollte ihr Mann nicht weitermachen, aber gemeinsam haben sie es geschafft. Seelische Unterstützung holten sie sich nach dem zweiten vergeblichen Versuch in einer Beratungsstelle. Die Gespräche haben beiden Eheleuten immer wieder Kraft und Zuversicht gegeben. Sie hatten sich schon mit dem Thema Adoption auseinandergesetzt und einen Adoptionsantrag gestellt.

Es gibt immer mehr **Kinderwunschzentren.** Manche wirken wie luxuriöse Hotels. Es ist ein riesiges Geschäft geworden, bei dem es viel zu verdienen gibt. Der technische wie personelle Aufwand in den Zentren ist enorm, damit die **»Baby-take-Home-Rate«** möglichst hoch ist.

Um die größte Chance auf eine Schwangerschaft zu bekommen, wird heutzutage schnell zu Verfahren wie **IVF** (In-vitro-Fertilisation) oder **ICSI** (Intrazytoplasmatische Spermieninjektion) geraten. Dazu kommen Inseminationen mit eigenem oder fremdem Samen auch bei gleichgeschlechtlichen Paaren mit Kinderwunsch. Die meisten Frauen werden im Zyklus »optimiert«, das bedeutet, dass die Eierstöcke durch stimulierende Medikamente möglichst viele Eibläschen produzieren sollen und dass versucht wird, die Eigenschaften der Gebärmutterschleimhaut zu verbessern.

Bei Männern kann man durch Verzicht auf Alkohol und Nikotin die Qualität der Spermien verbessern, wenn das Spermiogramm mehrfach schlecht ausgefallen ist. Ein einziges Spermiogramm sagt allerdings noch nicht viel aus, weil es sich immer ändern kann.

Die **hormonelle Stimulation,** die die Frau erhält, und die gesamte Kinderwunschbehandlung stellen eine große **körperliche wie psychische Belastung** dar. Viele Frauen müssen die aufwendige Behandlung in ihrem beruflichen Alltag unterbringen und möchten das Arbeitsumfeld davon in Unkenntnis lassen.

Bei der **Insemination** wird der Samen mit einem dünnen Katheter über den Muttermund direkt in die Gebärmutter übertragen. Dies ist sinnvoll, wenn die Spermien zu langsam und unbeweglich sind oder der Muttermund verklebt ist. Befindet sich der Samen in der Gebärmutterhöhle, muss alles Weitere seinen eigenen Weg gehen und kann nicht mehr beeinflusst werden. Die Insemination ist auch ein Weg für lesbische Paare, sich den Kinderwunsch zu erfüllen. Für den dafür nötigen Samen gibt es Samenbanken.

Bei der Behandlung mit In-vitro-Fertilisation (IVF) ist der technische und damit auch finanzielle Aufwand erheblich größer als bei Inseminationen. Sind die Eileiter verschlossen oder gar nicht vorhanden, der Samen zu wenig, eingeschränkt in der Beweglichkeit oder infiziert (etwa bei HIV), dann ist die IVF eine Möglichkeit für das betroffene Paar, schwanger zu werden.

Nach der Stimulation der Eierstöcke wird der beste Zeitpunkt für den künstlich herbeigeführten »Eisprung« gewählt; dabei springt das Ei nicht, wann es will, sondern der Eisprung wird mit einem Hormon ausgelöst, und zur optimalen Zeit werden die Eier abgesaugt, damit sie außerhalb des Körpers befruchtet werden können.

In der Petrischale wird die Eizelle mit Millionen Spermien zusammengebracht. Die Verschmelzung von Ei und Samenzelle und die Befruchtung werden abgewartet und unter mikroskopischer Kontrolle verfolgt. Kam es zur Befruchtung, wird nach ein bis zwei Tagen der Embryo (maximal drei Embryonen) in die Gebärmutterhöhle der Frau zurückgegeben **(Embryotransfer).** Da das Mehrlingsrisiko mit der Zahl der zurückgegebenen Embryonen steigt, wird bei jüngeren Frauen empfohlen, maximal zwei zu übertragen.

Eine Weiterentwicklung der In-vitro-Fertilisation ist die Intrazytoplasmatische Spermieninjektion (ICSI). Wenn der Mann nur wenige Spermien hat, die aus dem Hoden (TESE) oder dem Nebenhoden (MESA) gewonnen werden müssen, wird ein Spermium direkt mit einer dünnen Pipette in die Eizelle injiziert.

Für Frauen, die an einer Krebserkrankung leiden und eine Chemotherapie benötigen, gibt es außerdem die Möglichkeit, vor der Tumortherapie ihre Eizellen zu gewinnen und einzufrieren, bis nach Ende der Erkrankung damit eine Schwangerschaft ermöglicht werden kann. Das **Einfrieren der Eizellen,** die sogenannte **Kryokonservierung,** kostet die Paare viel Geld, die Krankenkassen übernehmen diese Kosten nicht.

Grundsätzlich tragen die gesetzlichen **Krankenkassen** für Frauen zwischen 25 und 40 Jahren und Männer bis 50 Jahren die Hälfte der **Kosten** für drei Zyklen der Kinderwunschbehandlung. Ein Zyklus In-vitro-Fertilisation kostet ungefähr 1600 Euro, ein Zyklus Intrazytoplasmatische Spermieninjektion 1800 Euro. Je nach Lage der Kinderwunschpraxis variieren die Preise stark. München ist teurer als Kiel.

Auch **Paare mit einer stabilen HIV-Infektion** können eine Kinderwunschbehandlung durchführen. Dafür wird der Samen so gut gewaschen, dass er frei von HI-Viren ist und die Frau nicht angesteckt werden kann. Diese Behandlung führen allerdings nur spezialisierte Zentren durch.

Ein neuer Weg für Frauen, die ihre Fruchtbarkeit nach hinten verschieben wollen, ist das sogenannte **Social freezing.** Dies soll der Frau die Freiheit geben, den Zeitpunkt der Schwangerschaft selbst festzulegen und ihn nicht vom Alter abhängig zu machen. Das bedeutet aber auch, und das wird in der Werbung dafür nicht deutlich genug gesagt, dass die Eier wie bei der In-vitro-Fertilisation oder der Intrazytoplasmatischen Spermieninjektion nach hormoneller Stimulation abgesaugt werden müssen und dass diese Technik mit Liebe und Sex und der Erzeugung eines Kindes auf natürlichem Weg nichts mehr zu tun hat. Das muss auch dem künftigen Partner klar sein.

Ob die Frau mit 50 noch die nötige Energie und körperliche Belastbarkeit hat, um eine Schwangerschaft, die Geburt und Erziehung eines Kindes durchzustehen, wird in der öffentlichen Diskussion über dieses brisante Thema wenig bis gar nicht erwähnt.

Unser ärztlicher Rat: Ein unerfüllter Kinderwunsch ist für betroffene Paare traurig und verändert das ursprüngliche Lebensbild. Die enormen Möglichkeiten der Reproduktionsmedizin, die sich in den letzten 40 Jahren entwickelt haben, sind für viele Paare eine wunderbare Möglichkeit, sich den Kinderwunsch doch zu erfüllen.
Trotzdem sollte gut überlegt und abgewogen werden, ob dieser Weg der richtige für das betroffene Paar ist. Die Nebenwirkungen der aufwendigen Behandlungen bringen die Paare, besonders die Frau, oft an die Grenze der Belastbarkeit. Nicht selten leidet auch die Paarbeziehung erheblich unter diesen Anstrengungen.
Wir empfehlen deshalb neben einer Kinderwunschbehandlung auch die seelische Unterstützung des Paares von Beginn an. Dafür gibt es neben Psychotherapeuten auch viele sehr gute Beratungsstellen und Selbsthilfegruppen.
Wenn Paare nicht schwanger werden, müssen sie sich darüber klar sein, dass es trotz aller Bemühungen und technischen Möglichkeiten in 40 bis 50 Prozent der Fälle nicht zu einer Schwangerschaft beziehungsweise zur Geburt eines Kindes kommt. Deshalb sollte auch frühzeitig besprochen und überlegt werden, ob sich beide auch eine Adoption, ein Pflegekind oder ein kinderloses Leben vorstellen können.

Vorsorge, Früherkennung und Krebstherapie

Es gibt Sätze, denen muss man einfach zustimmen. »Krebs, rechtzeitig erkannt, ist heilbar«, lautet so ein unwiderlegbares Diktum. Das ist zweifellos richtig, denn »rechtzeitig« heißt nun mal, so früh mit der Therapie zu beginnen, dass Heilung möglich ist. Kampagnen zur Früherkennung werben mit der unsinnigen Doppelung und vermitteln den simplen wie in seiner Verallgemeinerung falschen Dreischritt: Früher erkannt, besser behandelt, länger leben. Leider halten sich viele Tumore nicht an diese Regel. Sie lassen sich nicht rechtzeitig erkennen oder müssen – so seltsam das klingt – nicht erkannt werden. **Früherkennung** kann daher auch **mehr schaden als nutzen.**

Ärzte und Politik haben jahrelang einseitig mögliche Vorteile der Früherkennung betont, aber mittlerweile gibt es Gegenstimmen. Die Kritik an den Tests wird lauter und der Vorteil für Gesunde hinterfragt. Schließlich werden nicht Kranke erfasst, die Hilfe brauchen. **Früherkennungsprogramme** wenden sich **ausschließlich an Gesunde**, die beschwerdefrei sind. Dennoch hat der Bundestag 2002 beschlossen, das Mammografie-Screening auf Brustkrebs einzuführen, und die Felix Burda Stiftung versucht mit viel Aufwand, die Bereitschaft zur Darmspiegelung zu steigern.

Unausrottbar ist auch die Analogie zum Auto. So wie das Fahrzeug regelmäßig zur Inspektion und zum TÜV sollte, sei es wichtig, den Körper »durchchecken« zu lassen. Dabei lässt sich der Körper nicht inspizieren wie ein Motor. Nicht alle Krankheiten können entdeckt werden – viele müssen es auch gar nicht, weil sie keine Beschwerden auslösen. Bei anderen Krebsarten können zwar Diagnosen gestellt werden, aber die Behandlung ändert nichts am Verlauf. In solchen Fällen schaden Untersuchungen und Behandlungen mehr, als dass sie nutzen. Sie vergrößern die Sorgen – **Vorsorge** bedeutet manchmal, dass nur die **Sorgen vorverlegt** werden.

Krebstypen und Früherkennung

Warum es theoretisch gut klingt, in der Praxis aber schwierig ist, mithilfe der Früherkennung Leiden zu vermindern oder gar zu verhindern, wird deutlich, wenn man sich die unterschiedlichen Formen und Ausbreitungswege von Krebs veranschaulicht:

Typ 1 beschreibt Krebsarten, die mittels Früherkennung entdeckt werden – und zwar im Idealfall, bevor Metastasen entstehen. Eine **frühe Therapie** verhindert das weitere Krebswachstum und **bringt tatsächlich Heilung.** Hier führt die frühe Diagnose zu gewonnenen Lebensjahren. In diesem Fall ist Früherkennung sinnvoll und echte Vorsorge. Typisches Beispiel ist der Abstrich am Gebärmutterhals. Leicht veränderte oder entartete Zellen werden entdeckt. Durch Lasern oder Gewebeentnahme kann die Krankheitsentstehung gestoppt und die weitere Ausbreitung verhindert werden.

Typ 2 umfasst hingegen die Gruppe jener Tumore, die schon **früh Metastasen** bilden. Früherkennung und eine früh begonnene Therapie können den **Krebs nicht mehr heilen,** eventuell werden durch Nebenwirkungen der Behandlung sogar die Leiden verstärkt. Früherkennung führt in diesem Fall zu **keiner Verlängerung des Lebens, sondern zu einer Verlängerung des Leidens.** Dies ist bei manchen Formen der Leukämie der Fall oder auch bei aggressiven Formen von Brust- oder Eierstockkrebs.

Typ 3 beschreibt zwar auch einen Tumor, doch der bildet **nie Metastasen.** Die Früherkennung führt in diesem Fall zwar zu einer früheren Therapie. Da der Tumor aber fast nie tödlich ist und sich nur sehr selten gefährlich ausbreitet, wird das Leben durch die Früherkennung nicht verlängert – das **Leiden durch Nebenwirkungen der Therapie** hingegen schon. Ein Beispiel hierfür ist der Großteil der Schilddrüsenkarzinome. Sie bleiben in den meisten Fällen lokal begrenzt.

Typ 4 schließlich beschreibt Tumore, die so **langsam wachsen** oder zeitlebens so klein bleiben und sich nicht ausbreiten, dass sie **nie auffallen oder Beschwerden** verursachen würden. Im Rahmen der Früherkennung werden sie entdeckt, und in der Folge wird eine Therapie eingeleitet. Durch die Behandlung wird das Leben aber nicht verlängert, sondern unnötige Diagnosen (Überdiagnose) und Therapien (Übertherapie) belasten Patienten nur. Dies trifft beispielsweise für die Mehrheit aller Fälle von Prostatakrebs zu.

Manche Ärzte rühmen sich trotzdem, wenn sie Patienten mit solchen Tumoren behandeln. Es klingt zynisch, entspricht aber leider der Wahrheit: Die »erfolgreichsten« Krebsbehandlungen sind manchmal die jener Tumore, die nie aufgefallen wären, weil sie nie Beschwerden verursacht hätten. Typische Beispiele hierfür sind ein **auf die Milchgänge beschränkter Brustkrebs,** das Duktale Karzinom in situ (DCIS). Maximal die Hälfte der Frauen mit DCIS entwickelt einen Krebs, aber alle werden so behandelt, als ob sie dazu gehören würden. Manchen wird gar die Brust abgenommen. **Auf die Überdiagnose folgt die Übertherapie.**

Der Satz – und Werbeslogan – »Vorsorge rettet Leben« ist deshalb häufig falsch, z. B. in den vielen Fällen, in denen es um die Früherkennung von Brust- oder Prostatakrebs geht. Deshalb werden immer mehr Menschen zu **Krebspatienten, ohne dass es nötig wäre** oder eine sinnvolle Therapieoption gäbe. Bei der Früherkennung von Brustkrebs ist der belegbare Nutzen allenfalls marginal, sodass der Begriff »Vorsorge« nicht gerechtfertigt ist.

Unabhängige Ärzte und Wissenschaftler wissen, dass sich zwar darüber streiten lässt, ob bei Früherkennungstests eine, zwei oder keine von 1000 Frauen vom Screening auf Brustkrebs profitieren. Da aber nicht 30 oder gar 300 von 1000 Frauen einen Nutzen davon haben, ist es angesichts des riesigen Aufwands und der Verunsicherung vieler Frauen fraglich, ob Früherkennung in diesen Fällen sinnvoll ist.

Mit weniger als 20 Prozent nimmt nur eine Minderheit der Menschen in Deutschland überhaupt einen Test zur Früherkennung in Anspruch. Die Mehrheit, die sich dagegen entscheidet, ist nicht etwa ignorant, sondern hat wohl gute Gründe, die ihr aber nicht bewusst sind. Damit folgt sie der skeptischen Haltung gegenüber der Früherkennung, die mittlerweile auch wissenschaftlich belegt ist. **Vorsorge** in Screening-Programmen **droht Fürsorge zu ersetzen.** Gesunde Bürger werden so zu therapie- und präventionsbedürftigen Patienten.

Unser ärztlicher Rat: Bei jeder Früherkennung sollten zuvor die möglichen Vor- und Nachteile besprochen werden. Nicht jede Untersuchung nutzt Patientinnen – manchmal schadet sie auch.

Krebsvorsorge

Am häufigsten suchen Frauen die gynäkologische Praxis auf, weil sie zur jährlichen »Krebsvorsorge« kommen. Die Untersuchung wird ab dem 20. Lebensjahr empfohlen und beinhaltet die Untersuchung des Unterleibes und der Brust. Der wichtigste Teil in der Begegnung mit der Patientin ist das Gespräch, die **Anamnese.** In diesen Gesprächen kann die Patientin über ihre Beschwerden, Sorgen und Ängste berichten. Die Anamnese ist ein wesentlicher Teil der Betreuung in der gynäkologischen Praxis. Viele Patientinnen sind dankbar, wenn ihnen überhaupt erst einmal zugehört wird. Oft wird die Ursache für unklare Bauchschmerzen schon aufgrund der Anamnese deutlich und kann entsprechend behandelt werden.

Auf dem gynäkologischen Untersuchungsstuhl wird mit dem Spiegel (Speculum) in die Scheide geschaut und der Muttermund betrachtet. Vom Muttermund werden Zellen abgestrichen und auf einen Objektträger aufgetragen. Dieser **Abstrich** sollte Zellen vom äußeren und inneren Muttermund umfassen, dazu werden Holzspatel oder Wattestäbchen und ein Bürstchen benutzt. Hat die Patientin ihre Periode, kann der Abstrich nicht ausgewertet werden, weil die Blutzellen die normalen Zellen überlagern.

Mithilfe des Abstrichs werden Veränderungen des Muttermundes erfasst, die auf einen **Gebärmutterhalskrebs** hinweisen können. Dieser Tumor ist einer der wenigen Krebserkrankungen, die zu mehr als 95 Prozent durch Viren, die **Humanen Papillomaviren (HPV),** verursacht wird. Die Infektion mit diesen Viren erfolgt über den Geschlechtsverkehr. Die Patientin wie auch ihr Partner haben allerdings keine Beschwerden und merken nichts davon, sodass die Infektion unbemerkt übertragen wird. Frauen bekommen infolge der »stummen« Infektion deutlich häufiger einen Tumor als Männer, die nur sehr selten daran erkranken.

In einem speziellen Zelllabor wird der Abstrich gefärbt und beurteilt. Es gibt eine Einteilung der Zellen nach verschiedenen Klassen, und die Ergebnisse des **Pap-Tests** werden entsprechend der Klassen I bis IV eingeteilt. Benannt ist der Abstrich nach dem griechischen Frauenarzt George Papanicolaou, der ihn 1928 bei einer Fachtagung vorgestellt hat. Die normalen Abstriche werden in die Klassen I und II eingestuft. Ab Klasse III sind die Abstriche engmaschiger zu kontrollieren, das bedeutet erneut nach drei bis sechs Monaten. Leichte Zellveränderungen können nach ein bis zwei Jahren kontrolliert werden, ohne dass zwischendurch behandelt werden müsste. Ein Drittel der Veränderungen heilt spontan ab, ein Drittel bleibt, ein Drittel verändert sich in die schlechtere Klasse.

Ab der Pap-Klasse III wird eine zusätzliche Untersuchung mit einem Spezialmikroskop für die Scheide, dem Kolposkop, sowie mit Essigfärbungen durchgeführt. Unter dem speziellen Mikroskop werden in vielen Fällen Veränderungen der Zellen frühzeitig erkannt, sodass an einer bestimmten auffälligen Stelle am Muttermund eine kleine Probe (Biopsie) entnommen werden kann, bevor überhaupt Krebs entsteht.

Die Operationsmethoden haben sich in den letzten Jahren deutlich geändert: Führten Ärzte früher eine radikale **Konisation** aus, wobei mit dem Skalpell oder einem Laser ein Konus (ein kegelförmiges Gewebestück) aus dem Muttermund geschnitten wurde, wird heute versucht, so wenig Gewebe wie nötig zu entfernen. Dies gelingt häufig mit einer **Elektroschlinge** (LEEP = Loop Electrosurgical Excisional Precedure) oder mit einem CO_2-Laser, der das Gewebe evaporisiert, das heißt verbrennt. Diese Methoden können ohne Vollnarkose durchgeführt werden, es reicht eine örtliche Betäubung. Auf der Oberfläche des Muttermundes bildet sich nach der Behandlung ein Schorf, der nach ein bis zwei Wochen wieder abfällt. Darunter hat sich das Gewebe neu und glatt wieder gebildet.

Da durch die Konisation ein größerer Teil des Muttermundes entfernt wird, besteht die Gefahr, dass der **Muttermund insgesamt verkürzt** wird, was während einer Schwangerschaft das Risiko für Frühgeburten erhöhen kann. Hat die Frau noch einen Kinderwunsch, versuchen die Operateure daher möglichst schonend vorzugehen. Liegt die Veränderung allerdings nicht auf der Oberfläche des Muttermundes, sondern im Muttermundkanal, bleibt als Therapie nur die Konisation.

Eine weitere Komplikation der Konisation kann darin bestehen, dass der Muttermund verklebt. In der Folge ist die Mens-

Konisation des Muttermundes

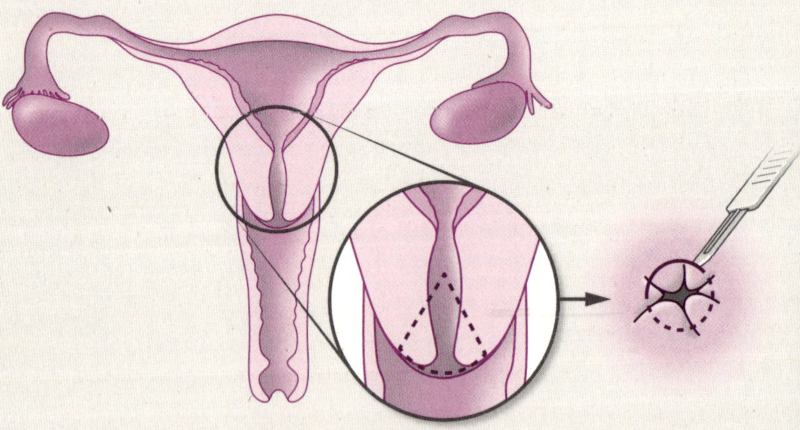

Konisation: operative Entfernung eines Gewebekegels (Konus) aus dem Gebärmutterhals (Zervix).

truation recht schmerzhaft. Manchmal kann dann nur Abhilfe mit einer Weitung (Dilatation) geschaffen werden.

Bei Abstrichen ab Klasse III kann zusätzlich ein Flüssigkeitsmedium **(Thin Prep)** benutzt werden, das über die gesetzliche Krankenkasse abgerechnet wird und von Patientinnen nicht bezahlt werden muss. Bei normalen Abstrichen ist das flüssige Medium nicht notwendig, es wird dennoch oft als Individuelle Gesundheitsleistung (IGeL) angeboten. Der Nachteil des normalen Abstriches besteht darin, dass die Zellen, wenn sie zu dick auf den Objektträger aufgetragen werden, überlagert und für den Zytologen schwieriger zu beurteilen sind. Im flüssigen Medium werden die Zellen ausgewaschen, und die Beurteilung fällt leichter. Wird der Abstrich richtig ausgeführt, ist bei einem normalen Befund kein Thin Prep notwendig.

Der **Abstrich vom Muttermund** wird bei Frauen von 20 bis 35 Jahren **bisher einmal im Jahr** empfohlen, **ab 35 Jahren alle drei Jahre in Kombination mit dem HPV-Abstrich** angeboten: Ist der HPV-Befund negativ, bedeutet dies, dass keine Papillomaviren vorhanden sind. Dann wird er alle drei Jahre wiederholt.

Warum die Neuregelung der Krebsvorsorge nur für Frauen über 35 gilt

Im Alter zwischen 20 und 40 Jahren sind 30 bis 40 Prozent der Frauen in Europa mit dem HP-Virus infiziert. Zumeist entsteht daraus kein Krebs, sondern die Infektion klingt nach ein bis eineinhalb Jahren ohne Folgen wieder ab. Häufige HPV-Tests würden daher zu oft **falschen Alarm** auslösen – daher sollen Frauen zwischen 20 und 35 Jahren wie bisher weiter nur zum jährlichen Pap-Abstrich zum Frauenarzt. Bei Frauen ab 35 geht man hingegen davon aus, dass sie seltener

wechselnde Partner haben – da die humanen Papillomaviren sexuell übertragen werden, spielt das bei der Vorsorge eine Rolle.
Gebärmutterhalskrebs ist mit rund 4800 Neuerkrankungen im Jahr in Deutschland sehr selten geworden – wenn eine Frau trotz regelmäßiger Vorsorge erkrankt, kann das entweder heißen, dass der Tumor schnell gewachsen ist oder dass der Pap-Abstrich versagt hat – genau davor soll künftig die Kombination mit dem HPV-Test schützen.

Mehr als 90 Prozent der Karzinome am Muttermund sind Plattenepithelkarzinome. Da mit dem herkömmlichen Pap-Abstrich die seltene Tumorart am Muttermund, das Adenokarzinom (es macht 10 Prozent der dortigen Tumoren aus), häufig nicht entdeckt werden kann, wird in Zukunft ein weiterer Test, der Abstrich auf HPV, empfohlen: Diese Viren sind zu mehr als 95 Prozent für Gebärmutterhalskrebs verantwortlich. Aber auch dieser Test entdeckt nicht alle Infektionen – und übersieht die seltenen Fälle, die nicht virusbedingt sind. Deshalb setzt das entscheidende Gremium, das über Erstattung und Sinn medizinischer Maßnahmen entscheidet, der Gemeinsame Bundesausschuss (G-BA), auf eine Kombination der Tests, um künftig noch mehr Krebsvorstufen zu entdecken.

Empfehlung für das Früherkennungsprogramm für Gebärmutterhalskrebs (gemäß Gemeinsamen Bundesausschuss, G-BA)

- Frauen im **Alter von 20 bis 60** Jahren werden alle fünf Jahre von ihren Krankenkassen angeschrieben und über die Reihenuntersuchung auf Gebärmutterhalskrebs (Zervixkarzinom-Screening) informiert. Die Information erfolgt altersbezogen ohne Bezug auf bisherige Untersuchungsergebnisse und die Screening-Geschichte.

- Frauen ab **35 Jahren** wird künftig statt der jährlichen zytologischen Untersuchung (Beurteilung von Zellen, die durch Abstrich, Biopsie oder Punktion entnommen werden) alle drei Jahre eine Kombinationsuntersuchung, bestehend aus einem HPV-Test und einer zytologischen Untersuchung, angeboten. Eine obere Altersgrenze wird nach einer Übergangsphase beraten. Die Frauen sollten jedoch darüber informiert werden, wann das Risiko für ein Zervixkarzinom nur noch gering ist, dann sollten sie das Screening beenden.
- In der Übergangsphase werden auch die Daten des zytologischen Screenings bei Frauen im Alter von 20 bis 35 Jahren erfasst.
- Frauen **zwischen 20 und 35 Jahren** haben in der Übergangsphase weiterhin Anspruch auf eine jährliche zytologische Untersuchung. Nach der Übergangsphase soll gegebenenfalls eine Anpassung des Screeningintervalls und der Methode an internationale Empfehlungen erfolgen.
- Das Institut für Qualität und Wirtschaftlichkeit im Gesundheitswesen (IQWiG) wird beauftragt, ein Anschreiben und eine Versicherteninformation zu erstellen. Damit soll Frauen eine **informierte Entscheidung** ermöglicht werden.

Die **Untersuchung am Muttermund** ist für alle Frauen, egal welchen Alters, **sehr unangenehm.** Die Position auf dem gynäkologischen Stuhl, der Metallspiegel und besonders die Berührung des Muttermundes fühlen sich schmerzhaft an, manche Frauen finden die Untersuchung schlimmer als den Besuch beim Zahnarzt.

Haben Frauen schlechte und schmerzhafte Erfahrungen gemacht, sind gar vergewaltigt oder am Muttermund verletzt worden, können sie die Untersuchung nur schwer zulassen. Obwohl sie wissen, was während der Untersuchung geschieht, bedarf es eines besonderen Vertrauensverhältnisses zwischen Patientin und Ärztin und genügend Zeit für die Untersuchung. Steht die Ärztin unter Zeitdruck, wird dies die Patientin spüren und sich nicht entspannen können. Eventuell ist die Untersuchung auch nur von Frau zu Frau möglich, das heißt von einer Ärztin, nicht von einem Arzt.

Unser ärztlicher Rat: Wir empfehlen die Früherkennung auf Gebärmutterhalskrebs mithilfe des Pap-Tests oder HPV-Tests, weil sie eine der wenigen Vorsorgeuntersuchungen sind, die sich bewährt haben. Damit konnten die Fälle an Zervixkarzinomen deutlich verringert werden. Frauen senken so ihr Risiko, an diesem Tumor zu erkranken.

Gebärmutterhalskrebs

Ein Krebs der Gebärmutter findet sich öfter am »Hals« als in anderen Regionen des Organs. Dieser Teil des Uterus wird auch als Zervix bezeichnet, weswegen der Tumor in diesem Bereich von Medizinern **Zervixkarzinom** genannt wird. In Deutschland ist der Tumor vergleichsweise selten, es erkranken ungefähr 4800 Frauen jährlich an Gebärmutterhalskrebs, etwa 1600 Frauen sterben jedes Jahr daran. Während in Nachbarstaaten wie der Schweiz und Österreich nur vier bis sieben von 100 000 Frauen pro Jahr neu erkranken, sind es bundesweit neun von 100 000.

In Afrika und anderen Entwicklungsländern ist Gebärmutterhalskrebs der häufigste Tumor bei Frauen überhaupt. An Gebärmutterhalskrebs erkrankten im Jahr 1980 weltweit etwa 378 000 Frauen. 2010 waren es hingegen schon 454 000. Die Zahl der jährlich durch diesen Tumor bedingten Todesfälle ging leicht zurück und belief sich 2010 auf ungefähr 200 000. Gerade der Gebärmutterhalskrebs ist ein **Tumor der Entwicklungsländer** – 76 Prozent der Neuerkrankungen sind hier zu verzeichnen, der Anstieg ist in Südostasien, Afrika und Lateinamerika besonders ausgeprägt, während in wohlhabenden Ländern die Zahlen rückläufig sind.

Gebärmutterhalskrebs bei Frauen in Deutschland

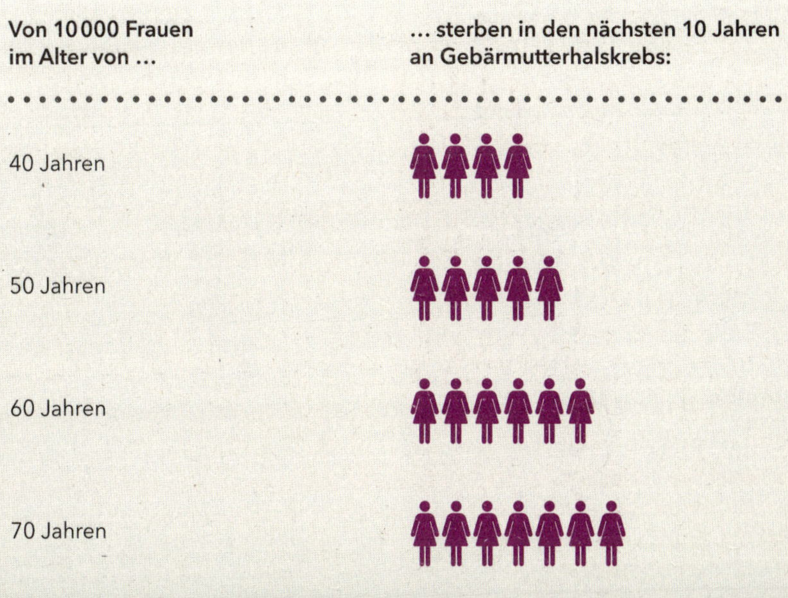

Gebärmutterhalskrebs bei Frauen weltweit

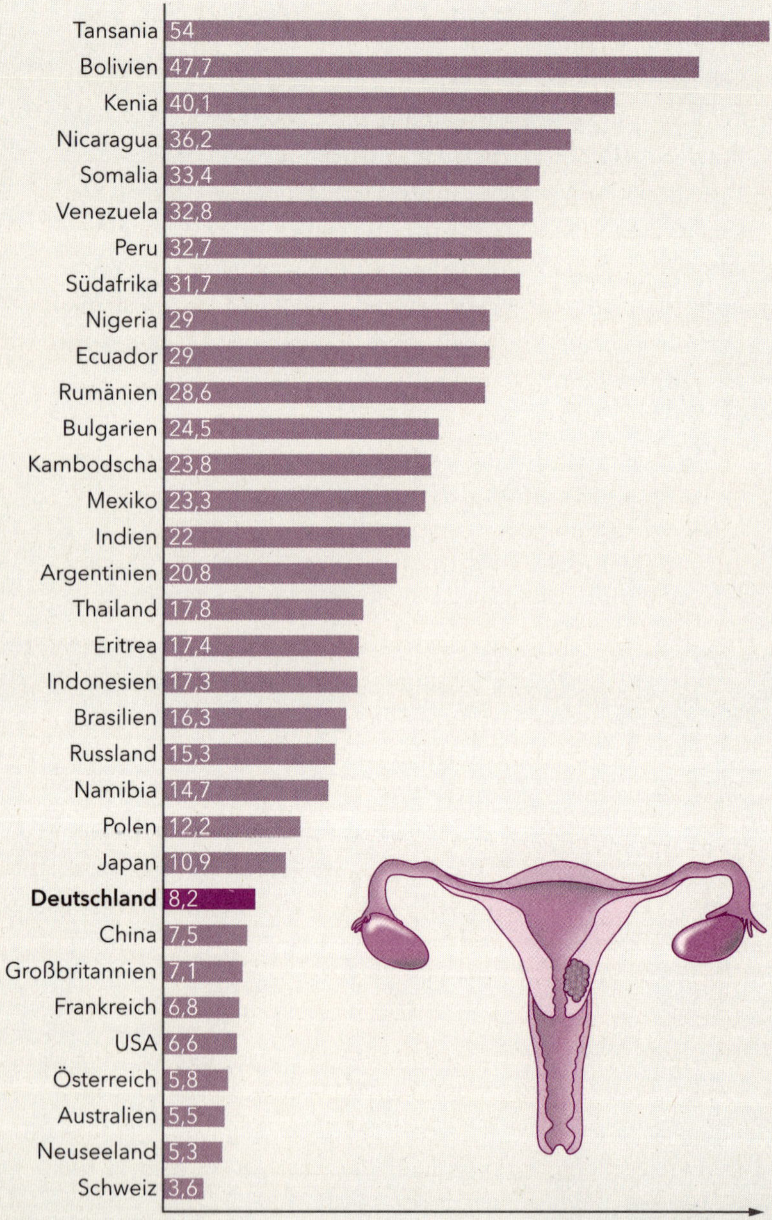

Der Pap-Test

Bei dem Pap-Test werden mithilfe eines Watteträgers und eines Bürstchens **Zellen am und im Muttermund entnommen** und auf einem Objektträger ausgestrichen. Unter dem Mikroskop lässt sich dann relativ leicht an Form und Färbung der Zellen erkennen, ob sie normal aussehen oder ob es sich bereits um Krebsvorstufen oder gar ein Zervixkarzinom handelt. Entzündungen sind ebenso wie die Zyklus-Phase für das geübte Auge zu erkennen. Seit der »Pap-Abstrich« 1971 in Deutschland eingeführt wurde, ist dieser Tumor deutlich rückläufig.

In keinem Land der Welt werden so viele und so häufig Pap-Tests durchgeführt wie in Deutschland. Kritische Ärzte fordern, dass diese jährlichen Vorsorgeuntersuchungen beim Frauenarzt **auf ein wissenschaftlich fundiertes Maß reduziert werden sollten.** Zusätzlich sollte zur Vorsorge ein modernes Verfahren mit dem HPV-Test zum Einsatz kommen. Es ist inzwischen besser untersucht als das traditionelle Screening, das allein auf den Pap-Test setzt. Der Nutzen für die Frauen wäre größer, der Schaden geringer. Es gebe weniger unnötige Operationen an der Gebärmutter.

Viele Frauenärzte und ihre Fachverbände befürchten hingegen einen Verlust der Kundschaft, wenn sich dieser Ansatz durchsetzt. Der Abstrich beim Frauenarzt wäre dann nämlich nur mehr alle drei bis fünf Jahre nötig und nicht mehr jährlich, wie es seit Jahren in Deutschland üblich ist und es jede Frau verinnerlicht hat.

In den Industrieländern gehört der Zellabstrich am Gebärmutterhals (»Pap-Abstrich«) seit den 1970er-Jahren zur Krebsvorsorge. Dadurch ist die Häufigkeit des Leidens in wohlhabenden Ländern bereits um mehr als die Hälfte zurückgegangen, denn auf diese Weise können Krebsvorstufen schon früh erkannt und behandelt werden. Der Pap-Abstrich ist nicht sehr aufwendig, kein invasiver Eingriff und zuverlässig. Mit einem Abstrich am Muttermund können auffällig veränderte Zellen erkannt werden.

Der Test führt zwar in 50 von 1000 Fällen zu einem Fehlalarm, doch insgesamt überwiegt klar der Nutzen. Zudem ist die Untersuchung ohne Risiken. In Studien zeigte sich, dass die Zahl der Erkrankungen wie der Todesfälle durch Gebärmutterhalskrebs umso deutlicher gesunken ist, je häufiger der Test angewendet wurde. Umstritten ist unter Experten lediglich, ob der Nutzen für Patientinnen genauso groß ist, wenn sie die Untersuchung alle drei bis fünf Jahre machen lassen und nicht wie in Deutschland jährlich.

Die HPV-Impfung

Zum ersten Mal sollte in Deutschland eine Impfung vor Krebs schützen. Die Ständige Impfkommission (Stiko) empfahl im Frühjahr 2007 für Mädchen im Alter zwischen zwölf und 17 Jahren die Impfung gegen Gebärmutterhalskrebs. Die Nutzen-Risiko-Abwägung der Impfung fiel positiv für diese Altersklasse aus, teilte das Robert Koch-Institut (RKI) seinerzeit mit. Zahlreiche Krankenkassen hatten bereits vor diesem Votum begonnen, die hohen Kosten zu tragen. Es ging auch darum, junge beschwerdefreie Frauen früh für eine Krankenkasse zu gewinnen. Viele Krankenkassen hatten sich schon im Dezember 2006 zur Kostenübernahme bereit erklärt. Die Kosten für die Impfung betragen pro Dosis etwa 150 Euro; es sind also 450 Euro notwendig, um den kompletten Impfschutz zu erzielen.

Vom 1. April 2007 an wurde die **Impfung Pflichtleistung der Krankenkassen.** Auf eine Impfung gegen Krebs hatten Ärzte wie Patienten schon lange gehofft. Die meisten Tumorarten entziehen sich einer Vorbeugung aus der Spritze. Die Impfung gegen Gebärmutterhalskrebs gilt hingegen als ziemlich zuverlässig. Innerhalb von sechs Monaten wird der Wirkstoff dreimal in die Muskeln gespritzt. Nach Empfehlungen des RKI sollte die Impfung vor dem ersten Geschlechtsverkehr abgeschlossen sein. Laut RKI sind etwa 40 Prozent der 17-jährigen jungen Frauen geimpft.

Der Impfstoff unter den Präparate-Namen Gardasil und Silgard wirkt gegen Papillomaviren. Die Bekämpfung der Erreger ist entscheidend, um Gebärmutterhalskrebs zu verhindern. Etwa 70 Prozent der Tumore werden von den Papillomaviren 16 und 18 ausgelöst. Die Erreger werden hauptsächlich durch Geschlechtsverkehr übertragen und können das Gebärmuttergewebe dazu anregen, zu entarten. Aus dem veränderten Gewebe entstehen nach einiger Zeit zunächst Krebsvorstufen und dann Tumore. In Studien an 20 000 Frauen hat sich gezeigt, dass der Impfstoff die Entwicklung von gesunden Zellen zu Krebsvorstufen und Krebsgewebe weitgehend verhindern kann. Die Impfung gegen Gebärmutterhalskrebs wurde in den USA im Juni 2006 und europaweit im September 2006 zugelassen.

Medizingeschichte: Die Entdeckung der HPV-Erreger

Für die Entdeckung der Humanen Papillomaviren (HPV) gab es 2008 den Nobelpreis. Harald zur Hausen bekam die Hälfte der Preissumme von 1,1 Millionen Euro. Der langjährige Vorsitzende des Deutschen Krebsforschungszentrums (DKFZ) erhielt die Auszeichnung, weil er mit HPV eine Erreger-Familie entdeckt hat, von denen einige Virenstämme Gebärmutterhalskrebs auslösen können. An dem Tumor erkranken in

Deutschland jedes Jahr etwa 4800 Frauen. Den Forschungen zur Hausens ist es zu verdanken, dass erstmals ein Impfstoff gegen die Viren zur Verfügung steht, der Frauen nicht vollständig, aber erheblich vor dem Tumor schützt.

Als Harald zur Hausen in den 1970er-Jahren vermutete, dass Papillomaviren an der Entstehung von Gebärmutterhalskrebs beteiligt sein könnten, stellte er sich gegen die herrschende Lehrmeinung. Der Virologe sah den Schlüssel für seine Theorie in den Krebszellen. Falls sie Krebs auslösende Viren enthielten, so zur Hausens Annahme, musste sich Erbsubstanz der Viren in den Tumorzellen finden. Der Wissenschaftler durchsuchte Krebszellen nach Viren-Erbgut. Zehn Jahre fahndete er in Tumorzellen nach DNA-Schnipseln von Viren, die das Krebswachstum stimulieren könnten.

Zu Beginn der 1980er-Jahre gelangen zur Hausen mehrere Entdeckungen. Zunächst konnte er Virenerbgut in Krebszellen identifizieren und die Virentypen HPV 16 und HPV 18 aus der Gewebeprobe einer Patientin mit Gebärmutterhalskrebs isolieren. Weltweit werden in 70 Prozent der Gewebeproben von Frauen mit Gebärmutterhalskrebs HPV 16 und HPV 18 identifiziert.

In wohlhabenden Nationen ist die Häufigkeit von Gebärmutterhalskrebs zwar stark zurückgegangen, was auf den Abstrich zur Vorsorgeuntersuchung zurückzuführen ist, mit dem Zellveränderungen früh entdeckt werden. Weltweit leiden jedoch 500 000 Frauen an dem Tumor, besonders in Entwicklungsländern nimmt der Krebs stark zu. Aufbauend auf zur Hausens Forschung wurde die Impfung gegen HP-Viren entwickelt, die Frauen zu mehr als 95 Prozent gegen die häufigsten viralen Krebserreger – HPV 16 und HPV 18 – schützt.

Allerdings bleiben Unsicherheiten um die HPV-Impfung. Die Fragen sind ganz einfach. **Sollte man die 15-jährige Tochter** gegen Gebärmutterhalskrebs **impfen lassen?** Und vor allem: **Wie lange hält der Schutz?** Zwar beteuern manche Impfbefürworter und Frauenärzte, dass die Impfung ein Leben lang schützt. Doch das kann niemand genau wissen, auch jetzt nicht, da seit mehr als zehn Jahren junge Mädchen und Frauen geimpft werden.

Viele Ärzte raten zum zweimaligen Pieks gegen Humane Papillomaviren für fast 500 Euro, die Ständige Impfkommission empfiehlt ihn Mädchen zwischen neun und 14 Jahren. Doch wann wissen Ärzte genug über den Nutzen eines Eingriffs, um ihn zu empfehlen? So einfach die Fragen klingen, so schwer sind sie zu beantworten.

In einem freiwilligen Register in den USA wurden zwar insgesamt wenige Zwischenfälle registriert – mehr aber, als Forscher erwartet hatten. Besonders **Thrombosen und Ohnmachtsanfälle** mit Stürzen wurden nach der Impfung häufiger beobachtet. Da die Nebenwirkungen nicht systematisch erfasst wurden, könnte es sein, dass deutlich mehr unerwünschte Reaktionen vorkamen.

Die **Faktenlage für eine Entscheidung ist noch unsicher.** Es gibt kein Richtig oder Falsch. Trotzdem wurde die Impfung in Europa »unkontrolliert« eingeführt, ohne dass Nebenwirkungen systematisch dokumentiert werden und überprüfbar ist, ob die Impfung die Zahl der Krebsvorstufen verringert. Zudem haben **Impfstoffhersteller** in den USA **Ärzte finanziert,** mit einseitigen Informationen beeinflusst und so den Weg zur Zulassung bereitet. US-Fachverbände wie die Gesellschaft für Gynäkologische Onkologie (SGO) haben geholfen, den Impfstoff zu vermarkten, indem sie von Pharmafirmen erstellte Präsentationen, Dias und Broschüren verbreiteten. Impfstoffhersteller

Merck finanzierte Fachverbände, Schulungsprogramme und richtete bei der SGO eine Art Sprecherbüro ein, um Werbung für die Impfung zu machen. Ärzte wurden in das Marketing eingespannt.

Kein Arzt weiß, wie oft und warum die Infektion bei einer jungen Frau 20 bis 40 Jahre später zu Krebs führt, bei einer anderen aber nicht. Extrem gefährlich scheint das Virus nicht zu sein – 90 Prozent der Frauen machen im Laufe ihres Lebens eine Infektion mit HPV durch, bemerken es aber meist nicht. Wie sich die Impfung in Jahrzehnten auf die Tumorrate am Gebärmutterhals auswirken wird, vermag bisher niemand zu sagen. Zudem ist der **Schutz nicht vollständig.** Es gibt mehr als 100 HPV-Typen, mindestens 15 davon könnten langfristig Krebs auslösen. Die Impfung ist aber nur gegen die krebserregenden Stämme HPV16 und HPV18 gerichtet.

Verlässliche Langzeitstudien gibt es nicht. Wie viel die HPV-Impfung auf Dauer nutzt, ist deshalb unklar. Selbst wenn eine Frau dauerhaft mit dem Virus infiziert sein sollte, bekommt sie vermutlich keinen Tumor, wenn sie regelmäßig zur Krebsvorsorge geht. Da der Nutzen fraglich ist, sollten Frauen sich überlegen, ob sie das – wenn auch geringe – Risiko der Impfung in Kauf nehmen. Gebärmutterhalskrebs ist selten bei Frauen, die regelmäßig zur Früherkennung gehen.

Profitieren von der HPV-Impfung würden wahrscheinlich **Frauen mit häufig wechselnden Sexualpartnern** sowie **Frauen, die nicht zur Früherkennung gehen.** Einen Vorteil hätten vermutlich besonders **Frauen in der Dritten Welt,** aber dort ist die Impfung unerschwinglich. Es gibt allerdings ärmere Länder, die sich behelfen, indem sie Krankenschwestern schulen, die auf den Muttermund schauen und Frauen bei auffälligem Befund zur weiteren Diagnostik zu Fachärzten schicken.

Sprechstunde

Frau S. ist 22 Jahre alt und ziemlich beunruhigt. Sie ist zum ersten Mal in der Frauenarztpraxis. Bisher wohnte sie in einer anderen Stadt, nun ist sie wegen einer neuen Arbeitsstelle hierhergezogen. Beim letzten Frauenarztbesuch hat sie, so wie es ihr jedes Mal von ihrem Frauenarzt empfohlen wurde, einen »großen Krebscheck« gemacht, den sie extra bezahlen musste, eine IGe-Leistung. Nun wird festgestellt, dass sie HPV-positiv ist. Das beunruhigt sie sehr, denn sie hat gehört, dass die Viren Krebs verursachen. Außerdem weiß sie nicht, wie sie sich jetzt gegenüber ihrem Freund verhalten soll, den sie neu kennengelernt hat. Soll sie es ihm sagen? Muss er sich mit einem Kondom schützen, weil er sich sonst auch anstecken würde?
Nach einem ausführlichen Gespräch mit der Ärztin über Sinn und Konsequenzen eines HPV-Tests ist sie beruhigt. Und mit ihrem Freund kann sie auch zusammenbleiben.

Die Infektion der Genitalien mit Humanen Papillomaviren (HPV) ist sehr häufig. Die Mehrzahl der HPV-Infektionen heilt jedoch von selbst aus, da das Immunsystem die Viren erkennt und beseitigt. Schafft es das Abwehrsystem einer Frau nicht, die Viren zu bekämpfen, dauert es zumeist Jahre bis Jahrzehnte, bis aus einer infizierten Zelle am Muttermund Tumorzellen entstehen. Das veränderte Aussehen der Zellen lässt sich mithilfe des Abstrichs erkennen.

In Deutschland werden im Rahmen des **Zellabstriches ungefähr 80 Prozent der Krebsvorstufen rechtzeitig entdeckt.** Diese Vorstufen werden in verschiedenen Stadien eingeteilt. In frühen Stadien kann ein bis zwei Jahre in drei- bis sechsmonatlichen Abständen der Kontrollen abgewartet werden. Ein großer

Anteil dieser Infektionen heilt von selbst wieder ab. Eine medikamentöse Behandlung der Viruserkrankung gibt es bisher nicht.

Allein diese Informationen beruhigen die meisten jungen Frauen. Außerdem ist die Früherkennung einer der wenigen Tests, mit dessen Hilfe das Vorkommen des Krebses am Muttermund in Europa deutlich gesenkt werden konnte. Das hat schon der Pap-Test am Muttermund geschafft, der bisher einmal jährlich, künftig bei normalem Abstrich bzw. HPV-Test alle drei Jahre ausreicht.

Papillomaviren befinden sich an der Vulva und der Vagina und am Muttermund und können neben Krebs auch Warzen verursachen, die Condylome genannt werden. Diese Warzen können spitz sein (Condyloma accuminata) oder flach. Die spitzen Warzen kommen bei bis zu 1 Prozent der Erwachsenen vor. Aufgrund der Übertragung beim Geschlechtsverkehr liegt die häufigste Infektionszeit im Alter zwischen Anfang und Mitte 20.

Falls die Infektion zu schwereren **Veränderungen am Muttermund** geführt hat, wird möglichst schonend behandelt, gerade bei Frauen, die noch einen Kinderwunsch haben. Dann kann mit einer Laserbehandlung oder Elektroschlinge schonend die oberste Schicht des Muttermundes mit den veränderten Zellen abgelöst werden. Die Wunde heilt in der Regel problemlos. Eine spätere Schwangerschaft wird davon kaum noch beeinträchtigt. Im Gegensatz dazu wurde früher eher radikal operiert. Es wurde ein Konus aus dem Muttermund herausgeschnitten, damit drohte die Gefahr von Frühgeburten, da der Muttermund dadurch verkürzt wurde.

Vor HPV kann man sich durch Anwendung von Kondomen schützen, was aber bei Kinderwunsch unrealistisch ist. Männer haben mit diesen Viren wenig Probleme. Ob Jungen auch geimpft werden sollen, ist noch unklar. Als Schutz für die Frauen wäre es nur folgerichtig.

Unser ärztlicher Rat: Obwohl HP-Viren sehr verbreitet sind, ist Gebärmutterhalskrebs selten und entwickelt sich sehr langsam. Die HPV-Impfung ist für Frauen mit häufig wechselnden Sexualpartnern sinnvoll. Allerdings weiß man das nicht in dem jungen Alter, in dem Mädchen geimpft werden sollten. Schließlich wird die Impfung ab neun Jahren empfohlen, weil dann die Immunantwort besser ist und nur zwei Impfungen nötig sind.
Wie lange der Impfschutz anhält, ist noch ungewiss. Bisher sind kaum Komplikationen bekannt, sodass die Impfung als sicher gilt. Wenn junge Frauen regelmäßig zur Vorsorge gehen und sich auf Veränderungen am Muttermund untersuchen lassen, ist ihr Risiko für Gebärmutterhalskrebs aber auch ohne Impfung sehr gering.
Diese komplexe Situation sollte den Mädchen, Eltern und jungen Frauen erklärt werden, damit sie informiert entscheiden können: Die HPV-Impfung bietet einen gewissen Schutz vor Gebärmutterhalskrebs, der erheblich ist, aber eben nicht vollständig und von ungewisser Dauer. Ohne Impfung bietet die regelmäßige Krebsvorsorge ebenfalls erheblichen Schutz, aber auch dieser ist nicht vollständig.

Gebärmutterkrebs

Sprechstunde

Frau W. ist 63 Jahre alt. Seit sie 48 war, hatte sie keine Periode mehr. In den letzten Jahren hat sie fast 20 Kilogramm zugenommen, wie viele Mitglieder ihrer Familie ist sie deutlich übergewichtig.
Eines Morgens blutete sie plötzlich wieder wie früher. Schmerzen hatte sie keine. Seit drei Jahren war sie nicht mehr zur Vorsorge

gegangen, die Hormontablette, die ihr immer noch guttat, bekam sie von ihrem Hausarzt verschrieben. Es ging ihr gut, sie hatte bisher keine Veranlassung gesehen, einen Arzttermin zu vereinbaren. Aber nun war sie beunruhigt.

Am nächsten Tag vereinbarte sie einen Notfalltermin bei ihrem Frauenarzt. Er untersuchte sie und stellte mit dem Ultraschall schon die Verdachtsdiagnose auf einen Krebs der Gebärmutter, beruhigte aber Frau W., weil er ihr sagte, dass der Tumor eine außerordentlich hohe Heilungschance hätte, da er durch die Blutung in einem frühen Stadium entdeckt und gut operiert werden könne. Zusätzliche Therapien etwa mit Bestrahlungen seien manchmal zwar notwendig, aber inzwischen gut verträglich.

Während es für den Gebärmutterhalskrebs (Zervixkarzinom) gute Methoden der Früherkennung gibt, existiert für den Krebs der Gebärmutterhöhle (Endometriumkarzinom) keine entsprechend gute Vorsorge. Meistens sind die betroffenen Patientinnen um die 70 Jahre alt und haben früh Symptome, nämlich plötzliche Blutungen nach den Wechseljahren. Jüngere Frauen (jünger als 45 Jahre) sind seltener davon betroffen – auf sie entfallen nur 5 Prozent aller Tumore. Bei ihnen ergibt sich der Verdacht durch Blutungen außerhalb der Menstruationszyklen.

In der Untersuchung mittels Ultraschall, CT oder MRT ist in der Gebärmutterhöhle tumorartiges Gewebe zu erkennen. Häufig ist eine Überstimulation der Schleimhaut der Grund, beispielsweise wenn die Patientin zur Behandlung von Wechseljahresbeschwerden längere Zeit nur ein Medikament mit Östrogenen, aber kein Gestagen bekommen hat. Außerdem haben übergewichtige Frauen ein höheres Risiko, diesen Krebs zu bekommen, da im Fettgewebe vermehrt Östrogen produziert wird.

Der Krebs lässt sich operativ meistens gut behandeln. In manchen Fällen ist zusätzlich eine Bestrahlung notwendig, die allerdings zumeist recht gut vertragen wird.

Unser ärztlicher Rat: Jede außerordentliche Blutung – vor allem alle Blutungen bei Frauen, die schon die Wechseljahre hinter sich und mehr als ein Jahr keine Blutungen mehr haben – sollte abgeklärt und behandelt werden.
Die größten Risikofaktoren für einen Krebs der Gebärmutterhöhle sind die alleinige Östrogengabe über einen längeren Zeitraum (mehr als drei Monate) sowie starkes Übergewicht.

Krebs der Gebärmutterhöhle

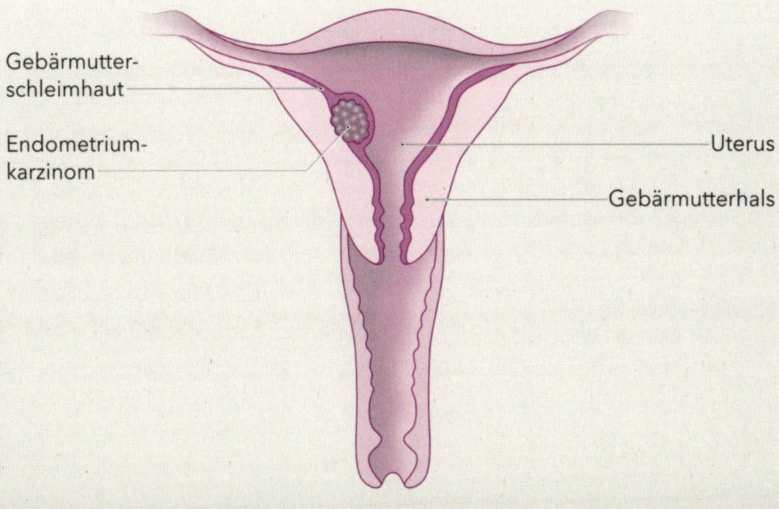

Eierstockkrebs

Sprechstunde

Frau R. ist seit einem halben Jahr im Ruhestand, da bemerkt sie, dass ihr Bauch immer wieder drückt. Sie muss den Hosengürtel weiter stellen, dabei hat sie normal gegessen, im Gegenteil, der Appetit war in den letzten Wochen sogar eher geringer. Sie war vor fünf Monaten zur Krebsvorsorge in der Frauenarztpraxis, da war alles in Ordnung. Da die Beschwerden nicht nachlassen, ist sie beunruhigt und geht zum Hausarzt. Der tastet ihren Bauch ab, untersucht sie mittels Ultraschall und sieht dabei eine Ansammlung von Wasser im Bauch. Er schickt die Patientin zum Frauenarzt.
In der gynäkologischen Untersuchung tastet der Frauenarzt eine deutliche Verhärtung im Bauch. Im gynäkologischen Ultraschall sieht er einen großen Tumor am Eierstock. In ausführlichen Gesprächen bespricht der Arzt die vermutete Diagnose und die nächsten Schritte mit der Patientin. Der Tumor sieht leider nicht gutartig aus. Frau R. ist gefasst, sie hatte schon kein gutes Gefühl, als sie sich zum Termin angemeldet hatte. Ihr Arzt vereinbart für sie eine Computertomografie, danach wird sie operiert werden müssen.

Die frühzeitige Erkennung eines bösartigen **Eierstocktumors (Ovarialkarzinom)** ist nach wie vor und trotz hoch entwickelter Technik bis heute nur sehr selten möglich. Der **Krebs** wird früh meist nur **aus Zufall entdeckt** oder wenn sich eine **Zyste** darum gebildet hat, die der Patientin **Beschwerden verursacht.** Als Eierstockkrebs im Frühstadium gilt ein Tumor, der noch auf den Eierstock begrenzt ist, keine Lymphknoten befallen hat und auch noch kein Bauchwasser gebildet hat.

Der gesunde Eierstock hat die Größe einer Pflaume, ist also etwa zwei bis drei Zentimeter groß. Er liegt neben der Gebärmutter an einem weichen Band, ist beweglich und für die Frau nicht zu spüren, höchstens dann, wenn sie das Ziehen des monatlichen Eisprungs spürt.

Wächst ein bösartiger Tumor am oder im Eierstock, sodass sich dieser langsam vergrößert, merkt die Frau davon zunächst nichts, da genügend Platz im Unterbauch vorhanden ist. Deshalb bemerkt sie den Tumor erst, wenn er schon deutlich gewachsen ist oder wenn sich Wasser, das Krebszellen enthält, im Bauchraum gebildet hat und Beschwerden verursacht.

Dann kann der Krebs auf die **Blase** oder den **Darm drücken** oder auch **Rückenschmerzen verursachen.** Deshalb muss bei anhaltenden Rückenschmerzen auch immer eine gynäkologische Untersuchung zur Abklärung erfolgen.

Eierstockkrebs wird in verschiedene Stadien eingeteilt. Bleibt der Tumor auf den Eierstock begrenzt und durchbricht nicht die Kapsel, die den Eierstock umgibt, dann handelt es sich um das **erste Stadium T1.** Beim **Zwischenstadium T2** ist der Krebs auch noch auf den Eierstock begrenzt, hat aber die Kapsel durchbrochen. Sind Tumorzellen im Bauchraum verteilt, Lymphknoten befallen und hat sich Bauchwasser gebildet, handelt es sich um das **fortgeschrittene Stadium T3.** Die Mehrheit der bösartigen Tumore am Eierstock wird leider erst in diesem späten Stadium entdeckt.

Um möglichst viel Tumor und Tumorzellen zu entfernen, muss sich die Patientin einer großen Operation unterziehen: Der Bauchraum wird eröffnet, und Eierstöcke, Gebärmutter, Lymphknoten, das große Netz, das über dem Darm im Bauch liegt, und eventuelle Tumorknoten an anderen Organen, wie z. B. am Darm oder an der Blase, müssen entfernt werden.

Sobald die Patientin sich von dieser Operation erholt hat, braucht sie **zusätzlich** eine **Chemotherapie,** da es so gut wie nie möglich ist, alle Tumorzellen im Rahmen der Operation zu entfernen, weil diese einzelnen Zellen für das Auge nicht sichtbar sind. Die Chemotherapie umfasst zwei oder mehrere verschiedene Medikamente, die in einem Abstand von ungefähr drei Wochen insgesamt sechs Mal gegeben werden.

Ist die Chemotherapie beendet, empfiehlt sich eine **Erholung in einer Klinik zur onkologischen Rehabilitation.** Nach der Rehabilitation sollte die Wiedereingliederung ins Berufsleben sorgsam geplant werden.

Für die individuelle Nachbetreuung empfiehlt sich ein Abstand von ungefähr drei bis vier Monaten für die ärztlichen Kontrollbesuche. Wie bei allen onkologischen Nachkontrollen

Symptome bei Eierstockkrebs

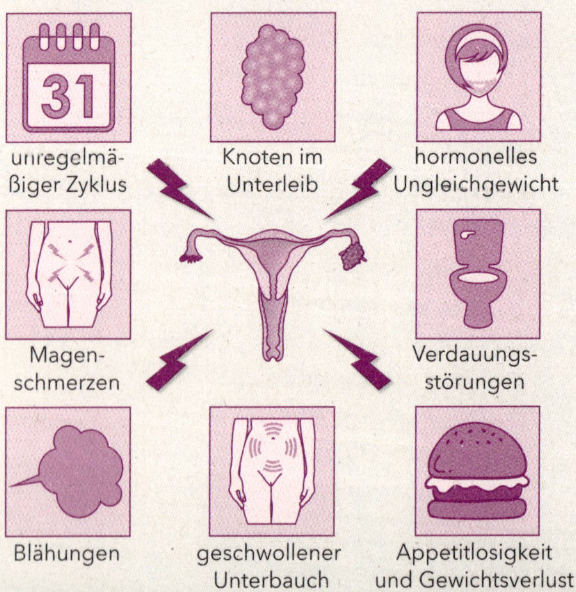

wird besprochen, welche Beschwerden oder Folgen die Therapie mit sich gebracht hat und wie diese zu verbessern oder zu heilen sind.

Die Untersuchung umfasst die gynäkologische Kontrolle und einen Ultraschall. Blutuntersuchungen sowie die Kontrolle von Tumormarkern, CT oder MRT sind hingegen keine Routineuntersuchungen und sollten nur bei gezielter Fragestellung veranlasst werden. Gerade die Bestimmung des Tumormarkers bringt oft mehr Verunsicherung mit sich als Sicherheit, das ist seit vielen Jahren erwiesen.

Wichtig ist in dieser Zeit vor allem, wie sich die Patientin fühlt. Ihre Selbstwahrnehmung sollte ernst genommen werden. Hat sie neue Beschwerden oder fühlt sie sich nicht gut, sollten weitere Untersuchungen veranlasst oder unmittelbar durchgeführt werden.

Unser ärztlicher Rat: In vielen Praxen wird eine **»erweiterte Krebsvorsorge«** angeboten. Diese umfasst meistens den Vaginalultraschall, also den Ultraschall, der mit einer Stabsonde durch die Scheide durchgeführt wird. Dieser Ultraschall ist die häufigste IGe-Leistung der Frauenärzte. Für die Früherkennung des Eierstockkrebses ist diese Untersuchung jedoch nicht geeignet, da mit der Methode kleine Tumore an den Eierstöcken nicht erkannt werden können.
Auch andere Methoden wie die Messung eines Tumormarkers (CA-125) oder Untersuchungen wie CT oder Kernspin (MRT) sind für beschwerdefreie Frauen zur Früherkennung nicht geeignet und sollten deshalb nur bei Symptomen und einer gezielten Verdachtsdiagnose eingesetzt werden.
Eine Ausnahme stellen Frauen mit familiärer Belastung dar, bei denen eine Veränderung der BRCA-Gene nachgewiesen wurde. Ihnen wird nach Abschluss der Familienplanung (oder ab

40 Jahren) empfohlen, sich die Eierstöcke mit einem kleineren Eingriff (per Bauchspiegelung) entfernen zu lassen, bei dem aber auch eine Vollnarkose notwendig ist.

Brustkrebs

Brustkrebs ist die häufigste Krebserkrankung der Frau. In Deutschland erkranken jedes Jahr etwa 70 000 Frauen neu an dem Tumor (Mammakarzinom), das entspricht etwa 170 neuen Brustkrebsfällen pro 100 000 Einwohner. Ungefähr 17 000 Frauen sterben jährlich in Deutschland an dieser Krankheit. Zu 99 Prozent sind Frauen von dem Krebs betroffen, allerdings betreffen auch etwa 1 Prozent der Tumore Männer. Erfreulicherweise ist die Lebenserwartung mit Brustkrebs in den vergangenen Jahren deutlich gestiegen, und die **Fünf-Jahres-Überlebensrate** liegt bei **mehr als 70 Prozent** – Tendenz weiter leicht steigend. Trotz dieser generell günstigen Prognose mit Brustkrebs können sich aber auch noch zehn oder 15 Jahre nach der Diagnose Metastasen in Leber, Lunge, Knochen oder Gehirn bilden.

Weil der Krebs fast immer das **Selbstbild der Frau** und die Vorstellungen von ihrer **Weiblichkeit** beeinträchtigt, ist die **Angst** vor dem Tumor besonders groß. Viele Frauen glauben, dass Brustkrebs der Killer Nummer eins ist. Darüber gerät in Vergessenheit, dass die Mehrzahl der Frauen an anderen Leiden stirbt. Zwar liegt die Wahrscheinlichkeit einer Frau, im Laufe ihres Lebens an dem Tumor zu erkranken, bei 8 bis 9 Prozent. An Herz-Kreislauf-Leiden wie Infarkt, Herzschwäche und Schlaganfall sterben jedoch 50 Prozent aller Frauen. Im Alter zwischen 40 und 55 Jahren ist Brustkrebs allerdings die häufigste Todesursache von Frauen.

Häufig werden Tumore der Brust zufällig entdeckt. Die Frau

oder ihr Partner tasten einen Knoten. Manchmal schenken sie der Veränderung zunächst keine Beachtung, weil sie vermuten, dass sie sich gestoßen haben und die Verhärtung bald wieder verschwinden wird. Gerade **schmerzlose Knoten** sind jedoch ein Hinweis dafür, dass es sich nicht um eine Schwellung nach einem Stoß handelt. Häufig sind harmlose Zysten oder Veränderungen des Gewebes der Grund für einen tastbaren Knoten. Manchmal ist aber auch Brustkrebs die Ursache.

Erfreulicherweise geht die Sterblichkeit an Brustkrebs in den westlichen Ländern kontinuierlich zurück. Die Erklärungen dafür sind vielfältig. Bessere und immer weiter **verfeinerte Therapien** haben vor allem dazu beigetragen, dass Frauen trotz des Tumors besser und länger leben. Befürworter der Untersuchung halten auch die Mammografie dafür verantwortlich, aber das ist umstritten. Es gibt beispielsweise Untersuchungen aus Ländern Europas, die zeigen, dass in benachbarten Regionen die Häufigkeit der Todesfälle parallel in gleichem Ausmaß zurückgegangen ist, obwohl in der einen Region die Mammografie als Reihenuntersuchung regelmäßig angeboten wird, in der anderen hingegen nicht. Als weitere Ursache für den Rückgang gilt, dass seit dem Streit um die lang andauernde Hormongabe in den Wechseljahren 2002 deutlich weniger Frauen diese Präparate nehmen und damit das Risiko für Brustkrebs durch die Medikamente geringer geworden ist.

Sprechstunde

Frau T. ist 49 Jahre alt und kommt neu in die Frauenarztpraxis. Sie ist beschwerdefrei, will aber die Krebsvorsorge durchführen lassen. Bisher seien jährlich seit vielen Jahren eine Mammografie und eine Ultraschalluntersuchung bei ihr gemacht worden. Ihr früherer Gynäkologe hatte ein eigenes Mammografiegerät in der Praxis. Inzwi-

schen sei sie skeptisch geworden, da sie Sorge vor den Strahlen während der Untersuchung hat. Ihre Brust lässt sich gut tasten, eine auffällige Stelle zeigt sich nicht. Zu ihrer Familiengeschichte gibt sie an, dass ihre Oma mit weit über 70 Jahren an Brustkrebs erkrankt ist, dann aber bis zum Alter von fast 90 Jahren gelebt hat.

Viele Frauen haben eine Mutter, Oma, Schwester oder Tante, die an Brustkrebs erkrankt ist. Trotzdem ist nicht jede Frau deshalb eine Risikopatientin. Denn nur etwa **5 bis 10 Prozent** aller Brustkrebstumore sind **genetisch** bedingt. Dann tragen die erkrankten Frauen ein verändertes Gen wie etwa die sogenannten Tumorsuppressorgene **BRCA 1** oder **BRCA 2** auf den Chromosomen 13 und 17, die mit einer deutlich höheren Wahrscheinlichkeit für Krebs einhergehen. Es gibt noch weitere Gene, die das Risiko erhöhen, an Brustkrebs zu erkranken, doch die sind weniger gut bekannt.

Ob sich eine Frau einem **Gentest** unterziehen möchte, muss vorher ausführlich mit ihr besprochen werden. Erst das Gespräch über Vor- und Nachteile und die Konsequenzen, die ein solcher Test für die Frau und auch für ihre Familie mit sich bringen kann, berechtigt dazu, ihn zu veranlassen. Genetiker errechnen aufgrund eines Stammbaumes dann, ob das Risiko überhaupt groß genug ist, dass eine Mutation der Gene vorliegen könnte. Erst dann wird der teure Gentest im Blut auch von den Krankenkassen übernommen. Früher kostete die Untersuchung mehrere Tausend Euro, heute ist er für ein paar Hundert Euro zu haben.

Getestet werden zunächst, wenn möglich, die erkrankten Personen selbst. Nur wenn bei den Patientinnen (selten auch bei Männern) eine Veränderung der Gene vorliegt, ist es sinnvoll, die anderen weiblichen Familienmitglieder ebenfalls zu testen, sofern diese das wünschen.

Allgemeine Faktoren,
die das Risiko für Brustkrebs etwas erhöhen

- frühe erste Periodenblutung (Menarche)
- späte erste Schwangerschaft
- Kinderlosigkeit
- Späte Menopause
- Übergewicht in der Menopause
- lange Jahre Hormonersatztherapie (über fünf Jahre ein Kombinationspräparat)
- familiäre Belastung
- Alkohol
- Nikotin (prämenopausal)
- Lebensstil (Unterschiede zwischen europäischen und asiatischen Frauen)

Dass Frauen in Japan und anderen asiatischen Ländern seltener Brustkrebs bekommen als Frauen in Europa und Nordamerika, wird auf die unterschiedliche Ernährung und den Lebensstil zurückgeführt. Zudem ist Übergewicht in Asien weniger verbreitet. Die unterschiedliche Ernährung bringt es allerdings auch mit sich, dass in Asien häufiger Magenkrebs auftritt.

Es gibt klare Richtlinien, wann eine Frau ein erhöhtes familiäres, das heißt genetisches Risiko hat, im Laufe ihres Lebens an Brustkrebs zu erkranken – und wann nicht. Sie sind komplex und auf Seite 302 unter »**Risikopatientin?**« aufgeführt. In der täglichen Praxis, ob von Radiologen, Hausärzten oder Frauenärzten, werden diese Richtlinien aber häufig nicht beachtet. Allzu schnell wird eine Frau als »Risikopatientin« eingestuft, wenn sich in der Verwandtschaft eine andere Frau mit Brustkrebs findet. Die Last, Angst und Sorge, zu erkranken, trägt sie dann jahrelang mit sich herum, obwohl ihr tatsächliches Risiko vielleicht nicht größer ist als jenes einer Frau, die keine erkrankte

Verwandte in der Familie hat. Sie wird auf diese Weise krank gemacht und krank geredet, obwohl sie es nicht ist.

Risikopatientin?

Die Kriterien für eine erhöhte Wahrscheinlichkeit, an Brust- oder Eierstockkrebs zu erkranken, können auch auf der Website der Arbeitsgemeinschaft Gynäkologische Onkologie e. V. nachgelesen werden: www.ago-online.de.

Das Risiko ist erhöht in Familien (je von einer Seite der Familie) mit:

- mindestens drei an Brustkrebs erkrankten Frauen unabhängig vom Alter
- oder mindestens zwei an Brustkrebs erkrankten Frauen, von denen eine vor dem 51. Lebensjahr erkrankt ist
- oder mindestens einer an Brust- und einer an Eierstockkrebs erkrankten Frau
- oder mindestens einer an Brust- und Eierstockkrebs erkrankten Frau
- oder mindestens zwei an Eierstockkrebs erkrankten Frauen
- oder mindestens einer an beidseitigem Brustkrebs erkrankten Frau mit einem Ersterkrankungsalter vor dem 51. Lebensjahr
- oder mindestens einer an Brustkrebs erkrankten Frau vor dem 36. Lebensjahr
- oder mindestens einem an Brustkrebs erkrankten Mann und mindestens einem oder einer weiteren Erkrankten an Brust- oder Eierstockkrebs

Brustkrebs ist eine **Erkrankung des ganzen Körpers.** Deshalb reicht es bis auf wenige Ausnahmen nicht aus, den Tumor rein örtlich zu behandeln. Neben Operation und Bestrahlung

Was hilft

Früherkennungsprogramm für Frauen mit einer BRCA1/2-Mutation:

Für jene 5 bis 10 Prozent Frauen mit der Wahrscheinlichkeit für genetisch bedingten Brustkrebs gilt ein intensiviertes lebenslanges Früherkennungsprogramm, um frühe Tumorstadien nachzuweisen. Die Früherkennung sollte in ein Programm zur Qualitätssicherung eingebettet sein. Sie umfasst:

- ärztliche Tastuntersuchung der Brust ab 25 Jahre: alle sechs Monate
- Ultraschall ab 25 Jahre: alle sechs Monate
- Mammografie ab 40 Jahre: ein bis zwei jährlich
- Kernspintomografie ab 40 Jahre: jährlich

Eine vorbeugende, einseitige oder beidseitige Brustentfernung (Mastektomie) ist allerdings nicht angezeigt, ohne dass genetische Risikofaktoren vorliegen. Es droht der Angelina-Jolie-Effekt.

kommen bei vielen Frauen weitere Therapiemaßnahmen wie Chemo-, Hormon- und Antikörpertherapie dazu. Diese Therapien können sich über ein ganzes Jahr hinziehen. Das bedeutet eine lange und beschwerliche Zeit für die Frauen, denen die Erkrankung vor der Diagnose oftmals gar nicht anzumerken war.

Mit der Therapie, besonders der **Chemotherapie,** werden Frauen erst nach außen sichtbar krank: Haare, Wimpern und Augenbrauen fallen aus, Haut und Schleimhäute werden trocken, sie sind erschöpft, leistungsgemindert und manchmal auch

Verteilung von Tumoren in der Brust

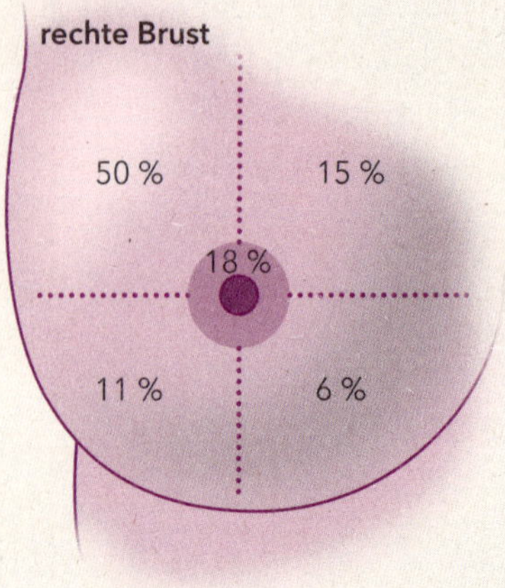

Anatomisch teilt man die Brust in vier Quadranten ein. Tumore treten nicht an allen Stellen gleich häufig auf.

depressiv. Die Partnerschaft leidet unter der Erkrankung, besonders wenn es schon vor der Diagnose schwierig war. Auch die Sexualität wird schwierig, das Körperbild verändert sich, und das Vertrauen in den eigenen Körper schwindet.

Es gibt verschiedene Formen der bösartigen Brusterkrankung. Die meisten Tumore der Brust (etwa 70 bis 80 Prozent) sind hormonabhängig und bilden sich in den Milchgängen der Brustdrüse. Dabei handelt es sich um die duktalen Karzinome. Diese Milchgänge liegen vor allem – zu mehr als 50 Prozent – im oberen äußeren Quadranten der Brust. Die wenigsten Tumore, nur 10 bis 15 Prozent, liegen in den Drüsenläppchen, man bezeichnet sie deshalb als lobuläre Karzinome. Dabei sind häufiger beide Seiten der Brust betroffen.

Zudem besitzen die Tumorzellen Andockstellen an der Oberfläche, sogenannte **Rezeptoren,** die auf weibliche Hormone wie Östrogen und Progesteron reagieren. Wie ein Schlüssel-Schloss-System passen die Oberflächenmerkmale auf den Tumorzellen zu den Hormonen, die im Blut unterwegs sind. Die Verdopplungszeit der Tumorzellen liegt je nach Gewebetypus zwischen 100 und 300 Tagen.

Leider bietet die Röntgenuntersuchung der Brust keine absolute Sicherheit. So kann die Screening-Mammografie unauffällig sein, und trotzdem kommt es vor, dass eine Frau drei Monate später mit einem Knoten zum Arzt kommt, den sie selbst getastet hat.

Sprechstunde

Die 54-Jährige hat einen Termin bei ihrer Frauenärztin ausgemacht, sie will eine »Krebsvorsorge« vornehmen lassen. Eigentlich gehe es ihr gut, sagt sie, die Hitzewallungen, mit denen sie seit Beginn der Wechseljahre zu kämpfen hat, seien besser geworden. Jetzt stehe »nur der Routinecheck« an. Medikamente nähme sie keine, beruflich käme sie auch gut zurecht, die Kinder sind aus dem Haus.

Die gynäkologische Kontrolluntersuchung ist unauffällig. Bei der Brustuntersuchung zeigt sich jedoch ein Knoten an der Außenseite der rechten Brust, da habe sie sich beim Umzug gestoßen. Beunruhigt sei sie deswegen nicht. Während der Untersuchung zeigt sich dann aber ein starker Verdacht auf ein Karzinom.

Die Aufmerksamkeit für die freiwillige Brustamputation der Schauspielerin Angelina Jolie, die Diskussion um die Brustkrebs-Gene BRCA1 und BRCA2 sowie die Diskussion um Gentests allgemein haben dazu beigetragen, dass die Vererbung von Brustkrebs in der Bevölkerung massiv überschätzt wird. Deswegen muss betont werden: Brustkrebs ist keine genetische Erkrankung, jedenfalls nicht primär, sondern nur zu einem sehr geringen Teil.

Der Jolie-Effekt

Im Mai 2013 veröffentlichte **Angelina Jolie** in der *New York Times* einen Text unter dem Titel »My Medical Choice«. Die seinerzeit vermutlich bekannteste Schauspielerin der Welt war damals 37 Jahre alt und schrieb darüber, dass sie sich vorsorglich beidseits die Brüste habe amputieren lassen. **Prophylaktische Mastektomie** sagen Mediziner zu dem Eingriff. Jolie litt unter keinerlei Beschwerden, aber ihre Mutter war an Eierstockkrebs gestorben. Sie hatte angeblich durch Mutationen in den BRCA2-Genen ein erhöhtes familiäres Risiko von 87 Prozent für Brustkrebs und von 50 Prozent für Eierstockkrebs.

Die Zahlen waren nach dem damaligen und sind nach dem heutigen Stand der Wissenschaft deutlich übertrieben. Trotzdem interessierten sich in der Folge weltweit mehr Frauen für Brustkrebs und die Möglichkeit einer vorzeitigen Operation (»Jolie-Effekt«). Im März 2015 schrieb Jolie unter dem Titel »Diary of a Surgery« in der *New York Times* darüber, dass sie sich auch prophylaktisch Eierstöcke und Eileiter habe entfernen lassen, um auch das Risiko für einen Krebs dieser Organe zu minimieren.

Ob sich Angelina Jolie mit den Operationen einen Gefallen getan hat und den Krebs verhindern kann, ist fraglich. Brustkrebs tritt manchmal direkt im Brustgewebe unter der Haut auf – und das hat sich die Schauspielerin nicht entfernen lassen.

Wie es Angelina Jolie nach der Entfernung der Eierstöcke geht und mit dem abrupten Übergang in die Wechseljahre, davon ist nichts zu hören. Werden die Eierstöcke bereits im Alter von 40 Jahren prophylaktisch entnommen, kommt der Hormonentzug sehr plötzlich, und meistens leiden die Frauen erheblich unter dem sofort einsetzenden Klimakterium, das sich sonst über mehrere Monate und Jahre eher schleichend einstellt.

Ursachen für Brustkrebs

Hormonelle Faktoren spielen eine Rolle in der Entstehung von Brustkrebs. Eine **frühe erste Regelblutung** und ein **später Beginn der Wechseljahre** erhöhen das Risiko, Brustkrebs zu bekommen. Das Brustgewebe ist dann länger den weiblichen Geschlechtshormonen ausgesetzt, was dazu beiträgt, dass Zellen eher entarten. Bei Frauen, die kein Kind zur Welt gebracht oder ein höheres Alter bei der ersten Geburt haben, steigt die Tumorwahrscheinlichkeit ebenfalls ein wenig.

Der Mythos von der Krebspersönlichkeit

Susan Sontag, die große amerikanische Intellektuelle, wehrte sich schon 1978 in ihrem Essay »Krankheit als Metapher« dagegen, Krebs als Leiden der »seelisch Angeschlagenen« zu verstehen. Trotzdem hält sich bis heute die Vorstellung von einer **»Krebspersönlichkeit«.** Demnach bekommen Menschen, die »alles in sich hineinfressen« und in sich gekehrt sind, häufiger Tumore als jene, die extrovertiert sind und aus sich herausgehen. Die Wissenschaft widerspricht dem seit

Langem, trotzdem hält sich der Irrglaube, dass die Persönlichkeit die Krankheit begünstigt.

Weder direkt noch indirekt haben Gefühlszustand und Charakter etwas mit der Prognose von Krebs zu tun. Analysen an Patienten mit fortgeschrittenen Tumoren haben gezeigt, dass auch diejenigen, die sich in Befragungen als zufrieden und ausgeglichen äußerten, nicht länger lebten als jene, die niedergeschlagen und unglücklich waren.

Es gibt keinen Nachweis dafür, dass psychische Faktoren für die Entstehung von Krebs oder die Überlebenschancen von Bedeutung sind. Vermutungen, dass der Charakter oder die Persönlichkeit etwas mit der Krankheit zu tun hätten, sind zudem mit der **Annahme von Schuld** verbunden. Es wäre hilfreich, mit der Mär von der Krebspersönlichkeit aufzuräumen, weil dadurch Patientinnen entlastet würden und kein schlechtes Gewissen mehr hätten.

Gerade am Anfang der Erkrankung haben viele Patientinnen Schwierigkeiten, ihr Leiden zu akzeptieren. Sie fragen sich: Warum gerade ich, was habe ich falsch gemacht, war es der Stress, oder liegt es an meinem Charakter? Erwachsene Frauen bezichtigen sich, falsch gelebt zu haben. Kinder glauben, dass sie krank geworden sind, weil sie nicht artig waren und beispielsweise der Oma widersprochen haben. Dabei ist Krebs ein unfaires Unternehmen. Wen es trifft, den trifft es.

Wer sich mit seiner Krankheit **auseinandersetzen** will, um sie besser zu **verarbeiten,** soll das tun – da sind sich alle Experten einig. Die Erwartung, Krebs zu bekämpfen und das Leben zu verlängern, indem man sein psychisches Befinden verbessert, ist jedoch falsch. Wer sich durch Psychotherapie oder in einer Selbsthilfegruppe besser fühlt und den Kampfgeist gegen seine

Erkrankung stärken will, soll entsprechende Angebote wahrnehmen, das kann emotional und sozial aufbauen.

Wer nicht kämpft, lebt allerdings auch nicht kürzer. Jeder sollte **den für sich besten Umgang mit der Krankheit herausfinden.** Die Prognose wird dadurch nicht beeinflusst. Für Betroffene kann es dennoch hilfreich sein, psychische Hilfe in Anspruch zu nehmen. Schließlich geht es für Krebspatienten auch darum, wie sie die Zeit erleben, die ihnen bleibt.

Die Häufung von Brustkrebs in der Familie kann zwar auf ein erhöhtes Risiko für den Tumor hinweisen, allerdings sollte von **»familiärer Belastung«** nur dann gesprochen werden, wenn Verwandte ersten Grades betroffen sind, also Schwester, Mutter, Großmutter oder Tante an Brustkrebs erkrankt sind. Aber auch das geht nicht mit einem eindeutig erhöhten Risiko einher, denn die familiäre Belastung ist nur bei jenen Krebsfällen gegeben, die in jüngeren Jahren auftreten. Wenn die Großmutter also erst mit 82 Jahren Brustkrebs bekommen hat oder die Tante mit 78 daran gestorben ist, handelt es sich um eine Alterserkrankung. Diese Art von Krebs in der nächsten Verwandtschaft spricht nicht für eine familiäre Belastung.

Hormonelle Verhütungsmittel wie die **Pille** erhöhen das Brustkrebsrisiko nicht, auch wenn das immer wieder behauptet wird und entsprechende Theorien kursieren. Von der langfristigen **Hormongabe** in den **Wechseljahren** (länger als fünf Jahre) ist hingegen bekannt, dass sie die Wahrscheinlichkeit für einen Tumor erhöhen kann.

Brustkrebsvorstufen

Die Früherkennung auf Brustkrebs ist noch unbefriedigend. In einem bundesweiten **Screening-Programm** werden alle Frauen zwischen 50 und 70 Jahren alle zwei Jahre angeschrieben und zur Mammografie eingeladen. Diese Untersuchung wird ohne Arzt und ohne Tastuntersuchung durchgeführt. An dieser Reihenuntersuchung gibt es viel Kritik. Es werden nämlich **nur wenige Frauen** entdeckt, die **tatsächlich Krebs** haben, aber **bei vielen wird eine Diagnose gestellt:** Mastopathie, Zysten oder Vorstufen von Brustkrebs wie das Duktale Karzinom in situ (DCIS). Das wiederum führt dazu, dass die Frau einen Befund hat, den sie immer wieder kontrollieren muss, obwohl dieses Ergebnis in den meisten Fällen nicht bedrohlich ist und in ungefähr 50 Prozent auch nach Jahren nicht in ein invasives Karzinom übergeht.

Sprechstunde

Frau G. ist 68 Jahre alt. Sie kommt alle drei bis vier Monate in die Sprechstunde und legt ihr weiß-oranges Heftchen vor, den Krebsnachsorgepass. Immer wieder muss ihr erklärt werden, dass sie keine Krebspatientin ist. Schließlich hatte sie eine Vorstufe und keinen eigentlichen Krebs. Sie fühlt sich aber seit der Diagnose und Operation, auf die eine Bestrahlung folgte, als Krebspatientin, und immer wieder geht es ihr seelisch nicht gut. Sie hat viele Ängste, die größte Angst ist aber, dass der Krebs wiederkommt.

Mit den neueren Geräten zur Mammografie und den häufigeren Untersuchungen ist die Rate an Vorstufen, den sogenannten **In-situ-Karzinomen,** erheblich gestiegen. Hat man diese leicht veränderten Zellen, die sich als Kalkherde in der Mammografie darstellen, früher nicht gesehen, werden sie mit modernen Hightechgeräten immer häufiger diagnostiziert und in der Folge auch operiert. Sind mehrere Stellen der Brust betroffen, wird gar die komplette Brust entfernt – und damit radikaler vorgegangen als bei »richtigem« Brustkrebs. Danach folgt manchmal eine Bestrahlung der Brust, und in einigen Fällen wird noch eine Antihormontherapie über fünf Jahre empfohlen, die zwar als Prophylaxe gedacht ist, von den Frauen aber als onkologische Therapie verstanden wird.

Für Patientinnen ist kaum zu unterscheiden, worin der Unterschied zwischen einem »Karzinom in situ« und einer tatsächlichen Karzinomerkrankung liegt, beides hört sich ähnlich schlimm an, nämlich nach Krebs. Dementsprechend fühlen sich Frauen, bei denen dieser Befund erhoben wird, fast immer als Krebspatientinnen. Dabei zeigen gründliche Studien, dass nur 10 bis 20 Prozent der In-situ-Karzinome nach zehn Jahren tatsächlich zu einem bösartigen Krebs entarten. Eine Mehrheit von mehr als 50 Prozent bleibt harmlos und würde den Frauen vermutlich niemals Beschwerden bereiten. Da aber unklar ist, wie sich die Zellen entwickeln, kommt es bei vielen Frauen zu unnötigen Behandlungen, sie werden Opfer einer **Übertherapie.** Dies ist eine der negativen Folgen des flächenweiten Mammografie-Screenings.

TNM-Klassifikation

Die Diagnose Brustkrebs kann vieles bedeuten. Manche Frauen leben nach erfolgreicher Therapie noch Jahrzehnte, bis sie dann mit weit über 80 an einem anderen Leiden sterben. Andere hingegen überleben die Diagnose nur um wenige Monate. Neben der feingeweblichen Beschaffenheit des Tumors, also seiner **Histologie,** sind vor allem die **Größe** und **Ausbreitung** bedeutend dafür, ob die Prognose eher günstig oder ungünstig ausfällt.

Die Ausbreitung von Brustkrebs wird üblicherweise nach der TNM-Klassifikation beurteilt und angegeben. **T (Tumor) bezieht sich auf die Ausbreitung des Tumors,** der vom Karzinom in situ (pTis), kleiner als zwei Zentimeter (pT1), zwei bis fünf Zentimeter (pT2) bis zu größer als fünf Zentimeter (pT3) reichen kann. Als pT4 wird ein Tumor bezeichnet, der bereits die Brustwand oder die Haut erreicht hat. Der Buchstabe p steht für »pathologisch«.

N gibt den Lymphknotenbefall wieder, wobei pN0 bedeutet, dass keine Lymphknotenmetastasen vorliegen, pN1 auf ein bis drei befallene Lymphknoten hinweist, bei pN2 von 4 bis 9 befallenen Lymphknoten auszugehen ist und pN3 für mehr als zehn befallene Lymphknoten spricht.

M als Kürzel bezieht sich auf die Metastasen, die beispielsweise in Organen wie der Leber, der Lunge, den Knochen oder im Gehirn auftreten. M0 bedeutet keine Fernmetastasen, während M1 auf nachgewiesene Fernmetastasen hinweist.

Beschwerden bei Brustkrebs

Typisch für die Symptome bei Brustkrebs sind neu aufgetretene **Veränderungen** der Brust, neu aufgetretene **Knoten,** die häufig schmerzfrei sind. Überhaupt ist es charakteristisch für Brustkrebs, dass er oft ohne Schmerzen auftritt. Entzündungen, **Hautveränderungen** und Sekretionen aus der Brustwarze können ebenfalls auf einen Tumor hinweisen, treten allerdings auch manchmal bei gutartigen Veränderungen auf.

TNM-Klassifikation

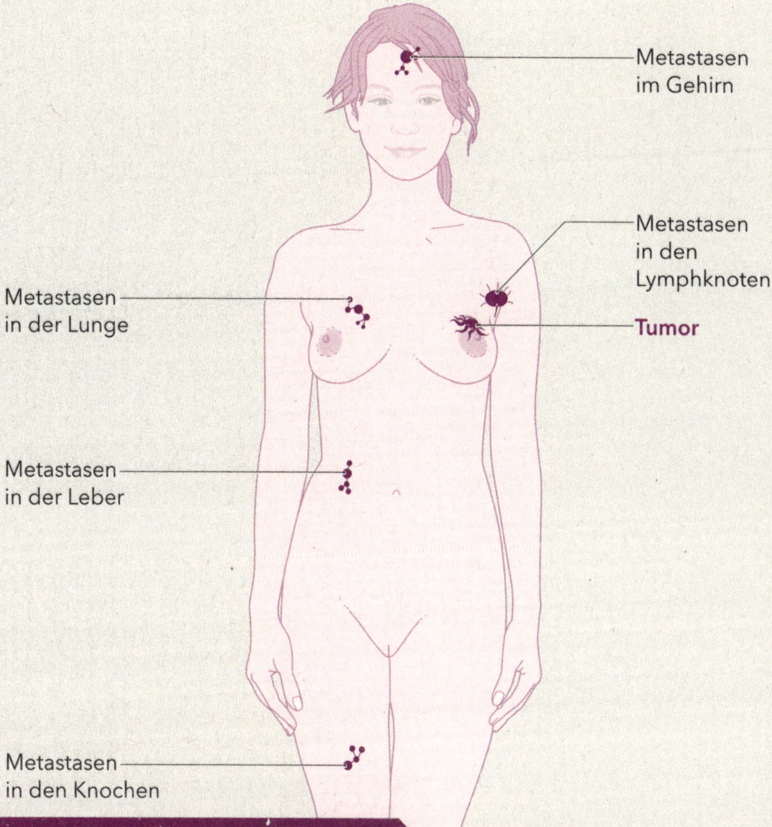

TNM-SYSTEM (NACH P. DENOIX, 1946)

T = Primärtumor	T_0	kein Primärtumor nachweisbar
	T_{1-4}	Primärtumor von zunehmender Größe bzw. Eindringtiefe
N = Zustand der Lymphknoten in Tumornähe	N_0	kein Lymphknotenbefall nachweisbar
	N_{1-3}	zunehmender Befall von Lymphknoten in Tumornähe
M = Auftreten von Fernmetastasen	M_0	keine Fernmetastasen nachweisbar
	M_1	Nachweis von Fernmetastasen an einem oder mehreren Orten

Sprechstunde

Vor drei Monaten hat die 51-Jährige beim Duschen erstmals einen Knoten in der linken Brust getastet. Sie hatte gelesen, dass sich während der Wechseljahre die Brust verändern und es immer wieder ein Ziehen geben kann. Deshalb hat sie zunächst abgewartet, aber nachdem sich der Knoten nicht mehr verändert hatte, wurde die Frau unsicher und vereinbarte einen Termin bei ihrer Frauenärztin. Sie ist besorgt und befürchtet, dass sie an Brustkrebs erkrankt sein könnte.
Bereits während der Untersuchung hegt die Frauenärztin den Verdacht auf Brustkrebs. Der Knoten ist hart und kaum beweglich. Im Ultraschall zeigt sich das typische ausgefranste Muster. Die Patientin muss zur Sicherung der Diagnose eine Mammografie und eine Gewebeentnahme über sich ergehen lassen, die leider den Verdacht bestätigen.

Die 38-Jährige hat bereits eine vierjährige Tochter, vor sechs Monaten wurde sie von Zwillingen entbunden. Beim Eincremen morgens ist ihr eine harte Stelle an der linken Brust aufgefallen, die sich nicht veränderte, obwohl sie gerade gestillt hatte. Sie hatte gleich das Gefühl, dass es bösartig sein könnte, schließlich ist ihre Mutter jung an Brustkrebs erkrankt und auch ihre Großmutter. Beim Gespräch mit der Ärztin war für die Frau gleich klar: Sie will beide Brüste entfernt bekommen, in ein paar Jahren dann auch die Eierstöcke. Damit hatte sie sich schon länger auseinandergesetzt. Sie hat die Vermutung, dass bei ihr eine genetische Veranlagung für Brustkrebs besteht und sie auch an einem familiären Mammakarzinom erkrankt sein könnte.

Frau D. war 32 Jahre alt und hatte nach dem Studium gerade eine Stelle als Teamleiterin in einer großen Firma gefunden, als sie einen Knoten in der Brust bemerkte. Ihre Mutter war mit 42 Jahren an Brustkrebs gestorben, und sie hatte sie in ihrem Leiden über einige Jahre begleitet. Ihr Vater hatte nach dem Tod der Mutter kaum mit ihr über sie und ihr Leiden geredet. Der Brustkrebsverdacht bestätigt sich. Drei Jahre nach Operation, Bestrahlung und Chemotherapie wünschte sich Frau D. ein Kind und kam mit ihrem Mann in die Praxis, um darüber zu reden.

Behandlung bei Brustkrebs

Je nach Ausmaß und Differenzierung des Tumors stehen verschiedene Möglichkeiten der Therapie zur Auswahl. **Operative Entfernung, Chemotherapie** und **Bestrahlung** sind die gängigen Verfahren. Eine Operation bei Brustkrebs kann nur einen Teil betreffen, aber auch die komplette Brust. Manchmal wird die ganze Brust entfernt, manchmal nur ein kleiner Bereich mit dem erkrankten Gewebe.

Zudem ist bei Brustkrebs von Bedeutung, welche Andockstellen sich auf den Tumorzellen befinden. Sind dort beispielsweise **Rezeptoren für Östrogen und Her2-neu** (ein bestimmtes Eiweiß im Blut von Patientinnen mit Brustkrebs) ausgeprägt, kann die Behandlung mit sogenannten Antihormonen (Tamoxifen, Aromatasehemmer) und mit einem Antikörper (Herceptin) entscheidende Vorteile bringen.

Sprechstunde

Die 52-jährige Frau T. ist vor zwei Jahren an Brustkrebs erkrankt. Sie hatte eine Hautveränderung an der Brust festgestellt und zunächst für eine Brustentzündung gehalten. Nachdem sich die Hautveränderung unter Antibiotika nicht gebessert hatte, schickte die Hausärztin sie in das Brustzentrum zur weiteren Abklärung. Dort wurden Proben aus Haut und Brust entnommen. »Man hat mich richtig gelöchert«, sagt sie.

Nach zwei Tagen kam für Frau T. die schockierende Diagnose: Brustkrebs. Sie hatte nicht viel Zeit zum Überlegen; noch im selben Gespräch wurde ihr der Behandlungsplan vorgelegt: erst mindestens ein halbes Jahr Chemotherapie, dann die Operation, danach Bestrahlung und anschließend eine antihormonelle Therapie mit einer Tablette über weitere fünf Jahre.

Frau T. ist Mutter einer zehnjährigen Tochter, die sie spät, nach vielen Jahren des unerfüllten Kinderwunsches, bekommen hatte. Von heute auf morgen war die Welt für sie eine andere. Frau T. ist eine selbstbewusste Frau, sie arbeitet seit vielen Jahren in einer städtischen Behörde und ist glücklich in ihrer Ehe. Doch nun schwankte plötzlich alles um sie herum; sie musste nach einem Tag Bedenkzeit entscheiden, ob sie der vorgeschlagenen Chemotherapie zustimmt. Das hieß auch, dass sie sämtliche Haare verlieren würde; nicht nur am Kopf würden sie nach einem Monat komplett ausfallen, auch Augenbrauen, Wimpern und Schamhaare würden fehlen.

Frau T. ließ sich auf die Therapie ein, ihr Mann war an ihrer Seite, mit der Tochter wurde offen gesprochen; sie erhielt außerdem ein Beratungsangebot für Kinder krebskranker Eltern. Der erste Block der Chemotherapie wurde ambulant alle drei Wochen durchgeführt. Sie erhielt die Chemotherapie über eine kleine Metallkammer (Port a cath), die man ihr ein paar Tage zuvor unter die Haut unterhalb des Schlüsselbeins gelegt hatte und die mit einem kleinen Schlauch direkt in eine größere Vene führt. Somit musste nicht bei jeder Infusion neu in eine Vene gestochen werden. Es war eine Kombination von zwei verschiedenen Medikamenten: 250 Milliliter hellrote Flüssigkeit tropfte langsam in ihren Körper. In den Tagen nach der Therapie färbte sich ihr Urin rot, das hatte sie nicht gewusst, und es erschreckte sie.

Die ersten Tage nach der Chemotherapie waren die schwersten. Frau T. wollte keine zusätzlichen Medikamente und hatte sich auferlegt, dass sie »schon genug Gift in sich« hatte, da wollte sie ihren Körper nicht noch mit anderen Medikamenten gegen die Übelkeit schwächen. In der Tagesklinik der Onkologie hatte man ihr nur ein Mittel aufgeschrieben, ein Kortisonpräparat, das sie maximal drei Tage nehmen sollte. Die Übelkeit und das flaue Gefühl im Magen hielten jedoch an, der metallische Geschmack im Mund wurde nicht besser, nichts schmeckte ihr. Müdigkeit überwältigte sie am Tage, und sie versuchte alle Kraft zusammenzunehmen, um den Bedürfnissen ihrer Tochter gerecht werden zu können. Nach zwölf Tagen wurde es langsam besser, die Kraft kam wieder. Sie konnte Sport treiben, und das Essen schmeckte, der Appetit wurde besser.

Sie überlegte, wieder ein paar Stunden von zu Hause zu arbeiten. Einmal pro Woche musste sie zum Hausarzt zur Blutentnahme, die weißen Blutkörperchen (Leukozyten) waren nach zehn Tagen am Tiefpunkt, sodass sie aufpassen musste, keine Erkältung oder einen anderen Infekt zu bekommen, da ihr Immunsystem geschwächt war. Zum Glück war es Sommer, sodass sie nicht in Bussen oder U-Bahnen unterwegs sein musste, sondern alle Wege mit Rad oder Auto erledigen konnte. Nach drei Wochen waren die Blutwerte wieder in Ordnung, der nächste Chemotherapie-Zyklus begann. Diesmal hörte sie auf ihre Hausärztin, die ihr ein neues Mittel gegen Übelkeit aufschrieb, welches sie in den ersten fünf Tagen nach der Chemo nehmen sollte. Damit ging es ihr viel besser, sie wurde zuversichtlich. Der schmerzlichste Moment kam ein paar Tage nach der zweiten Chemotherapie-Gabe: Büschelweise fielen ihr die Haare aus, nun sah man ihr die Krankheit auch äußerlich an!

Der Tumor in der Brust hatte keine Schmerzen bereitet; bis zur Diagnose fühlte sie sich gesund. Doch was mit der Chemotherapie kam, machte sie krank: Müdigkeit, Übelkeit, entzündete Schleimhäute, Appetitlosigkeit, Durchfall, Schüttelfrost, Haarverlust. All das setzte ihr zu, aber sie wusste, die Medikamente würden helfen, wieder gesund zu werden. Sie würde es schaffen, Familie und Freunde unterstützten sie.

Es gibt heutzutage **verschiedene Strategien in der Behandlung** von Brustkrebs. Viele Patientinnen werden mit einer Kombination der folgenden Therapien behandelt:

- **Chemotherapie** vor oder nach der Operation
- **Operation** mit Erhaltung der Brust (brusterhaltende Therapie = BET) oder Entfernung der kompletten Brust (Amputation / Mastektomie / ablatio mammae), Entfernung von Lymphknoten aus der Achselhöhle und »Wiederaufbau« der Brust mit eigenem Muskelgewebe aus dem Bauch oder dem Rücken, mit eigenem Fettgewebe oder mit einem Silikonimplantat
- **Bestrahlung** (Radiotherapie) der erhaltenen Brust (selten auch der Brustwand nach kompletter Brustentfernung) und der Lymphwege über fünf bis sechs Wochen, täglich ein paar Minuten außer am Wochenende
- **Antihormonelle Therapie:** Über ungefähr fünf Jahre wird täglich eine Tablette eingenommen, deren Wirkung darin besteht, eventuell übrig gebliebene, nicht sichtbare Tumorzellen im Blut der Patientin zum Stillstand zu bringen, weil sie das Wachstum der Zellen blockieren. Auf Tumorzellen gibt es Schlüsselstellen, die auf körpereigene Hormone ansprechen und sie zum Vermehren bringen können. Durch die antihormonelle (antiendokrine) Therapie soll deren Wachstum verhindert werden.
- Bei sehr jungen Frauen (unter 40 Jahren) wird über zwei bis drei Jahre zusätzlich zu den Tabletten jeden Monat (oder alle drei Monate) ein **Stift unter die Bauchhaut** gespritzt, **der Hormone abgibt,** die im Körper die eigene Hormonproduktion unterdrücken. Dadurch kommt die Patientin schlagartig in die Wechseljahre, mit allen unangenehmen Nebenwirkungen. Wird die Injektion weggelassen, wird die eigene Hormonproduktion wieder angekurbelt. Frauen können nach Beendigung dieser antihormonellen Therapie meist wieder schwanger werden.

Brustkrebsmedikamente – neuer, teurer, aber nicht unbedingt besser

Die einmalige Dosis kostet 5400 Euro. Die jährlichen Therapiekosten für eine Patientin belaufen sich auf 66 000 Euro. Der weltgrößte Pharmakonzern Pfizer hat allein im ersten Quartal 2017 einen Gewinn von 600 Millionen Euro mit dem Medikament gemacht. Das neue Mittel **Ibrance** (Palbociclib) sollte der neue Blockbuster des Konzerns werden und Frauen mit metastasiertem Brustkrebs nach vorangegangenen Therapien helfen.

Stattdessen waren die Behandlungsergebnisse enttäuschend. Im Mai 2017 stellte der Gemeinsame Bundesausschuss (G-BA), das Gremium, das in Deutschland entscheidet, ob Medikamente von den Krankenkassen erstattet werden, Ibrance ein schlechtes Zeugnis aus. Eine Kostenübernahme durch die Kassen könne nicht empfohlen werden. Das Medikament habe **keinen Zusatznutzen** gegenüber der bisherigen Standardtherapie, wirke also weder besser noch schneller noch sei die Lebensqualität der Patientinnen besser.

Im Gegenteil, unter Ibrance kam es bei 78 Prozent der Patientinnen zu **schweren Nebenwirkungen**, darunter allergische Schocks, ein bedrohlicher Abfall der weißen Blutkörperchen, Übelkeit und andere Beschwerden im Magen-Darm-Trakt. Während der Standardtherapie sei es hingegen nur bei 25 von 100 Frauen zu derartigen Komplikationen gekommen. Man fragt sich, wie das Mittel mit einer solchen Bilanz überhaupt zugelassen werden konnte.

Die europäische Zulassungsbehörde EMA hatte sich im November für die Zulassung von Ibrance ausgesprochen. Die Behörde hatte für das Medikament gestimmt, weil sich in den von Pfizer vorgelegten Studien das »progressionsfreie Überleben« um durchschnittlich sechs bis zehn Monate verlängert hatte. Unter diesem Begriff wird die Zeitspanne verstanden, in der es nicht zum weiteren Wachstum des Krebses kommt.

Das klingt wie ein Therapieerfolg, ist es aber nicht immer, auch wenn weitere Erfahrungen abgewartet werden müssen. Doch ein längeres »progressionsfreies Überleben« bedeutet nicht automatisch, dass die Patientinnen auch insgesamt länger leben. Der statistische Nutzen und die **»Laborkosmetik« von Blutwerten** kommt nicht **zwangsläufig als erlebter Vorteil** bei den Patientinnen an. Und neue Medikamente sind nicht unbedingt besser als alte. Seit mehr als 20 Jahren helfen die Taxane und Antikörper (Herceptin) effektiv gegen Brustkrebs.

Nachsorge oder die Sorgen danach?

Die Behandlung von Brustkrebs umfasst heute zumeist eine langwierige Therapie. **Monatelang** sind **Patientinnen** nach Diagnosestellung und Operation mit Chemotherapie, Bestrahlung und antihormonellen, manchmal auch noch einer Immuntherapie (Herceptin) **belastet.** Dann werden sie in die sogenannte Nachsorge entlassen.

Dies bedeutet, dass **in den ersten zwei bis drei Jahren alle drei Monate eine Kontrolle** erfolgen sollte. Die Kontrollen bestehen aus der Anamnese, dabei wird nach aktuellen Problemen, Nachwirkungen der Therapie, Sorgen und Ängsten gefragt. Die Brust wird abgetastet, eine Sonografie gemacht und gegebenenfalls eine Untersuchung des Unterleibes. Einmal im Jahr, manchmal auch alle sechs Monate, wird zusätzlich eine Mammografie, selten eine Kernspinuntersuchung und noch seltener ein PET-CT nötig. Hat die Frau keine Beschwerden, sind diese Untersuchungen ausreichend.

Dieser Rhythmus der Nachuntersuchungen wird seit

mehr als 20 Jahren **von Krebsexperten** empfohlen. In Leitlinien und anderen Stellungnahmen der Onkologen besteht Konsens darüber. In den Nachsorgeheftchen, die Patientinnen in aller Regel nach der Operation oder Diagnose erhalten, werden die Termine und Ergebnisse eingetragen. **Trotzdem halten sich viele Ärzte nicht daran.** Täglich kommen Patientinnen mit Laborzetteln, Untersuchungsberichten von Leber, Lunge, Knochen und anderen Organen in die Arztpraxis, obwohl sie keine Beschwerden haben. Dann sind sie extrem verängstigt, weil der Tumormarker, der nicht spezifisch ist, nur noch knapp oder schon nicht mehr ganz im Normbereich liegt.

Oder die Frauen bekommen nach einer unauffälligen Mammografie von der Radiologin im Hinausgehen hinterhergerufen: »Es ist alles in Ordnung, aber wenn Sie noch sicherer sein wollen, müssen Sie noch eine Kernspinuntersuchung (MRT) machen lassen …« Die **Patientinnen** hören nur das »aber«, und ihr **gutes Gefühl, Ruhe vor dem Krebs zu haben, ist vorbei.** Wieder geht es los: Es folgen weitere Abklärungen, Termine, die Kinder müssen versorgt werden, warten, bis das Ergebnis da ist. Warten und Bangen und die Fragen: Kann ich das ein zweites Mal aushalten? Kann man es überhaupt noch einmal behandeln?

Sprechstunde

Frau G. ist 49 Jahre alt und hat fast ein Jahr Brustkrebs-Therapie hinter sich. Für sie und ihren Mann, aber auch für beide Kinder, die gerade in der Pubertät stecken, war es ein hartes Jahr. Nach der niederschmetternden Diagnose kamen fast sechs Monate Chemotherapie. Immer wieder war sie erschöpft, wollte nur noch schlafen, dann gab es wieder Phasen, in denen sie sehr aktiv war, Sport treiben und Hobbys nachgehen konnte. Der Tiefpunkt war der Tag, an

dem die Haare ausfielen. Jetzt sah sie richtig krebskrank aus; dazu fehlten die Wimpern und die Augenbrauen. Der Blick in den Spiegel offenbarte ihr und der Außenwelt die schwere Erkrankung.
Nachdem sie die Chemotherapie geschafft hatte, folgte die Operation des Tumors, der sich inzwischen deutlich verkleinert hatte. Da sie eine größere Brust hat, konnten die Ärzte die Brust erhalten. Sie entfernten nur den Tumor mit einem Mantel Gewebe darum. Der Wächter-Lymphknoten aus dem Achselgebiet wurde schon bei der Diagnosestellung entfernt und war glücklicherweise nicht befallen.
Nach der Operation musste Frau G. fünf Wochen lang täglich zur Bestrahlung der Brust. Obwohl diese Therapie nicht vergleichbar war mit den Nebenwirkungen der Chemotherapie, ermüdete sie von Tag zu Tag mehr. Die Haut entzündete sich leicht, erholte sich nach Abschluss der Bestrahlung aber schnell wieder. Zurück blieb nur die Braunfärbung der Haut im Strahlenfeld, und die Brust fühlte sich sehr fest und warm an.
Eigentlich wollte Frau G. nicht zur Reha, sie wollte in ihrem familiären Umfeld bleiben, außerdem brauchten die Kinder sie. Und immer nur über die Krankheit reden, wie sie es in der Reha vermutete? Nein, das war nichts für sie.
Nach mehreren Gesprächen mit ihrer Ärztin, die ihr dazu riet, doch zu fahren, entschied sie sich dafür. Nach drei Wochen verlängerte sie um eine Woche; es tat ihr gut, sich nur um sich selbst kümmern zu können, sie hatte anregende Gespräche mit betroffenen Frauen, die ihr Mut machten, und endlich das Gefühl, dass diese Frauen sie besser verstehen konnten als ihr Umfeld zu Hause. Täglich absolvierte sie ein Sportprogramm, hörte sich Vorträge an, genoss ausführliche Spaziergänge. Es war ein Abschluss einer langen und schweren Zeit für sie, obwohl sie weiterhin täglich eine Antihormontablette nehmen musste. Aber sie war gerüstet für den Alltag und den Wiedereinstieg in den Beruf und voller Elan, die Krankheit besiegt zu haben.

Die **Brust** ist **nach einer Krebsoperation verändert.** Nicht immer sind sich Frauen und Ärzte darüber einig, was schön ist, was gelungen und was notwendig. Und nicht immer wissen die Frauen, was auf sie zukommt. Natürlich ist es das Ziel der Operation, den Krebs so zu entfernen, dass er nicht wieder auftritt und die Chance auf Heilung möglichst groß ist. Aber um dies zu erreichen, gibt es **verschiedene operative Verfahren und Möglichkeiten, die Brust zu erhalten.** Und auch wenn die Brust weitgehend entfernt werden muss, kann der »Aufbau der Brust«, wie die chirurgische Rekonstruktion genannt wird, mit körpereigenem Material von verschiedenen Stellen (Bauch, Rücken) oder mit Silikonimplantaten gestaltet werden.

Sprechstunde

Die 51-jährige Patientin ist vor drei Jahren an Brustkrebs erkrankt. Sie hat alle Therapien hinter sich, nun kommt sie regelmäßig zur Nachsorge. Beim Abtasten der Brust geht es im Gespräch um die Form und das kosmetische Ergebnis der behandelten Brust.
Bei Frau B. ist fast das komplette Brustdrüsengewebe entfernt worden, nur Haut und Brustwarze sind erhalten. Sie hatte bereits eine Beruhigungstablette bekommen, als der Chirurg ihr kurz vor der Operation seine geplante Technik und den »Aufbau der Brust« nach der Brustentfernung erklärte: »Wir bauen Ihnen da wieder eine schöne Brust hin«, habe er gesagt. Mehr wurde darüber nicht gesprochen; es gab keine ausführlichen Gespräche in den Tagen davor. Der Patientin wurde nicht erklärt, welche Möglichkeiten es gibt, beispielsweise den Aufbau mit einem Silikonimplantat oder jenen mit körpereigenem Gewebe.
Frau B. erhielt ein Silikonimplantat, das allerdings nicht symmetrisch zur anderen Brust liegt. Die erhaltene Brust befindet sich deutlich

höher als die operierte. Nach der Bestrahlung hat sich zudem eine feste Kapsel gebildet, und die Haut ist verdickt und derber als an anderen Stellen. Man muss es deutlich sagen: Das Ergebnis ist keine schöne Brust. Frau B. will aber keine weitere Operation über sich ergehen lassen. Sie kann sich damit arrangieren und versucht, die Ungleichheit mit einem Spezial-BH auszugleichen. Für ihren Mann ist das ebenfalls in Ordnung, sagt sie.

Die Zeit nach einer Brustkrebstherapie ist heikel. Die meisten Frauen sind froh, dass sie die anstrengende und **auszehrende Behandlung hinter sich gebracht** haben. Gleichzeitig befürchten sie, dass der Krebs jederzeit wiederkommen könnte. Viele Patientinnen wissen, dass die Wahrscheinlichkeit für ein Rezidiv immer geringer wird, je länger die Behandlung schon zurückliegt und es zu keinem Rückfall gekommen ist. Es gibt daher **immer wieder neue Zwischenziele:** Schon ein halbes Jahr geschafft, ein Jahr, zwei Jahre. Jetzt sind es schon fünf Jahre!

In dieser verletzlichen Phase ist die behutsame ärztliche Betreuung besonders wichtig. **Zu viele Tests und Untersuchungen** können in dieser Zeit **mehr schaden als nutzen.** Fragen manche Patientinnen immer wieder nach ihren Blutwerten und den Tumormarkern oder drängen auf ein »Kontroll-Kernspin«, ist das zwar verständlich. Sich ständig nur mit der Krankheit zu beschäftigen und jede Schwankung der Werte und Befunde ängstlich zu protokollieren, belastet jedoch mehr, als dass es erleichtert.

Zudem wird die Bedeutung einzelner Blutwerte oder Röntgen- und Kernspin-Befunde überschätzt. Eine zufällige Verbesserung der Werte wird als Hinweis auf komplette Heilung missverstanden oder eine Verschlechterung als Rückfall – auch wenn längst erwiesen ist, dass die Schwankungen der Testergebnisse eine Eigendynamik entwickeln und zumeist wenig über den Krankheitsverlauf aussagen. Die vermeintlich objektiven Messungen sollen Halt geben, verunsichern aber eher.

Ärzten kommt die Aufgabe zu, die Patientinnen nicht weiter zu verunsichern und nicht mehr **Kontrolluntersuchungen anzuordnen als nötig.** Die Illusion, die Krankheit mit immer mehr Untersuchungen besser unter Kontrolle zu haben, eröffnet falsche finanzielle Anreize und führt zu zahlreichen unnötigen und teuren Tests und Therapien. Die Patientinnen haben davon keinen Nutzen.

Sprechstunde

Frau U. ist 56 Jahre alt und meldet sich, als die Therapie ihrer Brustkrebserkrankung abgeschlossen ist. Sie ist verunsichert, wie es weitergeht, hat keinen Plan bekommen, ihre Frauenärztin in der Klinik hat wenig onkologische Erfahrung, das hat sie ihr offen gesagt. Von allen Seiten hört sie gut gemeinte Ratschläge, was sie essen darf und was nicht, was sie zusätzlich tun muss, damit die Krankheit nicht wiederkommt: Yoga, Fitnessstudio, Nahrungsergänzungsmittel, Misteltherapie und vieles mehr. Sie muss wieder arbeiten und hat zwei fast erwachsene Kinder, die noch zu Hause leben.

Nach Operation, Chemotherapie und Bestrahlung war sie vier Wochen lang in einer onkologischen Rehabilitation, die ihr sehr gutgetan hat. Dort konnte sie sich auf sich selbst konzentrieren, wurde versorgt, hat nette Menschen kennengelernt und viel Sport getrieben. Nach diesem Aufenthalt fiel sie in ein Loch. Plötzlich war keine Struktur mehr vorgegeben, außer dass sie täglich eine Tablette Tamoxifen (Antihormon) nehmen sollte, damit die Chance geringer wurde, dass der Krebs wiederkommt.

Nicht nur der Körper, auch die Psyche leidet mit

Sprechstunde

Frau T. hat Jahrestag. Vor einem Jahr hat sie beim Duschen einen Knoten in der rechten Brust getastet. Sie hat ein paar Tage gewartet, aber war dann doch unsicher. Sie ging zu ihrem Frauenarzt, der gleich eine Mammografie veranlasst hatte, die den Verdacht bestätigte: ein bösartiger Knoten. Noch am selben Tag wurde eine Biopsie aus dem Knoten entnommen. Dafür musste der Arzt nach örtlicher Betäubung mit einer dicken Nadel einige Male in den Tumor stechen und Gewebezylinder entnehmen (Stanzbiopsie).

Frau T. war von der Diagnose völlig überrascht. Sie hatte sich immer gut gefühlt und war bis dahin kerngesund. Und nun sollte sie schwer krank sein? Niemand sah ihr das an.

Sie war geschockt, der Körper hatte sie im Stich gelassen; was hatte sie falsch gemacht? Zu viel Stress? Seit Monaten hatte sie immer wieder Streit mit ihrem Partner.

Falsche Ernährung? Dabei verzichtete sie schon seit Jahren auf fettreiche Kost, achtete auf gesunde Ernährung und kaufte im Biomarkt ein. Sport hat sie vernachlässigt, sie hatte beruflich und mit ihren drei Kindern genug zu tun.

Dank der Unterstützung ihrer Familie und einer Psychoonkologin gelang es ihr, die aufwendige Therapie gut hinter sich zu bringen.

Die Folgen der Chemotherapie spürt sie noch: taube Finger und Zehen, trockene Haut und wunde Schleimhäute. Beim Sex tut es ihr in der Scheide immer noch weh, weil die Scheidenwände durch die Antihormonbehandlung trocken und rissig wurden. Sie schläft schlechter und leidet unter Hitzewallungen.

Aber so langsam hatte sie sich wieder erholt und mithilfe der Sitzungen bei der psychoonkologischen Ärztin Zuversicht bekommen, dass sie geheilt wurde. Trotzdem ist jede Untersuchung und Nach-

kontrolle ein schwerer Gang für sie. Sie schläft in den Nächten davor nicht. Dann sitzt sie angespannt im Wartezimmer und kann es kaum aushalten, bis die Untersuchung beginnt und ihr die gute Nachricht mitgeteilt wird, dass alles unauffällig aussieht.
Ein paar Wochen später hatte sie die Mammografie in der radiologischen Praxis, in der damals schon die Diagnose gestellt worden war. Sie freute sich, dass im Ultraschall wie in der Mammografie alles unauffällig aussah. Im Hinausgehen wurde das gute Gefühl jedoch zunichtegemacht: »Alles in Ordnung, aber zur Sicherheit … Kernspin, damit wir auch nichts verpassen. Wenn da wieder etwas gewachsen ist, man kann die Narben nicht gut beurteilen …« Nach diesen Sätzen drehte sich alles in ihrem Kopf, sie konnte nicht fassen, was ihr gerade gesagt wurde.
In den nächsten Tagen wieder Bangen und Warten. Kernspin war erst zwei Wochen später möglich, dann wieder Warten auf das Resultat. Als sie gerade unterwegs war, erhielt Frau T. einen Anruf: Da sei eine Stelle in der Brust, die unklar aussehe, zur Sicherheit sollte eine Biopsie gemacht werden. Sie war am Boden zerstört, das konnte doch nicht sein. Dann endlich der Termin für die Biopsie, eine Woche nach dem Kernspin. Nach drei Tagen der erlösende Anruf: Es handele sich nur um dichteres Narbengewebe, kein Hinweis auf ein Rezidiv, der Krebs ist nicht erneut aufgetreten.
Auch wenn das Ergebnis letztlich beruhigend ist: Der Weg dahin war eine Tortur und die Verunsicherung enorm. »Eine erneute Kontrollmammografie kann ich mir nicht mehr vorstellen«, sagt Frau T. im Gespräch mit ihrer Frauenärztin.

Unser ärztlicher Rat: In der Betreuung einer Patientin nach einer Krebserkrankung ist es vor allem wichtig, auf die Sorgen, Wünsche und Bedürfnisse der Patientin einzugehen. Nicht für jede Frau ist es wichtig und sinnvoll, möglichst viele Kontrollen, Untersuchungen oder Laborwerte zu messen. Sie werden davon manchmal zu sehr belastet, andere fühlen sich damit sicherer. Aufgabe des Arztes ist es, gemeinsam mit der Patientin einen guten Weg zu finden, um möglichst viel Sicherheit zu haben, aber keine weiteren Belastungen.

Welche Chancen habe ich?

Brustkrebs ist nicht gleich Brustkrebs. Obwohl jede Patientin ihre eigene Diagnose, ihren eigenen Brustkrebs hat, gibt es keine personalisierte Therapie. Die Empfehlungen einer Therapie richten sich nach Ergebnissen von wissenschaftlichen Studien und eigenen Erfahrungen der Ärzte. Es werden »Leitlinien« in Expertengremien erarbeitet und veröffentlicht. Es wurden sogenannte Brustzentren aufgebaut und zertifiziert. Dabei wurde auch die Betreuung der Patientinnen durch Psychoonkologen in das Programm aufgenommen.

In den vergangenen Jahren wurden viele Eigenschaften an Tumorzellen entdeckt, mit deren Hilfe die Diagnose immer weiter differenziert werden kann. **Wächst** der Tumor **schnell oder langsam** (das wird mit der Proliferationsrate Ki 67 ausgedrückt)? Sind die Tumorzellen **wenig oder stark entartet,** was sich dem Grading G 1, 2 oder 3 entnehmen lässt? Sprechen die Tumorzellen auf **Hormone** an? Hormonrezeptoren sind der Östrogenrezeptor und der Progesteronrezeptor. Gibt es ein spezielles Eiweiß in den Tumorzellen, kann seit 20 Jahren eine **Antikörpertherapie** helfen, die viel zur Verbesserung der Überlebensrate beigetragen hat. An dieser Stelle setzen etwa Medikamente wie Trastuzumab oder Pertuzumab an. Alle diese Charakteristika können mit Bluttests oder Gewebeuntersuchungen bestimmt werden.

Sind die Lymphknoten befallen? Oder war der **Wächterlymphknoten,** das ist der wichtigste Lymphknoten zwischen Brust und Achselhöhle, frei von Tumorzellen? Dieser wird mit einem kleinen Schnitt nach vorheriger Markierung entfernt. **Wie groß** war der **Tumor?** Ist die Patientin in den **Wechseljahren,** oder hat sie noch regelmäßig ihre Periode? Wie ist die Verfassung der Patientin? Gibt es weitere Erkrankungen? Muss sie andere Medikamente nehmen?

All diese Informationen bilden und verfeinern die Diagnose. Sie ist für jede einzelne Patientin anders. Danach wird eine Therapieempfehlung ausgesprochen. Allgemein und für alle Frauen auf gleiche Weise gültig kann man nie sagen, welche Aussichten mit Brustkrebs bestehen. Je nachdem, wie die erwähnten Charakteristika ausfallen, lebt die eine Frau noch mehr als 40 Jahre mit dem Tumor – die andere nur noch vier Monate.

Weltweit gibt es viele Kongresse, die sich mit dem Thema Brustkrebs befassen. **Pharmaunternehmen** haben großes Interesse an diesen Tagungen, schließlich sind Krebsmedikamente sehr teuer, und die langwierige Behandlung ist lukrativ. Sie versuchen, die **Ärzte für eine bestimmte Therapie zu gewinnen.** Für Mediziner ist es oft schwierig, die Studienergebnisse zu interpretieren und zu erkennen, was eine gute Studie ausmacht und welchen Ergebnissen man vertrauen kann – und wie viel sie ihren Patientinnen tatsächlich in der Behandlung nutzen.

Heute bin ich blond

Sophie van der Stap, 1983 in Amsterdam geboren, erkrankte im Jahr 2005 an einem bösartigen Weichteiltumor. Sie war nicht mal 22 Jahre alt, als sie die Diagnose erhielt, und beschloss, sich vom Krebs nicht ihre Lust auf das Leben nehmen zu lassen. Sie genoss die Ausgelassenheit, ihre Beziehungen, Flirts und den Sex wie Millionen andere junge Frauen auch – trotz Chemotherapie und schwerer Krankheit. Sie schrieb das Buch »Heute bin ich blond« über ihr Leben mit dem Krebs, ihre **Verletzlichkeit** und ihren **Optimismus.** Das Buch wurde zu einem großen Erfolg und die Autorin für ihre Offenheit und ihren Mut gelobt. Im niederländischen Original heißt das Buch »Das Mädchen mit den neun Perücken«, was gut die Befindlichkeit der jungen Frau trifft – je nach Stimmung wählte sie ein anderes Haarteil, nachdem ihr die Haare im Laufe der Behandlung ausgegangen waren. 2013 wurde der Bestseller für das Kino verfilmt.

Alle zwei Jahre treffen sich in der beschaulichen Universitätsstadt **St. Gallen** in der Ostschweiz mehr als 3000 Mediziner aus aller Welt, die sich mit dem Thema Brustkrebs beschäftigen. Den Höhepunkt nach vier Tagen Kongress bildet am Samstagvormittag eine Podiumsdiskussion. Auf dem Podium sitzen 40 medizinische Experten: Onkologen, Gynäkologen, Chirurgen, Strahlenärzte, Radiologen, aber auch Pathologen. Besprochen werden einzelne Fälle, und danach gibt jeder Teilnehmer auf dem Podium seine Entscheidung bekannt. Dabei ist es immer wieder verblüffend, **wie uneins die Experten in ihren Entscheidungen** sind. Eine 100-prozentige Einigung gibt es nie, oft fallen die Statements 60 zu 40 Prozent oder 70 zu 30 Prozent aus, ob eine Chemotherapie zusätzlich durchgeführt werden sollte oder nicht. Es gibt selten zu 100 Prozent Einigkeit über den optimalen Weg.

Die Empfehlungen für die individuelle Therapie einer Krebserkrankung müssen mit allen Vor- und Nachteilen mit den Betroffenen besprochen werden. Dabei ist nicht nur die Stadieneinteilung des Tumors mit seinen zusätzlichen Merkmalen wichtig, sondern auch die **Lebenssituation der Patientin.** Was will sie? Was stellt sie sich vor? Mit was kann sie zurechtkommen, mit was nicht? Wie sieht ihr Alltag aus? Was hat sie erlebt? Wie ist ihre Partnerschaft? Trägt sie diese Lebenssituation?

Es gibt Frauen, die haben ein klares Bild davon, was sie wollen und was nicht. Ärzte können aufgrund von bestem Wissen und Gewissen empfehlen. **Entscheiden tun zwar die Patientinnen.** Dabei darf man die Kranken aber **nicht überfordern.** Man darf sie nicht alleinlassen mit den Entscheidungen, die sie treffen müssen. Wenn sie sich aber gegen eine ärztliche Empfehlung entscheiden, die manchmal nur auf einen minimalen statistischen Gewinn der Lebenserwartung hoffen lässt, sollte das Votum der Patientinnen ernst genommen und unterstützt werden.

Für die **Verträglichkeit** und die **gute Lebensqualität** während einer kräftezehrenden Behandlung wie einer Chemotherapie ist die **gute Begleitung durch den behandelnden Arzt und das Pflegeteam** von großer Wichtigkeit. Fühlt sich die Patientin zuvor gut aufgeklärt und informiert, hat sie verstanden, was sie verstehen will, und wird mit ihren Problemen und Fragen während der Therapie ernst genommen, verträgt sie die Behandlung zumeist auch viel besser.

Fühlt sie sich hingegen alleingelassen, bekommt sie **Angst** und weiß nicht, was mit ihr geschieht, hat sie keine Person des Vertrauens, dann verträgt sie die Behandlungen oft deutlich schlechter. **Patientinnen wollen nur das wissen, was sie wissen wollen.** Das klingt banal, aber falsch verstandene Aufklärung führt oft dazu, dass sie mit Prozentzahlen, Überlebensraten und Zukunftsprognosen überschüttet werden. Dann reagieren viele Frauen mit Angst und depressiver Verstimmung.

Um als Arzt zu wissen, welche Patientin wie viel Information über ihre Erkrankung haben möchte, braucht es ein **enges Vertrauensverhältnis.** Manche Patientinnen wollen alles wissen, was es zu dem Thema gibt, sie surfen stundenlang im Internet, lesen Bücher, gehen in Selbsthilfegruppen und besuchen Patientenveranstaltungen der Kliniken, wo sie leider oft für Laien schwer verständliches Wissen im Medizinerjargon dargeboten bekommen. Fragt man bei solchen Veranstaltungen, ob sie verstanden haben, was von den vortragenden Medizinern berichtet wurde, dann verneinen dies die meisten, »aber das sei ja normal, wenn Ärzte reden …«.

Es kann auch ein **»Zuviel an Wahrheit«** geben. Viele Patientinnen leben besser damit, wenn sie nicht alles über ihre Krankheit erfahren, was es darüber zu wissen gibt. Sie belasten sich nicht zusätzlich und versuchen, mit Zuversicht weiterzuleben. Für Patientinnen ist es wichtig, dass sie **die Informationen bekommen, die sie wollen. Nicht mehr und nicht weniger.**

In den letzten 20 Jahren ist ein neues Fachgebiet in der Onkologie entstanden. In den USA war Jimmy Holland der Pionier der **Psychoonkologie.** Es wurde immer deutlicher, dass für die Genesung der Erkrankten nicht nur Operation, Chemo-, Radio- oder andere Therapien wichtig sind, sondern auch die Pflege der psychischen Wunde, die eine Krebsdiagnose verursacht. Inzwischen ist belegt, dass die psychoonkologische Begleitung dabei hilft, die Krankheit besser zu verarbeiten. Patienten können ihre Ängste und Sorgen loswerden und bewältigen, ohne ihre Angehörigen, die ebenfalls belastet sind, ständig damit konfrontieren zu müssen.

Nicht nur für die **Partner,** sondern auch für **Kinder von Krebskranken** gibt es inzwischen **Hilfsprojekte.** Erkrankt die Mutter und die Tochter ist gerade in der Pubertät, kann es sein, dass die Tochter sich mit ihren eigenen Ängsten, ebenfalls zu erkranken, zurückzieht und in eine depressive Stimmung gerät. Beratungsstellen und immer mehr Stiftungen können helfen, dazu gehören unter anderem die Stiftung Mutter und Kind,

Reha-Einrichtungen und die Stiftung von Annette Rexrodt von Fircks für krebskranke Mütter und ihre Kinder.

Grenzen der Aufklärung

»Ich weiß noch, die Klappe fiel, ich war im Schock, ich hatte das Gefühl zu fallen, ohne ein Geländer zu haben, es riss mir den Boden unter den Füßen weg.« So schildert die 33-jährige Margret T. ihre Wahrnehmung, als ihr mitgeteilt wurde, sie solle sich »innerhalb von zwei Tagen in der Uniklinik Köln melden, um mich operieren zu lassen. Ich hätte Krebs, einen von der gefährlicheren Sorte.« Margret T. ist eine von 17 Krebspatienten, die der Psychoonkologe Elmar Reuter in seinem Buch »Leben trotz Krebs – eine Farbe mehr. Interviews zu einem gelingenden Leben nach Krebs« zu Wort kommen lässt.

Nicht immer gelingt die **Kommunikation zwischen Arzt und Patient** in dem heiklen Moment, in dem die Diagnose ausgesprochen wird. Die meisten Ärzte sind dafür nicht ausgebildet. Viele wissen nicht, wie sie Patienten mitteilen sollen, dass sie schwer krank sind. Sie spüren nicht, wie viel **Empathie und Ehrlichkeit** sie sich und den Patienten zutrauen können. Manche wirken aus Selbstschutz kühl, bei anderen könnte man auf die Idee kommen, dass sie dem Schicksal der ihnen Anvertrauten ziemlich indifferent begegnen – mit der »kalten Gleichgültigkeit der Gesunden«, wie es ein Angehöriger genannt hat.

Aber kann die **Distanz zwischen Gesunden und Kranken** erklären, was sich manchmal zwischen Arzt und Patient abspielt? Erschütternd liest sich auch nach Jahren noch der Bericht von Peter Tautfest, dem ehemaligen USA-Korrespondenten der *taz*, der in der Gautinger Lungenklinik behandelt wurde. »Was Sie in der Brust haben, ist ein Tumor, der ist bösartig, und der hat auch leider schon gestreut«, sagte der Stationsarzt zu ihm, als er ihn erstmalig mit der Diagnose konfrontierte.

Tautfest wurde schwarz vor Augen, dann schildert er, wie er die Diagnose empfunden hat: »Dr. K. gehört zu der neuen Generation von Ärzten, die es gelernt hat, Patienten die Wahrheit nicht zu verschweigen. Er spricht leidenschaftslos, direkt, schonungslos und ohne Umschweife. Ja beinahe ein bisschen schnodderig. Rückblickend kommt es mir vor, als hätte er wie von einem großen Spaß gesprochen, wie von einem jener unvermeidlichen Unglücke, die Menschen nun mal widerfahren und über die man gemeinsam scherzen können soll oder können muss. Nicht zu diesem Ton jedoch passen Klagen oder Bedauern. Er hätte auch sagen können: Ich will heute Nachmittag noch Squash spielen gehen und mir die Laune von Ihnen nicht verderben lassen.«

Patienten, Männer wie Frauen, werden mit einer Krebs-Diagnose **aus dem Nichts in eine Extremsituation gestoßen,** die sie existenziell berührt. Manche reagieren aufbrausend, ungerecht, wütend, andere traurig oder unberechenbar. Ärzte, die mit Tumorpatienten zu tun haben, wissen das, und es ist das Recht der Patienten, mit ihrem Leid so umzugehen, wie es ihnen passt.

Das jahrelange Streben nach einer besseren Aufklärung der Patienten kann nicht dazu führen, dass Ärzte teilnahmslos die Diagnose mitteilen, weil sie meinen, einen mündigen Patienten vor sich zu haben. **Jeder Kranke,** egal wie gut er über die Krankheit Bescheid weiß, ist **in erster Linie hilf- und schutzlos** und **bedarf der Anteilnahme.** Niemand kann objektiv über sein Leiden urteilen und abwägen, welche diagnostischen und therapeutischen Schritte richtig sind, wenn er subjektiv betroffen ist. Das Ideal vom mündigen Patienten wird im Ernstfall zur Illusion.

Viele Ärzte verstehen sich nur noch als Informationsüberbringer. Sie denken, sie sind gut, wenn sie Patienten nüchtern aufklären und ihnen alle weiteren Entscheidungen überlassen. Zwar will kein Patient mehr den Paternalismus der Ärzte zurück, die früher oft über die Kranken hinweg entschieden haben. 1961 gaben noch 90 Prozent der amerikanischen Onkologen in einer Umfrage an, dass sie ihre Patienten belügen und ihnen nicht sagen würden, dass sie an Krebs litten.

In der neuen, aufgeklärten Medizin droht die **Fürsorge** hingegen **vernachlässigt** zu werden. Der Arzt zieht sich emotional zurück, sieht sich nur als Dienstleister und lässt sich nicht mehr auf die Beziehung ein, sondern sieht sich nur noch als korrekten Aufklärer. Was die meisten **Patienten brauchen,** ist **Hilfestellung, Begleitung.** Es kann dauern, bis Patienten aus der Phase der Hilflosigkeit heraus wieder das Gefühl entwickeln, Kontrolle über ihr Leben zurückzugewinnen. Und es dauert, bis sie erkennen, was die Diagnose für sie und ihr weiteres Leben bedeutet. Viele Dinge müssen im Gespräch wiederholt und noch einmal erklärt werden, und Ärzte sollten die Aufnahmefähigkeit der Patienten in der ersten Extremsituation nicht überschätzen. Oft hilft es, wenn die Angehörigen bei solchen Gesprächen dabei sind.

Die Diagnose ist auch mit brillantem Intellekt und angehäuftem Wissen nicht leichter zu bewältigen. »Von niemandem, nicht einmal von jemandem, der die Vernunft so liebte (und die Berufung auf das Subjektive so verabscheute) wie meine Mutter, kann man erwarten, dass er bis zum Äußersten rational bleibt«, schreibt David Rieff in seinem berührenden Buch »Tod einer Untröstlichen« über seine Mutter Susan Sontag, die früh an Brustkrebs erkrankte, dann ein Gebärmuttersarkom bekam und schließlich 2004 an den Folgen einer besonders bösartigen Leukämie-Form starb.

Susan Sontag und der Krebs

Susan Sontag hat sich immer wieder literarisch mit Krankheit, Leid und Tod beschäftigt, ihr Essay »Krankheit als Metapher« wendet sich gegen die sprachliche Militarisierung des Leidens, besonders des Krebses und seiner Behandlung. Wenige Laien haben sich so ausführlich mit der Medizin beschäftigt wie Sontag. »Doch auch wenn sie wusste, dass sie an einer tödlichen Krankheit litt, und trotz ihrer zweifellos sorgfältigen Recherchen, verirrte auch sie sich, wie fast alle Patienten, im dichten Nebel der medizinischen und biologischen Terminologie und dem noch dichteren Nebel am Übergang vom autonomen Erwachsenen zum infantilisierten Patienten, der nur noch aus Bedürftigkeit, Angst und Schmerz besteht«, schreibt ihr Sohn David Rieff über das Leben und Sterben seiner Mutter.

Man spürt in Rieffs Zeilen den Wunsch, fair gegenüber den Ärzten und ihren Aufklärungsbemühungen zu sein. Nicht immer gelingt ihm das, angesichts der bitteren Erfahrungen, die er gemacht hat, als seine Mutter erneut erkrankte: »Wie viele Ärzte sprach Dr. A. mit uns, als hätte er Kinder vor sich, aber ohne die Behutsamkeit, mit der ein verständiger Erwachsener im Umgang mit Kindern seine Worte wählt. Stattdessen hielt er uns eine Vorlesung. Weder meine Mutter noch ich unterbrachen ihn.«

Natürlich haben viele Patientinnen ein Bedürfnis nach Aufklärung und wollen scheinbar alles wissen, wenn sie krank sind. Aber selbst informierte Patientinnen brauchen Unterstützung bei der Deutung der Informationen. **Wenn man schwer krank ist, hilft alle Bildung nichts.** Das ist eine grundlegende, existenzielle Erfahrung, die sich nicht wie eine kniffelige Logik-Aufgabe lösen lässt.

Es geht schließlich während manchen Phasen der Erkrankung auch darum, sich zu fragen, wie sich das Leben rundet, was die **Vorstellungen vom nahen Ende und dem Tod** sind. Patientinnen haben das zumeist nicht gelernt, Ärzte auch nicht. Es geht nicht um erlerntes Wissen, sondern um **Haltung und Empathie.**

Ärzte sollten wissen, dass Kranke kaum noch etwas aufnehmen, **wenn die Diagnose »Krebs« gefallen ist,** und oft **nur 10 Prozent von dem Gespräch behalten.** Von Therapieoptionen oder Ausnahmen mit besserer Prognose bekommen Patienten wenig mit, sobald das Wort Krebs im Raum steht. Außerdem brauchen Patienten Zeit, oft viel Zeit, bis sie nach Wut, Angst oder Trauer wieder zugänglich für medizinische Erwägungen sind.

Der **gedankliche** wie der **emotionale Prozess,** der nach der ersten Begegnung mit der eigenen Krebserkrankung abläuft, lässt sich durch keine noch so gelungene Gesprächsführung des Arztes abmildern. Dieser elementaren Erfahrung mit ihrer enormen Wucht kann niemand ausweichen, der schwer erkrankt, sie gilt als wichtiger Teil der Krankheitsbewältigung.

Empfohlen wird Ärzten daher, bei der **Übermittlung der Krebsdiagnose** nach dem Motto »Weniger ist mehr« vorzugehen und **abzuschätzen, wie viel Patienten anfangs wissen wollen.** Es dauert, bis Kranke sich nach dem Schock der ersten Mitteilung mit belastenden Details beschäftigen können. Jeder Kranke hat seinen eigenen – richtigen – Weg, egal ob der aus Ablenkung oder Auseinandersetzung mit dem Leiden besteht.

Die **Kranken entscheiden, worüber sie reden wollen und worüber nicht.** »Wie gerne hätte ich sie während der Monate ihrer Krankheit bis zu ihrem Tod irgendwie getröstet. Stattdessen sprachen wir fast bis zu dem Augenblick, in dem sie starb, von ihrem Überleben, von ihrem Kampf gegen den Krebs und nie vom Sterben. Ich wollte das Thema nicht ansprechen, solange sie es nicht tat«, schreibt David Rieff über seine Mutter. »Es war ihr Tod, nicht meiner.«

Brustkrebs und Sex

Sprechstunde

Frau D. ist 69 Jahre alt und kommt zur Kontrolle nach ihrer Krebserkrankung. Sie nimmt im dritten Jahr ein Antihormon als Tablette ein. »Meine Scheide fühlt sich an wie Sandpapier! Da kann man ja keine Lust auf Sex haben«, sagt sie. »Das macht mich traurig und verzweifelt.«

Frau J. ist 27 Jahre alt und hat ihre Krebsoperation schon seit zwei Jahren hinter sich. Die Chemotherapie hat sie gut überstanden, ihr kribbeln aber noch Hände und Fußsohlen. Das Schlimmste sind für sie im Alltag die Schwitzattacken und die dadurch unruhigen Nächte. Das ist für Frau J. nochmals eine Einbuße an Lebensqualität. Es hilft fast nichts dagegen. Sie hat vieles schon probiert: pflanzliche Mittel, Akupunktur, Homöopathie. Lediglich der Sport, den sie regelmäßig betreibt, hilft ihr etwas.

Die Behandlung von Brustkrebs geht oft mit Haarverlust, Müdigkeit, Unwohlsein und Übelkeit einher. Zudem werden die Schleimhäute **im Intimbereich trockener**, was die Lebensqualität stark beeinträchtigt. Frauen empfinden dann Schmerzen beim Geschlechtsverkehr. Durch den Hormonentzug fehlen Östrogene in der Scheidenwand, sie fühlt sich trocken, rissig und wund an. Jucken, Brennen und Schmerzen sind mögliche Folgen. Gegen diese Beschwerden helfen hormonhaltige Cremes. Viele Frauen schrecken jedoch vor der niedrig dosierten Hilfe zurück, da in den Beipackzetteln vermerkt ist, dass die Produkte bei Brustkrebs nicht angewandt werden sollten.

Frauen mit Brustkrebs leiden aber nicht nur unter Schmerzen beim Geschlechtsverkehr, sie haben oft auch **keine Lust mehr auf Sex.** Gleichzeitig plagt sie das schlechte Gewissen gegenüber ihrem Partner – und ihnen selbst fehlen oftmals auch Zärtlichkeit und Nähe.

Für eine Frau bedeutet die Diagnose Brustkrebs einen massiven Einschnitt. Die Krankheit droht besonders Sexualität und Partnerschaft in den Hintergrund zu drängen oder stark einzuschränken. Wird bei einer Frau Brustkrebs festgestellt, vernachlässigen viele Ärzte die Themen rund um Partnerschaft und Sexualität, besonders wenn die Frauen schon älter sind. Bereits die Diagnose kann die Partnerschaft verändern, bevor die körperlichen Beeinträchtigungen durch die Therapie eintreten.

Brustkrebs ist der häufigste Tumor bei jungen Frauen zwischen 20 und 40 Jahren. Inzwischen sind die Heilungschancen zwar recht gut, aber die häufig aggressive Behandlung bringt es mit sich, dass Frauen unter 45 durch die die Gabe von »Antihormonen« und die lang dauernde Chemotherapie **abrupt in die Wechseljahre geraten.** Familienplanung und Sexualleben verändern sich von einem Tag auf den anderen.

Befriedigender Sex trägt nicht nur zu einem erfüllten Leben bei, oftmals ist damit auch das Gefühl einer »normalen« Partnerschaft verbunden. Nähe, Zärtlichkeit, Lust und Sex sind für eine Beziehung wichtig, deshalb ist es für Kranke hilfreich, nicht nur an die Einschränkungen zu denken, die das Leiden mit sich bringt, sondern auch das wertzuschätzen, was körperlich funktioniert und Freude bereitet.

Die Behandlung belastet Körper und Seele. Der Wunsch nach Nähe und Sex kann dadurch zusätzlich vermindert sein. Womöglich ändert sich auch der Blickwinkel des Mannes: Er sieht in seiner Partnerin vielleicht nicht mehr die attraktive und ihm zugewandte Frau, sondern vielmehr die Kranke, die seiner Hilfe bedarf. In dieser schwierigen Situation fühlen sich Frauen häufig verpflichtet, die Bedürfnisse ihres Mannes zu erfüllen. Gab es schon vorher Probleme in der Partnerschaft, treten sie mit Beginn der Krankheit erst recht hervor.

Die Diagnose Brustkrebs und die nachfolgenden Behandlungen sind eine belastende Erfahrung. Vieles, wenn nicht alles, verändert sich: die Wahrnehmung des eigenen Körpers, die Sexualität, die Partnerschaft. Sowieso schon irritiert und niedergeschlagen, werden Frauen dann mit Idealen und Vorstellungen von Schönheit und körperlicher Leistungsfähigkeit konfrontiert, die ihnen unerreichbar scheinen. Das kann zu Unzufriedenheit führen und das Selbstwertgefühl weiter schwächen.

Das Ausmaß des Eingriffs bestimmt, wie stark die körperlichen und funktionellen Beeinträchtigungen empfunden werden. Narben, Rötungen und Schwellungen im Operationsbereich werden als ästhetischer Makel erlebt, Schmerzen und Missempfindungen intensivieren das Krankheitsgefühl.

Ob sexuelle Probleme auftreten, ist auch von der Operationstechnik abhängig. Beispielsweise kann nach einer radikalen Operation am Gebärmutterhals die Scheide verkleinert sein. Nach manchen Eingriffen sind dort und im kleinen Becken Lymphbahnen zerstört, was Schwellungen (Lymphödeme) nach sich ziehen kann. Lymphdrainage ist dann hilfreich. Zudem kann die Funktion von Blase und Darm gestört sein, nach Bestrahlungen im kleinen Becken oder der Scheide sind Schmerzen häufiger.

Wie schwer sich Chemo-, Strahlen- und Antihormontherapie auswirken, ist davon abhängig, wie wichtig Sexualität für die Frau ist. Manchmal resultieren die Probleme auch aus Scham oder der Furcht, der Partner könne sich aus Ekel von seiner kranken Frau abwenden. Sie befürchtet, nicht mehr begehrenswert zu sein.

Vier von fünf Frauen mit Brustkrebs möchten über das heikle Thema Krankheit und Sexualität besser aufgeklärt werden. Viele Ärzte scheuen jedoch das Thema und haben zudem keine sexualmedizinische Expertise. Der Umgang mit sexuellen Schwierigkeiten stößt zudem manchmal auf psychische Grenzen. Beide Partner vermeiden das Gespräch über die Krankheit. Durch das wechselseitige Schonen und die Tabuisierung des Themas sind Nähe und Sexualität dann kaum noch möglich. Wer sich vorher schon schwer damit tat, über seine sexuellen Wünsche zu reden, findet nach Ausbruch der Erkrankung noch schwieriger zum Thema.

Ob die Sexualität bei Frauen mit Brustkrebs beeinträchtigt ist, hängt von vielen Faktoren ab: Neben dem Alter der Patientin und dem Krebsstadium spielt auch die Form der Behandlung eine Rolle. Im Extremfall ist die Libido eingeschränkt, der Erregungsablauf gestört und ein Orgasmus nicht mehr spürbar. Schmerzen und mangelnde Feuchtigkeit beim Sex vergrößern das Unbehagen. Lymphödeme, Erschöpfung und Schwäche verringern ebenfalls die Lust auf Sex.

Vergleichbar mit der Phase nach der Geburt ist das Bedürfnis nach Sex auch durch eine schwere Krankheit vermindert. Die Wünsche des Partners werden für die Frau zur permanenten Forderung, und sie fühlt sich bedrängt.

Eine Operation an der Brust greift in das weibliche Selbstverständnis ein. Die Frau befürchtet, nicht mehr attraktiv zu sein und deshalb womöglich die Nähe des Partners und sexuelle Zuwendung einzubüßen. Wenn Frauen keinen Partner haben, scheuen sie oftmals eine neue Beziehung, weil sie befürchten, abgelehnt zu werden.

Matuschka auf dem Cover des *New York Times Magazine*

Am 15. August 1993 erschien auf der Titelseite des *New York Times Magazine* ein ungewöhnliches Foto. Es zeigte die Künstlerin Matuschka in einem eleganten weißen Kleid. Eine schöne Frau auf dem Titelbild ist für Magazine nicht ungewöhnlich, doch die 37-Jährige wurde mit dem Foto schlagartig berühmt. Der maßgeschneiderte Stoff bedeckte nämlich nur eine Brust, die andere Seite war unbekleidet und frei. Doch hier war nicht etwa eine Brust zu sehen, sondern die Abwesenheit derselben, eine Lücke – und stattdessen **die Operationsnarbe**, die nach der krebsbedingten Entfernung der Brust noch nicht ganz verheilt und auch nicht kosmetisch überdeckt war.

Matuschka selbst wendet sich auf dem Foto ab, sie wirkt schön, stolz und verletzlich zugleich. Sie lässt die Betrachter zurück mit widerstrebenden Gefühlen und zeigt gleichzeitig, wie schön eine Frau sein kann, auch wenn sie ihren **vermeintlichen Makel offensiv zur Schau** stellt. Die New Yorker Künstlerin wurde gefeiert und gelobt für ihren Mut, sich zu dem zu bekennen, was sonst oft schamhaft verborgen und als Mangel empfunden wird.

Es gab allerdings auch Kritik. Manche Frauen mit Brustkrebs warfen ihr vor, auf diese Weise verraten zu haben, wie eine Narbe und der Brustkorb nach einer Mastektomie aussehen. Ein Arzt beklagte gar, durch den Anblick würden Frauen in Zukunft von Vorsorgeuntersuchungen abgehalten werden – aus Angst, dass daraus eine solche »Verstümmelung« resultieren könnte. Die meisten Frauen erlebten die Veröffentlichung jedoch als Befreiung und als Manifest, dass Frauen attraktiv und begehrenswert aussehen können, auch wenn sie nicht dem Bild entsprechen, das sich Männer (und die Gesellschaft) von ihnen machen.

Matuschka, Beauty out of Damage

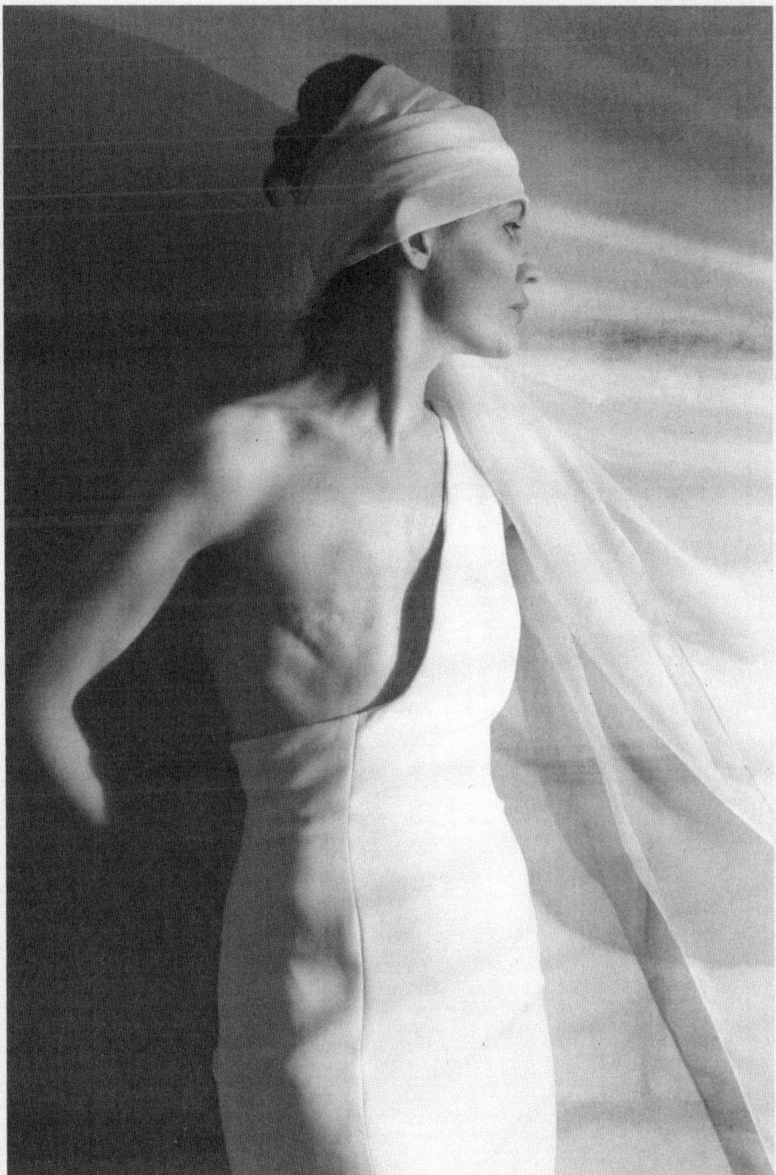

Die Diagnose Brustkrebs und eine operative Entfernung der Brust können zwar das Selbstverständnis der weiblichen Identität erschüttern. Zugleich ermuntert dieses Bekenntnis zur körperlichen »Unvollständigkeit« jedoch andere Frauen, sich dazu zu bekennen und nicht, sich zu verstecken.

Paare finden leichter zu einem intimen Miteinander, wenn sie sich vergegenwärtigen, dass **Sexualität nicht nur Geschlechtsverkehr** bedeutet. Intimität und Nähe können mit dem gesamten Körper empfunden werden. Im Verlauf der Therapie zweifeln viele Patientinnen zwar ihre Attraktivität an. Untersuchungen belegen jedoch, dass die Mehrzahl der Männer ihre Frauen auch mit fehlender Brust noch attraktiv finden.

Wenn sich Frauen im Verlauf der Krankheit nicht mehr als liebenswert empfinden und sich zurückziehen, versteht das der Mann oft als Verweigerung – obwohl die Frau sich weiterhin Zärtlichkeit wünscht! Der Mann fühlt sich zurückgewiesen, und die Frau ist nun erst recht verunsichert und zieht sich womöglich weiter zurück. Ein **Teufelskreis der Missverständnisse und Kränkungen.** In der Folge will die Frau dann eventuell nicht mal mehr in den Arm genommen werden, obwohl sie das Bedürfnis verspürt. Sie möchte jedoch vermeiden, dass er die Geste als Einladung zum Sex missversteht.

Nur mit gegenseitigem Vertrauen und Offenheit können beide in dieser Phase über ihre jeweiligen Bedürfnisse und Ängste reden. Wenn die Frau ihren Partner allerdings nicht in ihre Gedanken und Gefühlen einweiht, ist es schwer, zusammen andere Formen von Sexualität zu erkunden. Je länger die Erkrankung dauert, desto mehr leiden beide darunter, ihre Wünsche weder äußern noch befriedigen zu können.

Um Sexualität überhaupt zulassen zu können, sind für viele Frauen zunächst **Vertrauen und Zärtlichkeit** nötig. Bei Männern ist es oftmals umgekehrt: Der Sex stellt für sie **Intimität**

und Geborgenheit her. Für Frauen ist jedoch eine gehörige Portion Mut nötig, um mit ihrem durch die Krankheit veränderten Körper sexuelle Wünsche zuzulassen. Manchmal sind sie sich ja noch selbst fremd, und es kostet sie Überwindung, trotz Operation und anderen Therapiebelastungen Lust zu empfinden.

Fühlen sich Frauen weniger sexuell begehrt und erleben keine emotionale und körperliche Nähe, treten nach der Behandlung verstärkt psychische Probleme auf. Frauen, die mit ihrem Partner Gefühle und Zärtlichkeiten austauschen, sind hingegen seelisch stabiler.

Es droht eine Abwärtsspirale, wenn sich Frauen in der Partnerschaft **immer weiter zurückziehen** und **Nähe vermeiden:** Die Angst vor Ablehnung und Zurückweisung beeinträchtigt ihren Körper zusätzlich, und die Frau traut sich bald keine Lustgefühle mehr zu. Aus Unsicherheit und aufgrund der empfundenen Beeinträchtigungen vermeidet sie jeden weiteren Körperkontakt. In der Partnerschaft sind dann beide sexuell unzufrieden und haben womöglich den fatalen Eindruck, weder emotional noch körperlich etwas gemeinsam zu haben und zu teilen.

In einer gefestigten und von Vertrauen und Zuneigung geprägten Partnerschaft können beide Partner besser mit Veränderungen und Herausforderungen umgehen, die eine Krankheit mit sich bringen kann. Fühlen sich die Frauen familiär gut eingebunden oder befinden sich bereits nach der Menopause, werden die sexuellen Einschränkungen oftmals auch nicht als ganz so belastend empfunden.

Eine weitere Bedrohung für die Partnerschaft kann sich entwickeln, wenn sich infolge der Krankheit die Rollenverhältnisse umkehren und der Mann plötzlich für Aufgaben zuständig ist, die vorher in ihrer Verantwortung lagen. Die möglichen Paarkonflikte sind nicht zu unterschätzen. Die Scheidungsraten sind unterschiedlich, je nachdem, wer erkrankt ist. Männer lassen sich siebenmal so oft von einer kranken Frau scheiden wie Frauen bei einer Erkrankung des Mannes.

Junge Frauen sind durch die Diagnose Brustkrebs besonders schwer getroffen. Nicht nur sehen sie ihr Leben plötzlich akut bedroht, die **Familienplanung** muss eventuell auch umgestellt werden. Abhängig von den Vorstellungen des Paares, kann das Wissen um die eingeschränkte **Fruchtbarkeit** die gesamte Partnerschaft infrage stellen und das Selbstwertgefühl der Frau massiv kränken. Wird die Diagnose vor oder während einer Kinderwunschbehandlung erhoben, ist der Schock besonders groß.

Wird die Brust nach der Therapie gelungen rekonstruiert, fühlen sich viele Frauen wieder attraktiver und selbstbewusster. Ihre Lebensqualität steigt. Das ist von großer Bedeutung, denn mehr als die Hälfte der Frauen mit Brustkrebs ist zwei Jahre nach Beendigung der Therapie noch unzufrieden mit dem eigenen Körperbild. Erfolgt nach der Mastektomie eine **Brustrekonstruktion,** ist der Leidensdruck hingegen nur noch bei 10 bis 15 Prozent der Frauen groß. Sie sind dann versöhnter mit ihrem Körperbild. Es ist also naheliegend, dass jene Patientinnen, die sich die Brust nach der Therapie »aufbauen« lassen, mit ihrer **Sexualität** auch **zufriedener** sind. Dadurch empfinden sie sich subjektiv als attraktiver, und ihr sexuelles Interesse ist stärker ausgeprägt.

Sexualität nach Krebs - wem ist was wichtig?

Mindestens drei Gruppen von Patientinnen lassen sich unterscheiden:

1. Hatte **Sexualität** für Frauen schon immer eine **große Bedeutung** und gelingt es ihnen, die Krankheit gut zu verarbeiten, bleiben auch die Folgen für ihr Sexualleben und ihre Partnerschaft eher gering.

2. Wenn Sexualität für Frauen schon vorher nicht so wichtig war, ist die Einschränkung durch Operation, Bestrahlung, Chemotherapie und andere Therapiefolgen **nicht so ausgeprägt** und der Leidensdruck im sexuellen Bereich eher gering.
3. War Sexualität für Frauen zwar nicht das bestimmende Thema, aber doch ein zentraler Bestandteil ihres Lebens, können Diagnose und Behandlung **ihr Selbstvertrauen ins Wanken bringen.** Sie vermeiden Körperkontakt und Nähe sowie sich selbst im Spiegel zu betrachten. Das Lustempfinden lässt nach, der Rückzug gegenüber dem Partner verstärkt das Gefühl der gegenseitigen Entfremdung.

Ob sexuelle Krisen gut bewältigt werden, hängt auch von der Unterstützung durch **das Umfeld** und den **eigenen psychischen Ressourcen** ab. Sich in dieser schwierigen Phase wertgeschätzt zu fühlen und wechselseitig Streicheleinheiten für das Selbstwertgefühl zu verteilen, ist Labsal für die Partnerschaft.

Frauen mit Brustkrebs sollten sich trauen, **ihre Narbe anzufassen, sich selbst – und ihre Brust – nackt im Spiegel anzuschauen** und sich berühren und betrachten zu lassen. Das ist nicht immer einfach, festigt aber das Selbstbewusstsein ebenso wie Nähe, Kuscheln, Küssen und Streicheln – sowie jene Formen der Sexualität, die sich gut anfühlen und trotz der Krankheit zugelassen werden können.

Manchmal ist der Körper nach einer Brustkrebsbehandlung entstellt, weil die kranke Brust beschnitten ist oder fehlt. Implantate oder Rekonstruktionen mittels Eigengewebe helfen zwar, das fehlende Gewebe zu ersetzen. Es kann aber das Gefühl an der Brustoberfläche fehlen oder beeinträchtigt sein. Berührun-

Was hilft

Die langjährige Chemo- und Antihormontherapie beeinträchtigt das Sexualleben häufig, da sie zu vaginaler Trockenheit führt. Dagegen helfen **Gleitmittel** auf Wasser-, Silikon- oder Vitamin-E-Basis, ebenso **Befeuchtungsmittel** mit Hyaluronsäure. Hilfreich ist es zudem, **sanft die Vaginalwand zu massieren** und so die Durchblutung zu fördern. **Traubensilberkerze** wird als pflanzliches Präparat empfohlen, jedoch bestehen unterschiedliche Erfahrungen damit.

Weiterhin können **paar- und sexualtherapeutische Sitzungen** genauso helfen wie **Entspannungs- und verhaltenstherapeutische Ansätze** oder Gruppenangebote. Von diesen Gruppen profitieren jene Patientinnen am meisten, die vorher am wenigsten zufrieden mit ihrer Partnerschaft und Sexualität waren.

gen fühlen sich anders an, die Haut ist taub. Wurden Lymphknoten entfernt, können der Arm und die Schulter anschwellen. Nach einer Tumoroperation am Eierstock gerät die Frau sogleich in die Wechseljahre, sofern sie diese nicht schon hinter sich hat. Liegt ein Krebs des Gebärmutterhalses vor, wird in einer größeren Operation auch ein Teil der hinteren Scheidenwand entfernt oder gestrafft. Das kann die Scheide verengen und zu Schmerzen beim Sex führen.

Unser ärztlicher Rat: Um Brustkrebs frühzeitig zu erkennen, ist es wichtig, dass Frauen schon früh damit vertraut werden, ihre eigene Brust zu kennen. Vor der Periode ist die Brust eher gespannt und hart, nach der Blutung weicher. Dann ist der Zeitpunkt gut, sie beim Duschen oder Eincremen abzutasten. Fühlt sich eine Stelle unklar an, sollte die Frau die gleiche

Stelle auch an der anderen Brust abtasten, meist fühlt es sich dort ähnlich an. Ist das nicht so, sollte die Frau ihren Frauenarzt aufsuchen und ihm die Stelle zeigen.

Wir empfehlen, jeden Knoten in der Brust, jede Hauteinziehung und jede eingezogene Brustwarze (wenn dies nicht immer so war wie bei sogenannten Schlupfwarzen) ärztlich abklären zu lassen.

Für die belastende Zeit der Diagnostik und Therapie bei Brustkrebs ist ein gutes Vertrauensverhältnis zwischen Arzt und Patientin von entscheidender Bedeutung. Fühlt sich die erkrankte Frau alleingelassen, hat sie ständig den Eindruck, sich um alles selbst kümmern zu müssen, und Angst, etwas falsch zu machen oder zu versäumen. Neben dem sozialen Netz von Familie und Freunden kann die frühe Unterstützung durch eine Psychoonkologin während der ganzen Phase der Diagnostik, Therapie und Nachbetreuung ein Gewinn für die Lebensqualität und Heilung bedeuten.

Jede Patientin geht individuell mit ihrer Erkrankung um. Eine muss jedem erzählen, was sie erleidet, die andere behält es am liebsten für sich. Diesen eigenen Weg gilt es zu respektieren. Es gibt in dieser Hinsicht kein Richtig oder Falsch.

Der Arzt kann nur aufgrund von bestem Wissen und Gewissen seine Empfehlungen an die Patientin abgeben. Ob die Patientin diese annimmt oder nicht, ist allein die Entscheidung der Kranken.

Für manche Patientinnen kann es auch ein »Zuviel an Wahrheit« geben. Um zu wissen, was die Patientin an Informationen benötigt, bedarf es eines guten Arzt-Patientinnen-Verhältnisses. Auch da muss von Ärzten respektiert werden, wenn eine Patientin nicht alle Prognosen wissen oder auf empfohlene Therapien verzichten möchte. Auch dann ist es die ärztliche Aufgabe, sie auf diesem Weg zu begleiten.

Es gibt jede Menge Scharlatane im Umgang und der Behandlung von Krebskranken und unseriöse Angebote. Es gehört auch zur Aufgabe der Ärzte, Patientinnen davor, so gut es geht, zu bewahren, damit sie nicht mit unlauteren und gefährlichen Therapien, falsch oder auch gar nicht behandelt werden. Selbst ernannte »Krebsärzte« oder manche Heilpraktiker können hier viel Schaden anrichten.

Für die Behandlung von Frauen mit Krebs gibt es inzwischen sehr gute Therapiemöglichkeiten und engagierte Ärzte und Pflegekräfte. Dazu kommen spezialisierte stationäre Rehabilitationseinrichtungen, die ambulante Rehabilitation, Angebote für zusätzliche Sport-, Tanz-, Kunst- oder Musiktherapien und psychoonkologische Begleitung, die die Genesung der betroffenen Frauen unterstützen. Diese Angebote empfehlen wir, weil sie den Blickpunkt auf die seelischen Faktoren legen, die den Heilungsverlauf begünstigen.

Früherkennung bei Brustkrebs

Brustkrebs ist vermutlich die Krankheit, die in Medien und Ratgebern am meisten präsent ist. Für die Früherkennung wird mit Plakaten geworben, Frauen ab 50 werden alle zwei Jahre für das Mammografie-Screening angeschrieben und gleich mit einem Termin versorgt. Wenn jemand in der Familie an Brustkrebs erkrankt ist, gilt die Frau schnell als Risikopatientin. Dann kann es sein, dass sie schon ab einem ziemlich jungen Alter jährlich zur Mammografie aufgefordert wird.

Für Frauen ist es ein Segen, wenn der Tumor entdeckt wird, so lange er noch klein ist und nicht gestreut hat. Dann wird die Therapie leichter, und die Heilungschance steigt. Mehr als 70 Prozent der Frauen mit Brustkrebs können heute geheilt werden. **Ältere Frauen jenseits der Wechseljahre** tasten einen Knoten häufig selbst. Steckt ein Brustkrebs dahinter, ist er oft mit einer günstigen Prognose verbunden, da er nur langsam wächst, selten streut und zumeist gut behandelt werden kann.

Angst ist irrational – das gilt auch in der Medizin: Die wahren Bedrohungen werden noch immer falsch eingeschätzt. Wenn Frauen um ihre Gesundheit bangen und Siechtum und frühen Tod befürchten, denken sie kaum an Herzleiden, sondern vor allem an Brustkrebs. Die tatsächlichen Gefahren sehen anders aus. Krankheiten von Herz und Kreislauf gelten als Problem der Männer. Brustkrebs wird von Frauen als viel größeres Thema angesehen. Dabei bringen **Herz-Kreislauf-Leiden** die meisten Frauen in Europa um und verursachen **51 Prozent der Todesfälle** – im Vergleich dazu sterben an **Brustkrebs nur 3 Prozent der Frauen.**

Doch Statistik und Epidemiologie sind eine Sache, Ängste und Sorgen eine andere. Schließlich ist bei Brustkrebs ein Organ betroffen, das wie kein zweites das **Selbstverständnis der Frauen** beeinflusst, Attraktivität, Weiblichkeit, Erotik und Mutterschaft. Eine qualitative Untersuchung hat 2014 gezeigt, dass es nicht allein rationale Argumente sind, die Frauen dazu bewegen, am Mammografie-Screening teilzunehmen.

Verschiedene Methoden der Früherkennung

Bei der **Mammografie** wird die Brust in zwei Ebenen in das Röntgengerät gepresst, dann werden zwei Aufnahmen gemacht. Die Bilder können von verschiedenen Untersuchern beurteilt werden und auch noch nach Jahren betrachtet und miteinander verglichen werden. So fallen Veränderungen auf wie beispielsweise das Wachstum eines Knotens.

Viele Frauen möchten nach einer Mammografie die Untersuchung allerdings nicht noch einmal über sich ergehen lassen. Das **Einspannen der Brust** hat ihnen derart **wehgetan,** dass sie manchmal sogar blaue Flecken davon bekommen. Außerdem haben viele Frauen die Sorge, dass es der Brust eher schadet, wenn sie so eingequetscht wird. Davon muss man ja Krebs bekommen, denken sie. Also gehen sie nicht mehr hin.

Bisher ist die Mammografie die Standarduntersuchung für die Brust. Es gibt jedoch weitere Untersuchungsmethoden. Der **Brustultraschall** ist in den letzten Jahren zu einer Untersuchungsmethode geworden, die sich in vielen Praxen etabliert hat. Der Vorteil: keine Strahlenbelastung und manche Knoten (Zysten, Fibroadenome, manche Karzinome, Narben und Abszesse) lassen sich von einer gewissen Größe an erkennen. Außerdem ist die Untersuchung weder schmerzhaft noch schädlich. Sie wird auf der Liege durchgeführt und dann mit Gel und Sonde über die Brust gefahren.

Der Nachteil: Die Untersuchung ist von den Fähigkeiten des Untersuchers abhängig. In dem Moment, in dem sie ausgeführt wird, muss sie interpretiert werden. Es können zwar die komplette Brust und Achselhöhle angeschaut werden, aber nur abschnittsweise. Die Brust als Ganzes kann nicht abgebildet werden. Damit ist das **Ergebnis für andere Ärzte nicht gut nachzuvollziehen.**

Zusätzlich kann die Brust mittels **Kernspin** (Magnetresonanztomografie, MRT) begutachtet werden. Mit dieser Methode können auch kleinste Befunde gesehen werden. Der Nachteil besteht jedoch darin, dass es sich **oft um Befunde handelt, die nicht bösartig sind.** Das bedeutet, dass die Untersuchung eine hohe Rate an falsch positiven Befunden mit sich bringt: Es wird eine Auffälligkeit auf der Aufnahme entdeckt, die weiter abgeklärt werden muss, und das zieht eine Biopsie oder Operation nach sich. Dann ergibt die Gewebeuntersuchung in den meisten

Fällen, dass es sich doch nicht um einen bösartigen Befund handelt.

Die Leidenszeit der Frauen bis zum endgültigen Ergebnis kann extrem belastend sein. Insbesondere in der Nachsorge wird von Radiologen immer wieder ein Satz nach der Mammografie angefügt: »Die Mammografie ist zwar unauffällig – aber! Zur Sicherheit sollten Sie noch eine Kernspinuntersuchung machen.« Dieses **Kontroll- und Sicherheitsdenken** in der Medizin macht es den Frauen schwer, sie fühlen sich nicht mehr gesund, sondern nur noch gesund auf Bewährung.

Dann ist das gute Gefühl dahin, die Angst überfällt die ehemalige Krebspatientin wieder, die gerade die Therapien hinter sich hatte und auf dem Weg der Erholung war. Dieses Pochen auf »Sicherheit« ist vielleicht gut gemeint, vermittelt aber nur eine vermeintliche Sicherheit. Für die Betroffenen aber bedeutet das meist **Angst, Sorgen und Belastungen.** Das Warten auf einen Termin, die Brust wird in ein Gerät gequetscht, das MRT-Gerät dröhnt, und dann das Bangen bis zum Ergebnis. Das alles zermürbt viele Frauen. Zudem gilt: Eine 100-prozentige Sicherheit kann mit keiner Untersuchung erzielt werden.

Mithilfe der Mammografie kann ein Brusttumor bei einer Frau, die bereits die **Wechseljahre hinter sich hat,** in der Regel leichter entdeckt werden als vorher. Die Brust ist in der Mammografie besser zu sehen, weil sie weicher und nicht so dicht ist und ein Großteil des Drüsengewebes in Fettgewebe umgewandelt wurde. Viele Tumore, die sich gut tasten lassen, sind auch besser zu behandeln.

Problematisch ist die Früherkennung jedoch nach wie vor bei **Patientinnen, die sehr jung erkranken.** Sie leiden oft an einem schneller wachsenden Tumor, der trotz aller Fortschritte in der Therapie zumeist mit einer schlechteren Heilungschance einhergeht. Beim **Tasten** fühlt sich die Brust einer jungen Frau deutlich

Wie sinnvoll ist das Mammografie-Screening?

Ohne Brustkrebs-Screening

Von **1000** Frauen, die nicht zum Screening gehen, sterben in einem Zeitraum von 10 Jahren im Schnitt

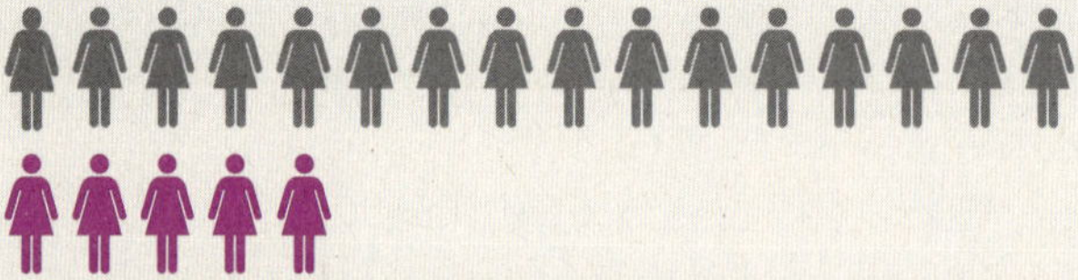

21 an Krebs, 5 davon an Brustkrebs.

Mit Brustkrebs-Screening

Von **1000** Frauen, die 10 Jahre lang zum Screening gehen, sterben im Schnitt

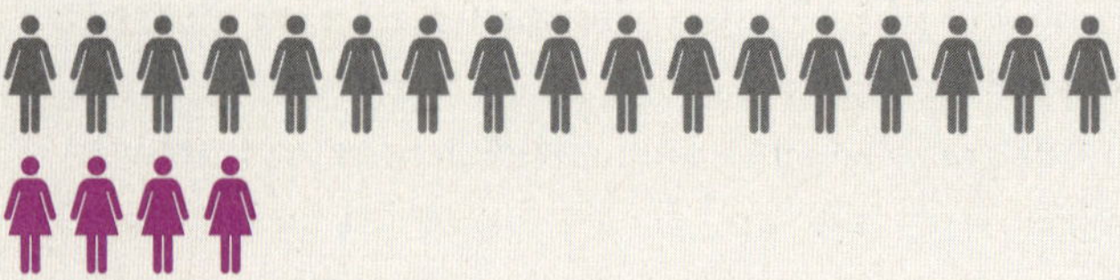

21 an Krebs, 4 davon an Brustkrebs.

100 gesunde Frauen werden durch einen falschen Verdacht verunsichert.

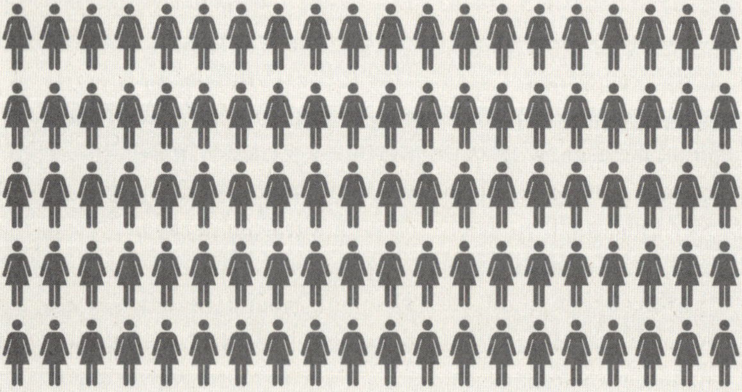

5 Frauen wird unnötig die Brust ganz oder teilweise entfernt.

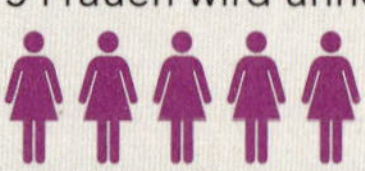

knotiger an als bei einer älteren. Sie hat viel mehr Drüsengewebe, das sich während des Zyklus verändert. Vor der Periode ist die Brust deshalb gespannt, sie schmerzt oft sogar, nach der Blutung wird sie dann deutlich weicher.

Die meisten Knoten in der Brust einer jungen Frau sind kein Krebs, immerhin vier von fünf. Es handelt sich dabei um harmlose Zysten oder bindegewebige, gutartige Knoten, sogenannte **Fibroadenome,** die man gut tasten und im Ultraschall gut erkennen kann. Fällt eine solche Verdichtung des Gewebes auf, wird eine Probe entnommen und weiter kontrolliert. **Zysten** in der Brust müssen nicht operativ entfernt werden. Fibroadenome sollten dann operiert werden, wenn sie wachsen, die Patientin stören oder sie verunsichern. Grundsätzlich gehört jedoch jeder Knoten in der Brust abgeklärt.

Die Mammografie bei Frauen unter 40 Jahren ist in aller Regel nicht aussagekräftig genug, da die Brust dicht ist und auf dem Bild keine kleinen Knoten erkannt werden können. Der Ultraschall ist untersucherabhängig, das MRT erbringt viele falsch positive Befunde und ist zudem eine aufwendige und teure Untersuchung. Aber gerade bei diesen jungen Frauen wäre es wichtig, Brustkrebs frühzeitig zu erkennen, da er häufiger als schwerere Form verläuft und schneller wächst oder streut.

Zu jeder Krebsfrüherkennung, die keine Vorsorge ist, da man mit keiner Untersuchung verhindern kann, dass sich etwas bildet, gehört neben dem Abstrich vom Muttermund, der Tastuntersuchung des Unterleibes auch das **Abtasten der Brust** durch den Arzt. Dieses sollte am besten im Stehen und Liegen erfolgen. Außerdem sollte die Haut feucht sein, weil dann das Gewebe besser zu spüren ist. Dazu bieten sich Gel oder Creme an.

Fragt man Frauen, ob sie ihre Brust regelmäßig abtasten, sagen viele, dass sie das eh nicht können und es lieber ganz sein lassen. Deshalb sollte man sie ermuntern, ihre Brust kennenzulernen, und keine wissenschaftliche Untersuchung daraus machen. Dass gleichzeitig ein bösartiger Knoten auf beiden Seiten wächst, ist sehr unwahrscheinlich. Mit der Zeit lernt die Frau ihre Brust gut kennen und kann Veränderungen bemerken, die sie gegebenenfalls weiter untersuchen lassen sollte. Am besten befühlt die Frau zusammen mit der Frauenärztin ihre Brust. Dann kann die Patientin sagen, was ihr zu Hause auffallen würde. Damit verliert sie die Scheu vor dem Abtasten.

Frauen, die eine regelmäßige Periode haben und keine Pille nehmen, haben häufig kurz vor der Periode Schmerzen in der Brust, meist auf beiden Seiten, meist im oberen äußeren Quadranten, da sich dort das meiste Drüsengewebe befindet. Diese Schmerzen verlieren sich wieder mit Beginn der Blutung.

Brustkrebs tut in aller Regel nicht weh. Schmerzen entstehen erst dann, wenn der Tumor schon sehr groß ist, in die Haut oder in den Muskel eingewachsen ist oder die Lymphknoten von Tumorzellen befallen sind.

Unser ärztlicher Rat: Bei jungen Frauen unter 40 Jahren ist die Früherkennung auf Brustkrebs mithilfe der Mammografie schwierig, weil die Brust noch sehr dicht und fest ist, solange die Frau ihren Zyklus hat. Gerade bei jungen Frauen wäre es aber wichtig, Tumore frühzeitig zu erkennen, weil die Erkrankung im jüngeren Alter (unter 40 Jahre) aggressiver sein kann.

Wir empfehlen deshalb, dass jede Frau ab 20 ihre Brust regelmäßig einmal im Monat nach der Periode **beim Duschen oder Eincremen abfühlt** und auf Veränderungen achtet.

Alle Veränderungen sollten weiter abgeklärt werden. Dazu wird die Brust vom Arzt abgetastet, bei Bedarf ein Ultraschall gemacht, und falls dieser einen unklaren Befund zeigt, sollte dieser mit einer Gewebeprobe (Stanzbiopsie) gesichert werden. Aller-

dings sind vier von fünf Knoten bei jungen Frauen Zysten oder Fibroadenome und damit gutartig.
Die Empfehlung, regelmäßig weitere Untersuchungen durchzuführen, sollte nur bei genetisch belasteten Frauen (BRCA 1/2-positiv) im Rahmen einer Risikosprechstunde erfolgen.
Die Ultraschalluntersuchung ersetzt derzeit nicht die Mammografie, sie kann aber ohne Röntgenbelastung harmlose Befunde wie Zysten oder Fibroadenome (Knoten aus Bindegewebe) gut darstellen und ihr Verlauf kontrolliert werden. Die Sonografie ist abhängig vom Untersucher, deshalb sollte sie nur von Ärzten durchgeführt werden, die damit schon lange gut vertraut sind.

Mammografie – die Röntgenuntersuchung der Brust

Die Ängste der Frauen sind ein wichtiger Faktor in der Entscheidung für oder gegen das Screening. Es wurde mit viel **Euphorie** und **hohen Erwartungen** in etlichen Ländern in den 1980er- und 1990er-Jahren eingeführt. Frühe Untersuchungen legten nahe, dass sich das Risiko, an Brustkrebs zu sterben, mithilfe regelmäßiger Mammografien um 30 Prozent senken lasse. Bei einer solchen Bilanz würde der Nutzen klar den Schaden durch die Strahlenbelastung oder unklare Testergebnisse überwiegen.

Inzwischen ist Ernüchterung eingekehrt. Wer Daten aus seriösen Untersuchungen zur Kenntnis nimmt, muss feststellen, dass der **Nutzen der Mammografie weitaus geringer** ist und der Schaden erheblich sein kann.

Sprechstunde

Die 59-Jährige ist vor drei Jahren an Brustkrebs erkrankt. Der Tumor befand sich leider schon im fortgeschrittenen Stadium. Doch eigentlich geht es ihr gut, bisher ist der Krebs nicht zurückgekommen. Kein Rezidiv, keine Metastasen, keine Beschwerden. Die Frau ist im Beruf erfolgreich und meist gut gelaunt. Gemäß den Leitlinien für die Nachsorge bei Krebs müsste sie sich jährlich einer Mammografie unterziehen.

Auf die Frage, ob sie die Untersuchung der Brust mittels Röntgenstrahlen befolgen wolle, sagt sie: »Nein, möchte ich nicht. Das Schlimmste an der Krankheit waren für mich die Angst und der Druck, den die Ärzte auf mich bei der Diagnose ausgeübt haben. Ich habe die meiste Energie dafür gebraucht, mich vor der Angst der Ärzte zu schützen.«

»Nachdem meine Schwägerin mit 53 Jahren an Brustkrebs gestorben ist, hilft mir die Untersuchung, die Angst vor Brustkrebs zu minimieren«, sagt eine Frau als Begründung, warum sie am Mammografie-Screening teilnimmt. »Über Nutzen und Schaden der Untersuchung bin ich mir nicht im Klaren.« Dass sie doch »etwas dagegen tun muss«, als sie erfuhr, dass ihre beste Freundin erkrankte, gibt eine andere Frau als Grund dafür an, dass sie ihre Brust alle zwei Jahre röntgen lässt.

Mit der Einführung des Screenings in einigen Ländern stieg dort – auf den ersten Blick paradoxerweise – die Häufigkeit von Brustkrebs um 2 bis 10 Prozent an. Mehr Untersuchungen brachten auch mehr Tumore zutage. Im optimalen Fall, so die Hoffnung, würden nach Jahren regelmäßiger Reihenuntersuchung aber immer weniger fortgeschrittene Krebsformen und hauptsächlich die frühen Tumore entdeckt werden. Diese Erwartungen erfüllten sich jedoch nicht.

Im Gegenteil, die Häufigkeit der fortgeschrittenen Krebsformen stagniert bis heute. Allerdings stieg die Rate der als **Duktales Karzinom in situ (DCIS)** bezeichneten Vorstufen unter den Brustkrebsdiagnosen von 1983 bis 2003 um 500 Prozent an. Diese frühen Zellveränderungen machen inzwischen 20 bis 30 Prozent aller mittels Screening entdeckten Brustkrebsfälle aus – wobei unklar ist, ob der Begriff »Krebs« in diesem Fall überhaupt angemessen ist. Schließlich entwickelt sich längst nicht aus allen diesen Veränderungen ein Tumor. Wäre dies so, müsste ja – gerade weil so viele DCIS entdeckt werden – die Zahl der invasiven fortgeschrittenen Karzinome kontinuierlich abnehmen, aber das ist nicht der Fall.

Es ist eine unangenehme Erkenntnis, aber mit dem Mammografie-Screening werden hauptsächlich Formen von Brustkrebs aufgespürt, die mit einem niedrigen Risiko einhergehen, nicht wuchern und niemals zu einer Bedrohung für die betroffene Frau heranwachsen. Werden solche harmlosen Erkrankungen entdeckt und behandelt, sprechen Ärzte von **»Überdiagnose«** oder **»Übertherapie«**. Dummerweise lässt sich selten genau sagen, ob eine Tumor-Frühform tatsächlich irgendwann gefährlich wird. Auch der Umgang der Ärzte damit ist unterschiedlich: In England werden 99 Prozent der Frauen, bei denen während des Screenings ein Krebs oder eine Vorstufe davon diagnostiziert wird, auch operiert. 70 Prozent bekommen zusätzlich Bestrahlung und Chemotherapie.

Nach seriösen Analysen beruhen 20 Prozent der diagnostizierten Krebse auf Überdiagnosen. Das heißt, 20 Prozent dieser Frauen werden gegen eine Krankheit behandelt, von der sie ohne Screening nie etwas gespürt hätten. Diese Daten basieren auf den größten und methodisch besten Studien. In anderen Untersuchungen wird der Anteil an Überdiagnosen etwas geringer oder auch auf bis zu 50 Prozent geschätzt.

Für Frauen, die vor der Entscheidung stehen, sich untersuchen zu lassen, ist es schwierig, aus diesen Befunden für sich den richtigen Schluss zu ziehen. Aus der Fachliteratur lässt sich aber ein Rechenmodell ableiten, das inzwischen weitgehend akzeptiert ist. Nehmen 1000 Frauen im Alter zwischen 50 und 70 zehn Jahre lang – in den meisten Screening-Programmen heißt das alle zwei Jahre – an der Mammografie-Reihenuntersuchung teil, sterben während dieser Zeit drei bis vier von ihnen an Brustkrebs. In dieser Dekade werden aber 100 bis 150 von 1000 Frauen mit einem Fehlalarm konfrontiert, einer sogenannten falsch positiven Diagnose: Das heißt, die Mammografie ergibt einen Krebsbefund, der sich erst bei weiteren Untersuchungen als falsch herausstellt, weil eine harmlose Verdichtung oder Zyste zu Irritationen geführt hat. Der Fehlalarm ist nicht mit einer Überdiagnose zu verwechseln. Während im ersten Fall kein Tumor vorliegt, gibt es im zweiten sehr wohl krebsartige Veränderungen, doch die führen zeitlebens nie zu Beschwerden.

Im Vergleich zur **Bilanz des Screenings** sind die Folgen des medizinischen Nichtstuns schneller erklärt. Unter jenen Frauen zwischen 50 und 70, die nicht am Screening teilnehmen, ist damit zu rechnen, dass in zehn Jahren vier bis fünf von 1000 an Brustkrebs sterben. Vier bis fünf von 1000 statt drei bis vier von 1000 sterben. Die **Mammografie-Reihenuntersuchung rettet also einer von 1000 Frauen innerhalb von zehn Jahren das Leben.** Manche Studien kommen zu minimal anderen Ergebnissen, etwa dazu, dass zwei, drei oder fünf von 1000 Frauen gerettet werden. In der Größenordnung unterscheiden sich die Daten aber kaum.

Doch ob nun ein, zwei oder fünf von 1000 Frauen gerettet werden, wer will entscheiden, ob dieser Nutzen den erheblichen Anteil von 100 bis 150 Fehlalarmen und 200 Überdiagnosen (das sind die erwähnten 20 Prozent) aufwiegt? Oder sollten die Mil-

Schaden und Nutzen des Mammografie-Screenings

		je 1000 Frauen ab 50 Jahre	
		ohne Screening	mit Screening
Nutzen?	Brustkrebssterblichkeit	5	4
	Krebssterblichkeit	21	21
Schaden?	Fehlalarm/Biopsie	-	100
	unnötige Behandlung	-	5

liarden, die weltweit in das Screening gesteckt werden, medizinischen Leistungen vorbehalten bleiben, deren Nutzenbilanz eindeutiger ausfällt?

Frauen bewerten dieses Thema sehr unterschiedlich: Könnte das Screening 10 Prozent der Brustkrebstodesfälle verhindern, finden Befragte zwischen 100 und 150 Überdiagnosen unter 1000 Teilnehmerinnen akzeptabel. Ließen sich gar 50 Prozent der Todesfälle verhindern, würden die Befragten gar bis zu 300 Überdiagnosen unter 1000 Teilnehmerinnen hinnehmen.

Wie viele Überdiagnosen als akzeptabel gelten, hängt stark vom Nutzen des Screenings ab. Dieser Nutzen wird aber massiv überschätzt – man muss das so deutlich sagen. In Deutschland schätzen Frauen im Mittel, dass 237 Leben gerettet werden, wenn sie angeben sollen, welchen Nutzen 1000 Frauen vom Mammografie-Screening haben. Es sind, großzügig gerechnet, maximal fünf.

Daraus folgt, dass **genauer über Vor- und Nachteile aufgeklärt werden muss.** Dazu sind einerseits bessere Studien nötig. Zudem sollten die entdeckten Frühformen weniger aggressiv behandelt werden, da etliche Überdiagnosen darunter sind.

Schwierige Entscheidung: Frauen überschätzen das Mammografie-Screening

»Wenn meine Mutter zur Früherkennung gegangen wäre, würde sie heute noch leben«, sagt eine Frau. Eine andere hat gleich bei mehreren Bekannten erlebt, dass der Krebs durch das Screening entdeckt wurde: »In den letzten drei Jahren sind vier Frauen bei der Mammografie positiv getestet worden. Sie sind sofort behandelt worden. Sie erhielten so die Chance, den Krebs zu besiegen! Die Vorsorgeuntersuchung finde ich sehr gut!« Danach gefragt, wie viele Brustkrebs-Todesfälle wohl verhindert werden, wenn 1000 Frauen vom 50. Lebensjahr an sich alle zwei Jahre einer Mammografie unterziehen, entgegnet eine andere Frau: »Darüber denke ich nicht nach. Einer genügt. Wenn es auch nur wenigen nutzt, dann ist es sinnvoll.«

Alle diese Einschätzungen stammen aus einer Erhebung, die 2014 veröffentlicht wurde. Mehr als 1800 Frauen haben teilgenommen, es ging darum, ihre Kenntnis, aber auch ihre **Erwartungen gegenüber der Mammografie** zu erfassen. Die Befragung zeigt, dass Frauen den Nutzen des Brustkrebs-Screenings massiv überschätzen, während sie den Schaden erheblich unterschätzen. Kylie Minogue, Anastacia oder Sylvie Meis geben dem Risiko einer Erkrankung und der Bewältigung prominente Gesichter. Das Risiko der Früherkennung bleibt hingegen weitgehend blass.

Das **Vertrauen** in die Früherkennung ist in Deutschland – wie in vielen anderen Ländern – **ungebrochen:** Für 90 Prozent der Frauen überwiegt klar der Nutzen der Mammografie; ein Drittel sieht die Bilanz bei 90 zu 10, ein weiteres Drittel bei 80 zu 20. Und 30 Prozent der Frauen sind fälschlicherweise gar der Meinung, dass die Mammografie verhindern kann, Brustkrebs zu bekommen.

Streit unter Wissenschaftlern – Mammografie ja oder nein?

Es kann vernünftig sein, sich am Brustkrebs-Screening zu beteiligen. Es kann aber ebenso vernünftig sein, sich nicht daran zu beteiligen, da das Screening sowohl nützen als auch schaden kann. Peter Gøtzsche wird in seinem Buch »Mammography Screening: Truth, Lies and Controversy« sogar noch deutlicher: »Der wirksamste Weg für eine Frau, die verhindern will, dass sie zur Brustkrebspatientin wird, besteht darin, nicht zum Screening zu gehen.«

Eine große und gründliche Studie, die 2014 im *British Medical Journal* erschienen ist, bestätigt die Skepsis. Eine kanadische Untersuchung, die über einen Zeitraum von 25 Jahren die Folgen des Mammografie-Screenings an 90 000 Frauen erfasste, kam zu niederschmetternden Ergebnissen: Die Todesfälle durch Brustkrebs waren genauso häufig bei Frauen, die fünf Jahre lang jährlich zur Mammografie gingen, wie bei jenen, die nie eine Röntgenuntersuchung der Brust anfertigen ließen.

In dem Vierteljahrhundert, das die Nachbeobachtung andauerte, stellten die Ärzte nicht nur keinen Nutzen der Mammografie fest, sondern sogar Schäden für etliche Frauen: Jeder fünfte Krebs, der mittels Mammografie entdeckt wurde, stellte nämlich keine Bedrohung dar. Durch den Befund wurden sie aber verunsichert.

»Politiker und andere Entscheidungsträger sollten sich dringend überlegen, mit welcher Begründung sie weiterhin am Mammografie-Screening festhalten«, sagen die Autoren. Diesem Fazit schließen sich Harvard-Mediziner im *British Medical Journal* an. Es ist tatsächlich in vielen Ländern **eher** eine **politische** als eine **medizinische Abwägung** gewesen, auf der die Entscheidung für das Screening beruhte.

Zudem sind die **Selbsthilfegruppen** der an Brustkrebs erkrankten Frauen besonders aktiv und setzen **Politiker** stärker **unter Druck** als andere Patientenorganisationen. Manche von ihnen werden zu diesem Zweck von der **Pharmaindustrie** unterstützt. Zudem bedroht der Tumor nicht nur Gesundheit und Leben der Betroffenen, sondern auch ihr Selbstverständnis als Frau. Es war deshalb vorauszusehen, dass die Entscheidung pro Reihenuntersuchung öffentlich besonders stark beachtet werden würde. Heute geben Politiker in Deutschland zu, dass die Reihenuntersuchung auf Brustkrebs »etwas vorschnell« eingeführt wurde.

Die Nachteile des Screenings sind längst nicht so bekannt. Wahrscheinlich ist der Anteil der Überdiagnosen in anderen Ländern mit Screening-Programmen sogar höher als die erhobenen 22 Prozent. Schließlich werden aus den meisten Untersuchungen Frauen mit Duktalem Karzinom in situ ausgeschlossen. Diese Krebsvorstufe, die langsam wächst und keine Metastasen bildet, macht mittlerweile mehr als ein Viertel aller in Screening-Programmen entdeckten Tumore aus. Frauenärzte sind uneins darüber, ob die auf die Milchgänge begrenzten Wucherungen überhaupt behandelt werden sollten, da nur ein kleiner Teil von ihnen – und das erst nach Jahrzehnten – in ein invasives Karzinom übergeht.

Risiko Brustkrebs-Screening, Risiko Politik

Ein Zahlenbeispiel zeigt, wie die Schaden-Nutzen-Bilanz des Mammografie-Screenings ausfällt: Für eine 50-jährige Frau beträgt das Risiko 6,1 Prozent, in den folgenden 20 Jahren eine Brustkrebsdiagnose zu bekommen, wenn sie am Screening teilnimmt - aber nur 5,0 Prozent, wenn sie es bleiben lässt. Nimmt sie am Screening teil, liegt das Risiko für eine Überdiagnose bei 22 Prozent. Das Risiko, in den folgenden 20 Jahren an Brustkrebs zu sterben, liegt mit Screening bei 1,5 Prozent, ohne bei 1,9 Prozent.

Warum wird aufgrund des zweifelhaften Nutzens in vielen Ländern - auch in Deutschland - das Brustkrebs-Screening offiziell empfohlen? Es ist nicht leicht, politische Entscheidungen zurückzunehmen, wenn Forschungseinrichtungen, Ministerien, viele Ärzte und Wissenschaftler Interesse daran haben, dass alles so bleibt, wie es ist.

Etliche Frauen nehmen aus **Unsicherheit** und **Sorge** am **Screening teil** und **nicht, weil sie von den Pro-Argumenten überzeugt sind.** Die typische Rechtfertigung einer Frau lautet: Sie wolle ihre Angst minimieren. Angst ist in Gesundheitsfragen ein schlechter Ratgeber. Ausgewogene Aufklärung würde viele Sorgen zerstreuen – und manche unnötige Untersuchung verhindern.

Unser ärztlicher Rat: Die bisherigen Ergebnisse zum Mammografie-Screening sind nicht so überzeugend, dass wir allen Frauen die Teilnahme empfehlen können. Schließlich werden beim Screening Frauen untersucht, die keine Beschwerden und keinen Befund haben. Der Nutzen innerhalb von zehn Jahren ist marginal – eine oder zwei von 1000 Frauen sterben weniger an Brustkrebs, wenn sie regelmäßig alle zwei Jahre ihre Brust röntgen lassen. Dafür werden 100 bis 150 von 1000 Frauen unnötig verunsichert und erhalten einen unklaren oder sogar einen Krebsbefund, obwohl sie gesund sind. Einige Frauen werden aufgrund dieser Fehlalarme unnötigerweise behandelt. Die Bilanz des Screenings fällt also nicht eindeutig positiv aus.

Trotzdem ist es die individuelle Entscheidung jeder Frau, sich für das Screening zu entscheiden. Wenn Freundinnen oder nahe Angehörige an Brustkrebs erkrankt sind, ist die Verunsicherung oft groß, und die Frauen fühlen sich sicherer, wenn sie sich regelmäßig untersuchen lassen.

Im Gegensatz zu den umstrittenen Ergebnissen des Screenings ist die Mammografie eindeutig die beste Methode, um einen unklaren Befund wie etwa einen Knoten abzuklären. Das ist aber weder Vorsorge noch Früherkennung, sondern die übliche Diagnostik bei Auffälligkeiten oder Beschwerden.

Von der Vorsorge zur Überdiagnose

Gesundheit ist ein hohes Gut. Manche Menschen horchen zweifelnd in sich hinein und vermuten bei leichten Befindlichkeitsstörungen oder vorübergehenden Beschwerden gleich schweres Leid. Die Medizin hat sich das zunutze gemacht. Für jedes Zipperlein gibt es inzwischen zahlreiche Untersuchungen und Therapien, auch wenn die Leiden zumeist von allein wieder verschwinden.

Manchmal gaukeln Tests und Untersuchungen falsche Sicherheit vor. Dies gilt besonders bei Vorsorge- und Krebsfrüherkennungsuntersuchungen. Sie werden durchgeführt, obwohl die **wissenschaftlichen Daten** ein solches **Vorgehen nicht rechtfertigen.** Das Screening auf Eierstockkrebs mithilfe eines vaginalen Ultraschalls ist eine der häufigsten IGeL-Untersuchungen. Häufig werden dabei Zysten am Eierstock gefunden, die harmlos sind und von allein wieder verschwinden.

Aussagekräftige Studien haben jedoch gezeigt, dass ein früher Tod durch Eierstockkrebs durch den Ultraschall nicht verhindert werden kann. Hingegen gibt es unnötige Operationen, weil unklare Ergebnisse gefunden werden. Und diese sind alles andere als harmlos. Die Frauen haben also einen Schaden, aber keinen Nutzen. Die wissenschaftliche Beweislage, die eindeutig gegen den Ultraschall als Screening auf Eierstockkrebs spricht, wird von vielen Ärzten nicht zur Kenntnis genommen.

Achtung, IGeL!

Im Sprachgebrauch werden die **individuellen Gesundheitsleistungen (IGeL)** als »Selbstzahlerleistungen« bezeichnet. Damit ist alles gemeint, was Patienten in der Praxis selbst bezahlen müssen. Die Kassen übernehmen unterschiedlich viele Leistungen, manches auch, obwohl es medizinisch unsinnig ist. IGeL sind zum einen Leistungen, die nicht zu den Aufgaben der GKV gehören, wie Atteste und Reiseimpfungen. Zum größeren Teil sind IGeL jedoch medizinische Maßnahmen zur Vorsorge, Früherkennung und Therapie, von denen nicht erwiesen ist, dass sie, wie es das Gesetz fordert, »ausreichend, zweckmäßig und wirtschaftlich sind und das Maß des Notwendigen nicht überschreiten«.

Patienten werden mit sanftem Druck des Arztes überredet. Ein Hinweis auf die angeblich drohende Zweiklassenmedizin oder die Bemerkung »Für Ihr Auto würden Sie doch auch ein paar Extras bezahlen« reicht oft aus, und die bei einer gesetzlichen Krankenkasse versicherte Patientin zahlt drauf. Das gilt in doppelter Hinsicht: Kranke müssen die Kosten für die individuellen Gesundheitsleistungen (IGeL) selbst tragen. Und den Schaden haben sie auch noch. Denn die meisten IGeL sind umstritten oder überflüssig, im schlimmsten Falle sogar schädlich.

Nur die Minderheit der Angebote, etwa sport- oder tauchmedizinische Untersuchungen oder die Impfung vor Fernreisen, ist medizinisch uneingeschränkt sinnvoll, wird aber von den Kassen nicht erstattet.

Der Medizinische Dienst der Krankenkassen (MDS) hat eine Internetseite eingerichtet, auf der Zug um Zug alle IGeL-Leistungen aufgeführt und bewertet werden (www.igel-monitor.de). Insgesamt gibt es rund 350 IGeL. Diese Leistungen haben in den vergangenen Jahren massiv zugenommen, jährlich werden für geschätzte 1,5 Milliarden Euro IGeL verkauft, Tendenz steigend. Allerdings gibt es auch Ärzte, die nichts davon halten und komplett auf das »Igeln« verzichten.

Als Patient stößt man vor allem bei Fachärzten auf IGeL. Frauenärzte, Augenärzte, Urologen, Orthopäden und Hautärzte bieten Patienten pro Jahr 300- bis 600-mal eine IGeL an, praktische Ärzte und Allgemeinärzte 100-mal.

Der »graue Markt« in den Praxen ist **schlecht kontrolliert,** oft werden **keine Kostenvoranschläge** gemacht und **nicht mal**

Rechnungen gestellt. »Wir machen jetzt noch schnell eine Untersuchung«, habe der Arzt gesagt, später musste der verdutzte Patient bei der Sprechstundenhilfe die Kosten begleichen, berichten etliche Menschen in Internetforen. Obwohl schriftliche Vereinbarungen vorgeschrieben sind, gibt es sie nur in weniger als der Hälfte der Fälle.

Seit Ende der 1990er-Jahre steigt die Anzahl der IGeL – nicht weil Kassen sinnvolle Leistungen kürzen, sondern weil **immer mehr sinnlose Medizin im Angebot** ist. Das Arzt-Patienten-Verhältnis verändert sich dadurch. Haben vor zehn Jahren nur 9 Prozent der Patienten berichtet, dass ihnen IGeL angeboten wurden, waren es zuletzt knapp 30 Prozent. Doch wie soll der Kranke erkennen, ob der Doktor zur Behandlung oder Diagnostik rät, weil sie angebracht ist oder weil sie die Kasse des Arztes aufbessert? Der Arzt ist zum Verkäufer, der Patient zum Kunden geworden, beklagen Ärzte, die dem »Igeln« skeptisch gegenüberstehen.

So bewertet der IGeL-Monitor den Ultraschall der Eierstöcke zur Krebsfrüherkennung mit »negativ«. Besteht ein Verdacht auf Eierstockkrebs, ist der Ultraschall zwar eine Kassenleistung. Eine im Juni 2011 veröffentlichte große Studie bestätigte jedoch, was andere Studien angedeutet haben: **Mit Ultraschalluntersuchung sterben gleich viele Frauen an Eierstockkrebs wie ohne Untersuchung.**

Diese und andere Studien zeigen jedoch, dass Frauen durch Fehlalarme häufig beunruhigt und sogar eigentlich gesunde Eierstöcke entfernt werden. Aktuellere Studien bestätigen die Bewertung. Auch einige ärztliche Fachgesellschaften raten inzwischen von der Untersuchung ab.

Ultraschall der Brust zur Krebsfrüherkennung

Auch der Nutzen eines Ultraschalls der Brust zur Krebsfrüherkennung für Frauen mit unbekannter Brustdichte wird vom IGeL-Monitor als **»unklar«** bewertet. Die von den gesetzlichen Krankenkassen angebotenen Früherkennungsmaßnahmen Abtasten und Mammografie können aber nur einen Teil der Frauen vor dem Tod durch Brustkrebs bewahren, selbst wenn alle Frauen die Angebote regelmäßig wahrnehmen würden. Deshalb werden von Frauenärzten weitere Maßnahmen als IGeL zur Früherkennung angeboten wie etwa der Ultraschall der Brust. Er kostet in der Regel inklusive Beratung zwischen 26 und 60 Euro.

Es gibt jedoch keine Studien, die zeigen, dass Ultraschall der Brust Frauen vor dem Tod durch Brustkrebs bewahrt. Studien an Frauen mit dichter Brust zeigen jedoch, dass zusätzlicher Ultraschall in Einzelfällen Brustkrebs findet, den Mammografie und Tastuntersuchung übersehen haben. Außerdem können moderne Ultraschallgeräte kleinere Knoten finden als das Abtasten. Insgesamt sehen die Experten vom IGeL-Monitor daher schwache Hinweise auf einen geringen Nutzen. Ultraschall an sich ist zwar unschädlich. Aber die Studien lassen den Schluss zu, dass zusätzlich erkannte Knoten auch zu unnötigen weiteren Untersuchungen führen und schlimmstenfalls auch Tumore aufspüren, die etwa wegen ihres langsamen Wachstums nicht entdeckt und behandelt werden müssten.

Ultraschall – Empfehlungen, Nutzen, Häufung

- **junge Frauen:** kein Nutzen ohne Beschwerden
- **Früherkennung:** kein Nutzen zur Verhinderung von **Eierstockkrebs**
- eventuell geringer Nutzen bei **jüngeren Frauen** für **Brustkrebs**
- bei **älteren Frauen** sinnvoll bei **Blutungen**
- in der **Schwangerschaft:** 10. Woche, 20. Woche, 30. Woche, wenn es keine Probleme gibt, ist das ausreichend. Bei Blutungen oder anderen Problemen können zusätzliche Ultraschalluntersuchungen sinnvoll sein.

Unser ärztlicher Rat: Die meisten IGeL-Untersuchungen sind medizinisch fragwürdig und nicht notwendig. So ist belegt, dass der Vaginal-Ultraschall nicht zur Früherkennung von Eierstockkrebs beiträgt. Ein Ultraschall der Brust kann allerdings besonders bei jungen Frauen weitere Erkenntnisse bringen. Ultraschall in der Schwangerschaft über die drei vorgesehenen hinaus, die nicht aus medizinischen Gründen angeraten sind (Baby-Fernsehen), müssen von den Patientinnen selbst bezahlt werden.

Raten Ärzte zu IGeL-Leistungen, müssen sie vorher gut begründet und besprochen, die Kosten festgelegt sowie vertraglich vereinbart werden.

Wechseljahre und Postmenopause

Das Leben zwischen Anfang 40 und Ende 50 hält für Frauen viele Veränderungen bereit. Aus biologischer Sicht ist das Besondere in dieser Zeit, dass irgendwann die Fruchtbarkeit nachlässt und dann schließlich ganz versiegt. Manche Frauen registrieren die körperlichen und seelischen Veränderungen in dieser Phase kaum, bei ihnen bleibt lediglich irgendwann zwischen Mitte 40 und Mitte 50 die Periode weg, das war es.

Bei anderen Frauen wird hingegen fast alles anders, sie fühlen sich wie umgekrempelt. Ihr Körpergefühl ist plötzlich ein anderes, die Beziehung wird schwieriger, und die Liebe verändert sich. Ihr **Leben gerät durcheinander,** und manchmal stellen sich grundlegende Fragen nach Frausein und Weiblichkeit. Daher wird die Phase der natürlichen Hormonumstellungen im Leben einer Frau als Wechseljahre bezeichnet.

Wechseljahre – Was die Sprache verrät

Ärzte bezeichnen die Wechseljahre als **Klimakterium.** In Süddeutschland, der Schweiz und Österreich ist aber auch der Ausdruck **»Wechsel«** gebräuchlich. Des Weiteren sprechen Mediziner auch von der Menopause. Wörtlich ist mit der **Menopause** (von Altgriechisch »men« für Monat und »pausis« für Ende) der Zeitpunkt der letzten Regelblutung gemeint. **Prämenopause** werden deshalb die ein bis zwei Jahre vor der Menopause genannt, **Perimenopause** sind die Monate direkt davor und danach, und **Postmenopause** ist die lange Zeit nach der Menopause. Von manchen Frauen wird der Begriff Menopause auch als englisches Wortspiel verstanden. Demnach handelt es sich bei dieser Phase um eine **»Pause from Men«** - nachdem jahrelang Mann und Kinder im Mittelpunkt standen, haben die Frauen endlich Zeit, sich um sich und ihre Interessen zu kümmern und ihre Mitte zu finden.

Die meisten Frauen in den westlichen Ländern spüren eine deutliche körperliche wie psychische Veränderung in diesen Jahren. Zu vergleichen ist die Phase der Hormonumstellung am ehesten mit der Zeit in ihrer Jugend, der Pubertät. Damals begannen die Menstruationszyklen zunächst unregelmäßig, jetzt setzen sie auch wieder gelegentlich aus und sind unregelmäßig. Mal kommt es zu stärkeren, mal zu schwächeren Blutungen. Die Brüste beginnen zu spannen, als sei die Frau schwanger, die Brustwarzen werden sehr empfindlich, am besten darf niemand die Brust berühren.

Der psychische Zustand einer Frau kann in dieser Zeit sehr **angegriffen** sein, die Stimmung geht auf und ab. Sie wechselt von melancholisch oder traurig zu euphorisch oder sie bleibt eine Weile niedergeschlagen. Auch hier kann ein Vergleich mit der Pubertät gezogen werden. In den Jugendjahren ist die Stimmung ebenfalls labil und mitunter starken Schwankungen ausgesetzt. Während in der Pubertät aber manchmal alles psychisch wie physisch durcheinandergerät, kommt es in den Wechseljahren – zumindest gegen Ende! – eher zu einem Zugewinn an Reife und Gelassenheit.

Im Klimakterium kommt es nicht selten zu depressiven Verstimmungen bis hin zu einer manifesten Depression, die bei schwerer Ausprägung behandelt werden sollte. Oft werden die **Depressionen** nicht erkannt, nicht ernst genommen oder bagatellisiert. Viele Frauen klagen während der Wechseljahre über

Schlafstörungen. Zudem sind auch andere körperliche Beschwerden wie Kopfschmerzen, Schwindel und Herzrasen oder Herzklopfen in dieser Zeit häufiger.

Moody Bitches

Als **»launische Biester«**, »Moody Bitches« eben, bezeichnet die New Yorker Psychiaterin Julie Holland Frauen in den Wechseljahren in ihrem gleichnamigen Buch. Dieses Etikett ist keineswegs abwertend gemeint, sondern Holland betreut seit mehr als 20 Jahren Frauen, die überarbeitet und ausgebrannt in ihre Praxis kommen und deren Stimmung genauso auf dem Tiefpunkt ist wie ihre Libido. Die Ärztin und Therapeutin will Frauen dazu ermuntern, ihre **hormonell bedingten Schwankungen als etwas Positives anzuerkennen** und zu akzeptieren, dass sie von Natur aus launisch sind. Der Monatszyklus wie auch die Stimmungs- und Leistungsschwankungen in und nach den Wechseljahren sind nicht krankhaft, sondern natürlich. Gerade ihre Launen sollten Frauen deshalb kultivieren - sie sind ein Schlüssel zu ihrem vielfältigen Gefühlsleben, Grundlage für die starken Antennen für ihre Mitmenschen, für mehr Empathie und Intuition. Wer die eigene Emotionalität - etwa durch Medikamente - unterdrückt, bringt sich um reichhaltige Erfahrungen und erstickt womöglich gar die Quelle der eigenen Talente, so Holland.

Hitzewallungen

Neben den Stimmungsschwankungen können Hitzewallungen, auch »fliegende Hitze« genannt, im Alltag der Frauen zur größten Belastung werden. Plötzlich rinnt der Schweiß den Körper hinunter, das Gesicht ist feuerrot, und Schweißperlen stehen auf der Stirn. Passiert dies unvermutet im Berufsalltag oder in anderen heiklen Situationen, fühlen sich Frauen oft **sehr verunsichert,** da ihnen ins Gesicht geschrieben zu stehen scheint, wie es ihnen gerade geht. Manche Frauen duschen in dieser Zeit mehrmals täglich oder meiden Situationen, in denen sie fürchten, dass es unangenehm auffällt, wenn sie stark schwitzen.

Sprechstunde

Die 58-jährige Frau hat schon vieles erreicht. Sie hat zwei erwachsene Kinder und arbeitet zu 70 Prozent im Verkauf einer Modefirma. Sie hat viel Kundenkontakt, der Job macht ihr Spaß. »Doch dann stehe ich vor der Kundin, und plötzlich steigt diese Hitze in mir hoch. Das ist mir so unangenehm«, sagt die Frau. »Außerdem kann ich nachts so schlecht schlafen, ständig wache ich auf und muss mich umziehen, weil ich ganz durchgeschwitzt bin. Dann bin ich tagsüber völlig kaputt.«

Beschwerden in den Wechseljahren treten manchmal nicht erst mit 50 auf, das Klimakterium kann auch schon früher beginnen. Mit Anfang oder Mitte 40. So wie bei der 45-jährigen Unternehmensberaterin, die keine Kinder hat. »Dann sitze ich in einem Meeting, und mir läuft der Schweiß den Körper hinunter«, schildert sie ihre Beschwerden. »Da kann ich nicht einfach rausgehen, das geht nicht, aber da muss ich was tun.« Sie weiß, dass es Medikamente gibt, die ihre Symptome zumindest etwas lindern könnten. Aber das will sie nicht. »Hormone?«, sagt sie entschieden. »Nein, die sind doch gefährlich, die machen ja Krebs.«

In den Wechseljahren kommt es bei der Hälfte aller Frauen zu Hitzewallungen. Meist breitet sich die heiße Welle zunächst am Rumpf und dann über den Hals in den Kopf und die Arme aus, weswegen auch die Begriffe **»fliegende Hitze«** oder **»aufsteigende Hitze«** gebräuchlich sind. Das Ausmaß der Beschwerden ist von Frau zu Frau unterschiedlich. Manche Frauen spüren nur eine leichte Feuchtigkeit und Rötung der Haut, die sie kaum stört.

Es gibt allerdings auch Frauen, die so stark schwitzen, dass sie ihre Kleidung wechseln müssen, und die keine Einladungen zum Essen annehmen, weil Hände und Unterarme die Tischdecke im Restaurant zu durchnässen drohen. Anderen fließt der Schweiß in Strömen von der Stirn, wieder andere halten es in warmen, stickigen Räumen nicht aus und müssen sofort das Fenster aufreißen. Ihr Sozialleben und ihre Neigung, in Gesellschaft zu sein, lassen in dieser Zeit nach.

Der physiologische Mechanismus, der zu Hitzewallungen führt, ist noch nicht genau geklärt. Vermutlich wird die Hirnregion, in der die Temperaturregulation für den Körper stattfindet, durch die wechselnden Östrogenspiegel beeinflusst und verändert das Empfinden für warm und kalt. Der Körper reagiert mit vermehrter Schweißproduktion.

Zeitpunkt und Dauer der Hitzewallungen lassen sich schlecht voraussagen. Bei manchen Frauen treten sie erst zwei oder drei Jahre nach der Menopause auf, bei anderen beginnen sie bereits einige Jahre davor. Manche Frauen erleben nur über wenige Wochen die warmen Wallungen, bei anderen ziehen sie sich über Jahre hin.

Wie oft am Tag sich die Hitzewallungen ausbreiten, ist ebenfalls sehr unterschiedlich. Manche Frauen erleben zwei am Tag, bei anderen kommen die heißen Wellen alle halbe Stunde vor und sie spüren sie 30-mal am Tag. Die Dauer eines solchen Hitzeschubs ist ebenfalls variabel. Ein paar Sekunden, aber auch fünf Minuten kann sich eine Hitzewallung manchmal hinziehen.

Wenn die Hitze die Frauen immer wieder um den Schlaf bringt, kann es auch zu chronischen Schlafstörungen bis hin zu dauerhaftem Schlafentzug kommen. Klatschnass wachen die Frauen auf und müssen sich ein paarmal in der Nacht umziehen oder gar die Bettwäsche wechseln. Am nächsten Morgen werden sie dann unausgeschlafen wach und fühlen sich wie gerädert. Das zermürbt auf Dauer und schlägt sich auf die Stimmung wie auch auf die generelle Leistungsfähigkeit nieder.

Was hilft

Bewegung, Sport und Wechselduschen aktivieren den Kreislauf und können auf diese Weise die Beschwerden lindern. Kaltes Wasser über die Handgelenke laufen zu lassen, ist ebenfalls ein probates Mittel und kann einen Schub beenden. Die Temperaturregulation des Körpers wird auf diese Weise aktiviert, und das hat die erwünschte Nebenwirkung, dass die Hitzeschübe dann nicht mehr so extrem ausfallen.

Mehrere Kleidungsschichten (Zwiebel-Prinzip) anzuziehen schafft ebenfalls Abhilfe. Dadurch ist es möglich, sich Schicht für Schicht seiner Kleidung entledigen zu können. Dünne Bettdecken, leichte Funktionswäsche und ein Fächer tragen ebenfalls dazu bei, die Hitzeschübe besser zu ertragen.

Ein weiteres häufiges Kennzeichen des Klimakteriums ist die **Trockenheit der Haare,** der **Haut** und der **Schleimhäute.** Die Haut fühlt sich plötzlich rau und wie Schmirgelpapier an, manchmal schuppt sie. Zur Linderung benutzen viele Frauen Feuchtigkeitscremes, obwohl ihre Haut das zuvor nicht nötig hatte. Auch das Haar verändert sich, wird trockener und stumpfer. Bei manchen Frauen fallen spürbar mehr Haare aus als vorher, auch wenn das anderen meist nicht auffällt.

Meistens geht dieser körperliche wie seelische Umbruch im Alter zwischen Mitte 40 und Mitte 50 vor sich, es gibt aber auch Frauen, bei denen es schon erheblich früher oder später zu den klimakterischen Veränderungen kommt. Im Durchschnitt tritt mit 50 oder 51 Jahren die letzte Regelblutung auf. Trinken Frauen **regelmäßig Alkohol,** liegen ihre Östrogenspiegel etwas höher, und sie kommen später in die Wechseljahre als jene, die weitgehend abstinent leben. Bei besonders schlanken Frauen und Raucherinnen können die Wechseljahre hingegen früher einsetzen. Manche Frauen haben ihre letzte Periode bereits mit 42 Jahren oder auch erst mit 58. Die Wechseljahre sind keine Krankheit, sondern – vergleichbar mit der Pubertät – eine Übergangszeit und gehören zum normalen Lebenslauf jeder Frau.

Unser ärztlicher Rat: Ausreichend Bewegung, ausgewogene Ernährung und genügend Entspannung sind die Basis, um gut durch die Wechseljahre zu kommen. Dazu können Übungen in Yoga, Meditation oder Autogenem Training gehören oder feste Rituale zur Besinnung und immer wieder Ruhepausen.
Jede Frau erlebt die Wechseljahre unterschiedlich. Manche möchten womöglich nicht auf die vorübergehende Unterstützung durch Hormone verzichten, trotzdem profitieren auch sie in dieser Zeit enorm von körperlicher Aktivität, gesundem Essen und Auszeiten für sich.

Zeit der Bereicherungen oder der Beschwerden?

Wie die Veränderungen und Umstellungen in den Wechseljahren erlebt werden, ist von Frau zu Frau unterschiedlich. Manche Frauen genießen diese Zeit und erleben sie als besonders intensive Phase. Häufig bieten sie Anlass, um sich mit dem bisherigen Leben und mit grundlegenden Fragen des Älterwerdens und der Partnerschaft zu beschäftigen und den eigenen Körper und das Erleben von Sexualität neu zu bewerten.

Das Ende der Fruchtbarkeit kann das **Selbstverständnis der eigenen Weiblichkeit** irritieren oder auch die Endlichkeit der eigenen Existenz schmerzhaft in Erinnerung rufen. Manchmal gerät aber auch die Partnerschaft, der Beruf, ja das ganze Lebenskonzept in dieser Zeit auf den Prüfstand, was sich bis zu einer Midlife-Crisis auswachsen kann. Diese Zeit des Innehaltens und Abwägens kann aber auch eine neue, bereichernde Lebensphase einläuten.

Über die Wechseljahre wird viel geredet und geschrieben. Auch die Medizin trägt dazu bei. Sie müssen allerdings nicht zwangsläufig eine schwierige Zeit sein, vor der sich Frauen zu fürchten haben. **Etwa die Hälfte aller Frauen** hat in dieser Zeit **keinerlei oder nur geringfügige Beschwerden.** Bis zu ein Drittel aller Frauen klagt jedoch aufgrund der hormonellen Umstellungen über Symptome, die manchmal sehr lästig sein können und den Alltag erheblich beeinträchtigen. Diese unangenehmen Begleiterscheinungen können ein paar Monate andauern, aber auch mehrere Jahre.

Was im Einzelfall hilft und unterstützend wirkt, ist von Frau zu Frau unterschiedlich. Für manche Frauen sind die viel beschworene **Aktivität und mehr Bewegung** genau das Richtige. Andere Frauen brauchen in dieser Zeit hingegen genau das

Gegenteil: **mehr Ruhe, mehr Entspannung** und Entschleunigung. Ratschläge, Hinweise und Empfehlungen, die für alle gleichermaßen gelten, gibt es – wie fast immer in Gesundheitsfragen – auch für die Wechseljahre nicht.

Was hilft

Frauenärztinnen wissen zumeist Rat, was in den Wechseljahren hilft und was lindernd oder unterstützend zum besseren Befinden beitragen kann. Manchmal ist aber auch der Besuch von **Selbsthilfegruppen** oder der Austausch mit **Freundinnen** ergiebiger. Anderen geht es schließlich ähnlich in dieser Zeit. Ihre Erfahrungen können dazu beitragen, dass es einem selbst besser geht.

Veränderungen der Schleimhaut und der Sexualität

Jahrzehntelang haben die Hormone zuverlässig den monatlichen Zyklus gesteuert, dann verändert sich erst langsam, doch dann ziemlich plötzlich der Stoffwechsel. Die Eierstöcke stellen nach und nach weniger Östrogen her, und Eizellen reifen nicht mehr regelmäßig aus. Auch wird weniger Gelbkörperhormon produziert, und der Eisprung findet nur noch unregelmäßig statt. Zwar versucht die Hirnanhangdrüse gegenzusteuern und produziert mehr Follikelstimulierendes Hormon (FSH), um die Östrogenproduktion auszugleichen – doch lange funktioniert das nicht. Das sind die physiologischen Mechanismen, die Beschwerden der Frauen wirken sich hingegen vielfältig aus.

Da der weibliche Körper weniger Östrogene produziert, werden die Schleimhäute im Genitalbereich trockener und dünner. Juckreiz und Schmerzen sind die häufige Folge. Der **Geschlechtsverkehr** ist **unangenehm** und kann **schmerzhaft** sein, wenn die Vagina zu trocken ist. Lustvoll ist das nicht unbedingt. Zwar verändern sich die Mechanismen, um feucht zu werden und sexuell erregt zu sein, meistens nicht, es kann allerdings länger dauern, bis die Schleimhäute ausreichend weich und feucht sind. Haben Frauen regelmäßig Sex, bleiben die Schleimhäute elastischer und werden auch schneller wieder feucht.

Andere Länder, andere Leiden

In **Japan** sind die **Wechseljahre** als medizinisches Phänomen **nahezu unbekannt.** Die Frauen dort scheinen nicht oder nicht sehr stark unter den körperlichen Beschwerden und seelischen Umstellungen zu leiden. Eventuell spielen biologische Unterschiede eine Rolle, die Hormonschwankungen beeinträchtigen die Japanerinnen womöglich schlicht nicht so sehr. Wahrscheinlicher ist jedoch, dass den Beschwerden **weniger Beachtung** geschenkt, sie **tabuisiert** werden und deshalb in der gesellschaftlichen Wahrnehmung kaum vorhanden sind,

Anders, als vielfach angenommen wird, **beeinträchtigen die Wechseljahre nicht** die Fähigkeit, **sexuelle Lust und einen Orgasmus zu empfinden.** Zärtlichkeit, Sex und Erotik sind deshalb mit den Wechseljahren nicht vorbei. Eventuell muss beim Liebesspiel jedoch mehr Rücksicht auf neue Empfindlichkeiten und andere Vorlieben genommen werden. Das stellt manche Partnerschaft vor neue Herausforderungen, kann aber auch mit einem Zugewinn an Nähe, Intensität und Befriedigung einhergehen.

Unser ärztlicher Rat: Regelmäßiger Sex trägt zur besseren Durchblutung und Feuchtigkeit der Schleimhäute bei. Deshalb muss in den Wechseljahren keinesfalls auf lustvolle Sexualität verzichtet werden. Gegen trockene Schleimhäute können **lokal angewendete Hormone** helfen, die schwache Östrogene enthalten. Es gibt sie als Zäpfchen, Cremes oder Tabletten. Ebenso helfen **Gleitgel,** Öle oder andere Cremes.

»Pink Viagra« & Co. - Lusthilfe auf Rezept?

Mit Viagra verdient die Industrie Milliarden. Jetzt kommt die Libido der Frauen dran: Wer nicht dauernd will, wird für krank erklärt. Fast die Hälfte der Frauen klagt einer US-Studie zufolge über **sexuelle Störungen.** Ist es schon krankhaft, wenn sie eine Weile keine Lust hat? 79 Prozent der Männer und 65 Prozent der Frauen zwischen 70 und 80 sind gemäß einer britischen Untersuchung noch sexuell aktiv. Was, wenn frau mit zunehmendem Alter nicht mehr möchte?

Sex – vielmehr: das Leiden am Sex – ist zu einem lukrativen Forschungsobjekt geworden. Seit Alfred Kinsey sich von den Gallwespen ab- und den Menschen zuwandte und seine Umfragen über das Sexualverhalten des Mannes (1948) und der Frau (1953) offenlegte, gibt es kaum noch intime Geheimnisse. In der zweiten Hälfte des 20. Jahrhunderts ist eine **Industrie rund um die Sexualität** entstanden. Der Arzneimittelkonzern Pfizer hat 1998 den »blauen Diamanten« Viagra auf den Markt gebracht, Eli Lilly und Glaxo-Smith-Kline entwickelten die Nachahmer-Präparate Cialis und Levitra. Mehr als drei Milliarden Euro Umsatz bringen die Erektionshelfer ihren Herstellern jährlich ein. Die Gewinnspanne rund um die weibliche Sexualität könnte noch größer sein.

Ein **neues Syndrom, das die Lustlosigkeit der Frau zur Krankheit aufwertet** und ein weites Feld für mögliche Therapien eröffnet, ist gefunden – HSDD. Das Akronym steht für »Hypoactive Sexual Desire Disorder«: nachlassende Lust. Andere benutzen die Abkürzung FSD (Female Sexual Dysfunction). Die Krankheitskriterien sind vage, auch wenn das Ausmaß der vermeintlichen Störung seit 2004 mit dem PFSF-Test bestimmt werden kann.

PFSF bedeutet »Profile of Female Sexual Function« und erfasst Begehren, Erregung, Orgasmus, Befriedigung, Empfindsamkeit, sexuelles Selbstbild sowie sexuelle Ängste und Bedenken. Frauen sollen sich in diesen Punkten selbst einschätzen. Dabei gibt es keinen Wert, von dem an etwas als krank gilt, doch welche Frau wird schon von sich behaupten, dass sie in allen Bereichen zufrieden ist?

Obwohl viele Forscher daran zweifeln, dass es so etwas wie die »Hypoactive Sexual Desire Disorder« und »sexuelle Dysfunktionen« der Frau gibt, investiert die Industrie viel in diese Störungen. Die **weibliche Sexualität wird medikalisiert.** Die Vielfalt der körperlichen Liebe lässt sich aber nicht auf Hormone, Gleitfaktoren oder Nervenreize reduzieren. Dabei **geht der Blick auf die Qualität der Beziehung** und andere Lebensumstände verloren. Und die sind wichtiger für eine befriedigende Zweisamkeit.

Die Pharmaindustrie erforscht etliche **Mittel zur Luststeigerung.** Pfizer hat Viagra an Frauen getestet. Der Potenzhelfer ließ auch in die weiblichen Genitalorgane mehr Blut strömen, doch dadurch bekamen die Frauen nicht mehr Lust. Trotzdem erprobt die Firma Vivus aus dem kalifornischen Mountain View die gefäßerweiternde Substanz Alprostadil, die auf die weiblichen Genitalien aufgetragen wird. Wenn sich der Blutfluss vergrößert und die Gleitfähigkeit zunimmt, sollen sich Frauen schneller erregt fühlen.

Pflaster, Cremes und Salben mit **Testosteron** sind Klassiker, um der Lustlosigkeit der Frau abzuhelfen. Auch bei Frauen strömt das Männlichkeitshormon durch die Adern, wenn auch in niedrigerer Konzentration. Da die körpereigene Produktion des Testosterons nach den Wechseljahren nachlässt, gilt es als weibliche Lustdroge und wird auf die Haut, intravaginal oder zum Schlucken verabreicht. Immer wieder zeigen Untersuchungen allerdings, dass niedrige Konzentrationen der Sexualhormone nichts mit verminderter Lust zu tun haben.

Populär ist auch **Dehydroepiandrosteron,** kurz DHEA, ein Hormon aus der Nebenniere. Mediziner aus Würzburg hatten 1999 entdeckt, dass Frauen, die an krankhaftem Hormonmangel litten, während einer Behandlung mit DHEA wieder bessere Laune und mehr Lust bekamen. Doch die behandelten Frauen waren krank, ihre Nebennierenrinde funktionierte nicht richtig. Es nützt nichts, wenn ein Mann seiner gesunden Frau heimlich DHEA gibt.

Boehringer Ingelheim testete Flibanserin, erhielt jedoch für dieses Antidepressivum, das die Begierde steigern sollte, keine Zulassung. Der Pharmakonzern verkaufte daraufhin das Medikament an die Konkurrenz, die 2015 eine Zulassung erhielt und es als »Pink Viagra« auf den Markt brachte. Man kann die Entwicklung der als »Pink Viagra« gefeierten Substanz als überfälliges Signal werten, auch in diesem Bereich mehr für die Frauen zu tun. Schließlich gibt es Viagra für Männer seit 1998. So einfach lassen sich die Bedürfnisse von Männern und Frauen jedoch nicht gleichsetzen. Sex ist vor allem Kopfsache. Aber während Impotenz bei Männern auch durch Gefäßverschleiß entstehen kann, ist die organische Komponente bei Frauen weniger wichtig – und pharmakologische Aufbauhilfe nicht unbedingt hilfreich. Wenn eine Frau vor den Wechseljahren – und für diese Altersgruppe ist Flibanserin gedacht – keine Lust empfindet, hat das selten körperliche Gründe. Die Ursachen sind eher in der Beziehung zu suchen. Man kann auch sagen: beim Mann.

Die Gesundheitsindustrie ist davon abhängig, neue Angebote zu machen und Nachfragen zu stimulieren. So werden **Grenzwerte gesenkt, Prä-Erkrankungen ausgerufen,** bevor sie Krankheitswert haben, und **Lifestyle-Leiden zu Störungen umdefiniert.** Die Folgen für die Menschen sind fatal, sie fühlen sich verunsichert, schlecht und jedenfalls nicht gesund. Frauen wird mit Pink Viagra **vermittelt, sie seien ungenügend, irgendwie falsch** und müssten auch in Liebesdingen endlich aufrüsten, um im Optimierungswettlauf mitzuhalten – nicht nur schlank, fit, gesund und gut gelaunt, sondern auch allzeit bereit.

Feministinnen haben es mitunter als eine Spielart des Sexismus gebrandmarkt, dass es pharmazeutisches Lust-Doping bis 2015 nur für Männer gab, aber nicht für Frauen. Flibanserin setzt als Antidepressivum im Gehirn an. Natürlich stellt sich Lust eher ein, wenn die Laune gut ist. Erregungsmuster folgen aber nicht Dosierungshinweisen auf der Tablettenpackung. Lust lässt sich nicht auf Rezept verordnen.

Die Diagnose- und Behandlungslust geht in die falsche Richtung: Schließlich sind sexuelle Schwierigkeiten zunächst ein **soziales, kulturelles und psychologisches Problem** – und dann eventuell ein medizinisches. Wer will entscheiden, wie oft eine Frau Lust haben soll und wann eine Störung vorliegt? Die meisten Sexualstörungen der Frau haben mit der Qualität der Partnerschaft zu tun. Es gibt Dinge, die man nicht mit Medikamenten behandeln kann.

Blutungsstörungen und Hormongabe in den Wechseljahren

Die hormonelle Veränderung in den Wechseljahren hat spürbare Folgen für die Frau: Die Werte des Estradiols, des wohl wichtigsten Östrogens, schwanken stark. Dieses ständige Auf und Ab ist der Grund dafür, dass es zu **unregelmäßigen Blutungen** kommen kann. In dieser wechselhaften Zeit verändert sich auch die Länge des Zyklus. Wenn die Menopause kurz bevorsteht, werden die Zyklen zumeist länger. Manchmal fällt der Eisprung jedoch auch ganz aus und die Regelblutung sistiert für mehrere Monate.

In den Wechseljahren kann es durch die Hormonumstellung gelegentlich zu leichten Schmierblutungen vor und nach der Regelblutung kommen. Deshalb ist es hilfreich, wenn die Frau Binden, Tampons oder Schwämmchen in dieser Zeit griffbereit hat. Mönchspfeffer hilft ebenfalls vielen Frauen, wenn sie Blutungsstörungen haben.

Starke Blutungen in den Wechseljahren waren bis vor wenigen Jahren der häufigste Grund für die operative Entfernung der Gebärmutter. Ist die Frau darüber informiert, dass die Blutung nicht bedrohlich ist und nicht auf eine bösartige Erkrankung zurückgeht, kann sie damit besser zurechtkommen. Bei hohem Leidensdruck helfen hormonelle Therapien wie die Hormonspirale und Hormontabletten.

Sprechstunde

Die 58-Jährige arbeitet als Verkäuferin. Ihr Hausarzt hat sie in die Frauenarztpraxis geschickt. Immer öfter musste sie in den letzten Monaten ihren Arzt aufsuchen, da sie das Gefühl hatte, immer wie-

der an einer Blasenentzündung zu leiden, was sie jahrelang gar nicht mehr kannte. Häufigeres Wasserlassen, Brennen und Juckreiz traten auf. In der Urinuntersuchung beim Arzt fanden sich jedes Mal weiße Blutkörperchen (Leukozyten) und eine Spur Blut. Ihre Periode hat die 58-Jährige jedoch seit mindestens fünf Jahren schon nicht mehr gehabt. Außer diesen Beschwerden leidet sie auch seit längerer Zeit darunter, dass ihre Haut und ihre Schleimhäute trocken sind. Auch das sind die unangenehmen Folgen des Klimakteriums.

Die Gabe von hormonhaltigen Cremes und Zäpfchen kann vielen älteren Frauen helfen, dass sie weniger Beschwerden im Bereich der Blase und der Scheide haben. Daneben helfen Vaselinecremes und Öle, um die Haut geschmeidiger zu machen, damit die Harnröhre flexibler wird und besser schließen kann. So gelangen weniger Keime von der Scheide in die Blase.

Wenn die körpereigene Hormonproduktion sinkt und der weibliche Zyklus endet, trocknen nicht nur Haut und Haare aus – es treten auch jene unkontrollierbaren Attacken auf, in denen der Schweiß in Strömen fließt, das Herz zu rasen beginnt, manchmal Panik aufkommt. Ärzte haben Frauen in dieser Zeit jahrelang Hormone verschrieben. Allerdings ist diese Behandlung in den vergangenen Jahren stark in die Kritik geraten.

Sprechstunde

So wie der sportlichen 56-Jährigen geht es vielen Frauen. »Ich habe immer geschwitzt wie verrückt. Besonders schlimm war es nachts, da konnte ich kaum schlafen. Aber auch tagsüber kamen diese Wallungen«, beschreibt die Frau ihre Beschwerden.

Schließlich wurde der Leidensdruck so groß, dass sie sich von ihrem

Arzt ein Hormonpräparat verschreiben ließ. Seit drei Jahren kurbelt sie damit ihren Östrogenspiegel im Blut an – schon bald nach Beginn der Behandlung ging es ihr deutlich besser. Doch inzwischen sind ihr massive Zweifel gekommen. Denn die einst so viel gepriesene Hormontherapie ist spätestens seit dem Jahr 2002 in einen schlechten Ruf geraten.

Die 56-Jährige pausierte ein halbes Jahr mit den Medikamenten. Dann ging sie wieder zu ihrem Frauenarzt, weil es ihr nicht gut ging. »Die Beschwerden waren nicht auszuhalten«, sagt sie. Der Arzt spielte die angeblichen Gefahren der Behandlung herunter und verschrieb ihr erneut Hormone: Alles nicht so schlimm, ihre Beschwerden seien schließlich viel gravierender als die übertrieben dargestellten Risiken. Und außerdem: »Mal würde so, dann wieder so über Hormone geredet. Hauptsache, sie fühle sich wohl«, sagte er.

Nachdem Fachleute schon in den 1990er-Jahren immer wieder auf gravierende Risiken hingewiesen hatten, zeigte eine Untersuchung 2002, welche Gefahren mit der Hormongabe in den Wechseljahren einhergehen können, besonders wenn sie länger als fünf Jahre genommen werden. Auch die Arzneimittelkommission der deutschen Ärzteschaft erließ 2003 neue Therapieleitlinien mit ungewohnt deutlichen Warnungen. Die »bisherige weit verbreitete Verordnung« der Hormone beruhe hauptsächlich auf Studien von »unzureichender Qualität«, hieß es dort.

Schon Mitte der 90er-Jahre gab es erste Hinweise, dass **Hormongaben der Gesundheit schaden könnten**. Umsichtige Ärzte empfahlen deshalb schon lange, sie nur kurzfristig, niedrig dosiert und nur zu Beginn der Wechseljahre zu nehmen. Dann, wenn die Hitzewallungen unerträglich sind, die Scheide trocken wird, der Sex keinen Spaß mehr macht, Frauen nicht schlafen können und womöglich sogar depressiv werden. Nach einigen Monaten, wenn die Beschwerden meist ein wenig abgeklungen sind, ist es Zeit, sie wieder abzusetzen.

Hormone gelten vielen Ärzten nicht nur als wirksames Mittel zur Linderung akuter Beschwerden in den Wechseljahren, sondern auch als Quell ewiger Gesundheit, Schutz vor brüchigen Knochen, Herzinfarkt und welker Haut. Nach den verfügbaren Zahlen zu Verkauf und Verschreibung der Hormonpräparate werden sie Frauen in Deutschland im Schnitt acht Jahre lang verordnet. Nach Forschungsergebnissen aus dem Jahr 2002 ist das eine zu lange Zeit und medizinisch geradezu fahrlässig.

Von der natürlichen Lebensphase zum Mangelzustand

Gleich mehrere Männer waren daran beteiligt, die Frau als hormonelles Mangelwesen abzustempeln – besonders die Frau in den Wechseljahren. »Die Frau in der Menopause muss als physiologische Kastratin angesehen werden«, schrieb der Hormonforscher Robert Greenblatt im Jahr 1960. Und 1966 lobte der New Yorker Gynäkologe Robert Wilson in seinem Buch »Forever Feminine« die neu auf den Markt gekommenen **Hormonpräparate als Jungbrunnen und Wundermittel**. Sie sollten Wilsons Prophezeiungen zufolge nicht nur Linderung von Wechseljahresbeschwerden bringen, sondern auch so gut wie allen Altersleiden vorbeugen und der Frau zu ewiger Jugendlichkeit und sexueller Attraktivität verhelfen. Ein medikamentöser Traum – für Frauen und erst recht für Männer, die sich eine ewig junge und ewig begehrenswerte Partnerin ersehnten.

Der Boom der Hormongabe war nicht mehr aufzuhalten, Dutzende Millionen Frauen rund um den Globus schluckten die Pillen gegen Wechseljahresbeschwerden. In Deutschland nahm jede zweite Frau zwischen 50 und 70 die Medikamente. Von manchen Frauenärzten als epochaler therapeutischer Fortschritt gefeiert, sehen andere Mediziner die **jahrelange Hormongabe als Skandal.** Immerhin wurden Millionen Frauen von ihren Ärzten gedrängt, dauerhaft Medikamente einzunehmen, um Krankheiten zu verhüten und das Leben zu verlängern, ohne dass Nutzen und Sicherheit der Präparate wissenschaftlich nachgewiesen worden wären.

Bis zu ein Drittel aller Frauen zwischen 45 und 55 leidet in Deutschland an Wechseljahresbeschwerden, die sich nicht nur in Schweißausbrüchen, sondern auch in schwindender Knochenfestigkeit, Schlafstörungen und Stimmungsschwankungen wie Depressionen äußern. Die Schleimhäute trocknen aus, Sex ist unangenehm oder sogar schmerzhaft, macht keinen Spaß mehr. Frust statt Lust.

Der Mechanismus für die vielfältigen Phänomene ist nicht genau bekannt. Unklar ist, welche Symptome sich auf den natürlichen Vorgang des Alterns zurückführen lassen und welche durch die plötzliche Abnahme der Hormone bedingt sind. Ungeachtet dessen priesen Firmen und Frauenärzte die langfristige Hormongabe in den Wechseljahren als Allheilmittel an. Erst langsam verbreitete sich die Erkenntnis, dass die Präparate dazu beitragen, dass Frauen mehr Brustkrebs, mehr Herzinfarkte, mehr Schlaganfälle und mehr Thrombosen bekommen.

Hormonersatztherapie – verräterische Sprache

Ärzte, die es befürworten, dass Frauen in den Wechseljahren Hormone nehmen, sprechen und schreiben gerne von der **Hormonersatztherapie.** Das Wort »Ersatz« unterstellt einen Mangel und dass den Frauen etwas fehlt – sie sind demnach erst wieder vollständig, wenn sie ihre natürlichen Hormone auf medikamentöse Weise ersetzen. Die Wechseljahre sind jedoch eine natürliche Phase im Leben jeder Frau und keine Krankheit. Auch kein Mangelzustand. Es ist deshalb sprachlich neutraler, von einer **Hormongabe** in den Wechseljahren zu reden und zu schreiben. Der Begriff **Hormonbehandlung** oder **Hormontherapie** suggeriert zwar auch, dass in den Wechseljahren medizinische Hilfe nötig ist, stellt aber nicht so sehr ein angebliches Defizit in den Vordergrund.

Die Nationalen Gesundheitsinstitute der USA folgerten aus den wissenschaftlichen Studien und Analysen 2002, dass eine **langfristige Hormongabe mehr schaden als nutzen** kann, und warnten vor der unkritischen Einnahme. Seitdem wurde diese Einschätzung in etlichen Fachartikeln bekräftigt. Auch das Bundesinstitut für Arzneimittel und Medizinprodukte (BfArM) schloss sich bald dieser Meinung an.

Die Einschätzung der Hormone hat sich stark gewandelt. Auf Medizinerkongressen wurde in den 80er- und 90er-Jahren noch darüber diskutiert, ob es nicht an unterlassene Hilfeleistung grenze, keine Hormone zu verordnen. Viele Frauen erinnern sich, wie sie seinerzeit zur Behandlung gedrängt wurden. Die Tablette abends gehört dazu wie das tägliche Eincremen, bekamen Frauen seinerzeit zu hören, auch wenn sie gar keine Beschwerden hatten.

Weigerte sich eine Frau, wurde sie von ihrer Ärztin gefragt, ob sie später an Krücken und mit Altersbuckel herumlaufen wolle. Und so stieg die Zahl der verordneten Hormontagesdosierungen in rund zehn Jahren von weniger als 100 Millionen auf eine Milliarde. **2003** nahm **in der Altersgruppe der 50- bis 60-jährigen Frauen fast die Hälfte** die Medikamente, **inzwi-**

schen ist es **nur noch ein Viertel.** Insgesamt griffen in der Hochphase der Hormontherapie in Deutschland zwischen fünf und sechs Millionen Frauen regelmäßig zum Hormonpräparat.

Die Beweise für den möglichen Schaden erhärteten sich. Britische Forscher kamen 2003 zu dem Schluss, dass **»20 000 zusätzliche Brusttumoren«** in den vorausgegangenen zehn Jahren in England **auf die Hormontherapie zurückgingen.** Für Deutschland wurde errechnet, dass 10 000 der jährlich 70 000 Brustkrebsfälle auf die Einnahme von Hormonen in den Wechseljahren zurückzuführen sein könnten.

Streit der Wissenschaftler: Weniger Hormone – weniger Krebs?

Als 2002 eine umfangreiche Untersuchung zeigte, dass die Hormongabe in den Wechseljahren mehr schaden als nutzen könnte, reagierten viele Gynäkologen und ihre Berufsverbände empört. Die sogenannte **WHI-Studie** an 16 000 Frauen hatte gezeigt, dass Frauen, die Hormone gegen ihre Beschwerden einnahmen, häufiger Infarkte, Thrombosen, Schlaganfälle und Brustkrebs bekamen als Frauen in jener Vergleichsgruppe, die ein Scheinpräparat schluckten. Der Unterschied war so auffällig, dass die Untersuchung vorzeitig abgebrochen werden musste. Die **Million-Women-Studie** aus Großbritannien bekräftigte die Risiken wenig später.

Nach den aufsehenerregenden Befunden setzten viele Frauen weltweit die Präparate ab. Nun belegen verschiedene Untersuchungen, dass zeitgleich mit dem Rückgang der Hormoneinnahme in den Jahren nach 2002 auch **weniger Frauen an Brustkrebs erkrankt** sind. Krebsexperten aus Kanada zeigten im Jahre 2010, wie parallel die Entwicklung verlief. Zwischen 2002 und 2004 nahmen 12,7 Prozent weniger Frauen Hormonpräparate ein. Im gleichen Zeitraum erkrankten 9,6 Prozent weniger Frauen an Tumoren der Brust. »Die wahrscheinlichste Erklärung für den Rückgang ist der Rückgang der Hormontherapie«, so die Autoren.

Sind es wirklich die Hormone? Die Forscher haben versucht, andere Ursachen auszuschließen. So ist beispielsweise die Häufigkeit von Mammografien im Untersuchungszeitraum gleich geblieben. Für die USA hatten Forscher 2006 bereits einen Rückgang der Brustkrebsfälle um 7 Prozent gezeigt, seit die Hormoneinnahme in die Kritik geriet. In Großbritannien ging die Anzahl der Tumore seit 2002 ebenfalls zurück. In Deutschland zeigen Erhebungen der Krebsregister im Saarland und in Schleswig-Holstein, dass dort 9 Prozent weniger Frauen an Brustkrebs erkrankten.

Die Studie passte allerdings nicht ins Weltbild vieler Frauenärzte: Hormone galten nicht nur als wirksames Mittel gegen Hitzewallungen, labile Stimmung und trockene Schleimhäute. Ärzte hielten sie für den weiblichen Jungbrunnen schlechthin. Zudem war durch regelmäßige Hormongaben der regelmäßige Besuch beim Frauenarzt garantiert. Viele Gynäkologen bezweifeln bis heute die Ergebnisse der WHI-Studie, obwohl das Gesundheitsministerium, die Arzneimittelkommission der deutschen Ärzteschaft sowie das Bundesinstitut für Arzneimittel und Medizinprodukte die Hormongabe fortan nur noch in Ausnahmen und dann so kurz und niedrig dosiert wie möglich empfahlen.

Diese verhaltene Reaktion der Ärzte führte dazu, dass die neuen Erkenntnisse viele Frauen nur sehr zögerlich erreichten. Von sich aus sprachen viele Mediziner schlicht nicht über die Risiken. Eine im Auftrag des Bundesministeriums für Gesundheit durchgeführte Befragung von 6000 Frauen kam zu dem Ergebnis, dass etwa die Hälfte der Frauen, die Hormonpräparate nehmen, **von ihren Ärzten nicht über die erhöhten Risiken** für Brustkrebs, Thrombose, Herzinfarkt und Schlaganfall **informiert** wurden. Auch die Verschreibungszahlen in Deutschland zeugen von der Beharrlichkeit vieler Ärzte. Seit 2002 hat die Menge der verordneten Hormone zwar abgenommen, allerdings zunächst nur zwischen 13 und 20 Prozent. In Kanada und den USA ging die Verschreibungshäufigkeit zeitgleich um 30 Prozent zurück.

Nach 2002 kamen dann immer mehr Daten über mögliche Schäden durch die Hormongabe zusammen. Zudem verändern sich die Brüste der Frauen, die Hormone nehmen. Das Gewebe wird dichter, sodass Mammografien um 50 Prozent häufiger unklare Ergebnisse ergeben. In der Folge müssen bei Frauen, die Östrogene nehmen, auch häufiger Gewebeproben der Brust entnommen werden. Zudem sind Tumore, die während der Östrogentherapie auftreten, weiter fortgeschritten und bilden öfter Metastasen. Das ist klinisch relevant. Frauen, die Östrogene nehmen, sollten wissen, dass sie häufiger zur Mammografie und häufiger Gewebeproben erdulden müssen. Inwieweit ein unter Hormontherapie entstandener Krebs aggressiver ist und schneller zum Tode führt, ist noch ungewiss.

Ob Frauen Gestagene und Östrogene bekommen oder nur Östrogene, hängt davon ab, ob sie noch ihre Gebärmutter haben. Wurde die Gebärmutter operativ entfernt, können Östrogene auch allein gegeben werden. Ansonsten erhöhen Östrogene das Risiko für Gebärmutterkrebs. Weil Gestagene die Krebsgefahr vermindern, nehmen Frauen mit Gebärmutter diese Hormone immer in Kombination mit Östrogenen ein. In Deutschland bekommen zwei Drittel der etwa zwei Millionen Frauen, die noch Hormone nehmen, eine Kombinationstherapie, ein Drittel nimmt nur Östrogene.

Pflanzliche Wirkstoffe

Patientinnen sind oft irritiert, wenn es darum geht, was sie am besten gegen Beschwerden in den Wechseljahren tun können – auch deshalb, weil ihnen niemand genau sagen kann, wie sie die Hormone wirksam ersetzen. Meist wird eine Änderung der Lebensgewohnheiten empfohlen, Gewichtsabnahme, mehr Bewegung, frische Luft, Entspannung, gesunde Ernährung. »Das mache ich doch schon lange«, sagt eine Patientin, die gertenschlank ist und viel Rad fährt. Aber Linderung hat sie dadurch kaum erfahren. Auch pflanzliche Präparate hat sie probiert – wie viele ihrer Leidensgenossinnen.

Als die Zeitschrift *Ökotest* diese Produkte, die meist auf der Basis von **Rotklee, Traubensilberkerze** oder **Soja** hergestellt werden, bewertete, war das Heft binnen kurzer Zeit vergriffen. Der Bedarf nach Rat und Hilfe ist enorm. Einige Frauen berichteten von einer Besserung ihrer Beschwerden, bei anderen halfen die pflanzlichen Mittel hingegen nicht. Gesicherte Erkenntnisse gibt es dazu kaum.

Die jahrzehntelange Karriere der Hormontherapie hat zur Folge, dass es kaum wissenschaftliche Studien zu anderen – beispielsweise pflanzlichen – Möglichkeiten der Behandlung gibt. Ein Dilemma, schließlich kann man verzweifelten Frauen nicht von Hormonen abraten und ihnen dann Mittel empfehlen, die noch weniger untersucht sind, weil bisher leider noch unklar ist, ob sie helfen oder sogar mehr schaden als nutzen.

Pflanzenpräparate in den Wechseljahren

Die im Folgenden genannten Wirkungen von Pflanzenpräparaten werden immer wieder in Fallberichten beschrieben. Wie gut die Mittel helfen, ist allerdings von Frau zu Frau unterschiedlich. Zudem gibt es abweichende und teilweise widersprüchliche Angaben zu Dosierung. Deshalb ist Vorsicht geboten – auch pflanzliche Mittel können schaden.

Traubensilberkerze: östrogenartig, kann Hitzewallungen und Schlaf verbessern

Johanniskraut: antidepressiv, erhöht aber die Sonnenempfindlichkeit

Rotklee: lindert Hitzewallungen

Soja: östrogenartig, kann Hitzewallungen lindern

Mönchspfeffer: lindert Brustspannung und Empfindlichkeit

Hopfen: beruhigt und fördert den Schlaf

Baldrian: beruhigt und fördert den Schlaf

Frauenmantel: mindert die Schweißbildung

Salbei: reguliert die Temperatur, mindert den Schweiß

Nur weil sie auf pflanzlicher Basis hergestellt sind, heißt das allerdings nicht, dass die Präparate unbedenklich sind. Konzentrierte Substanzen als Tablette, Pulver oder Tropfen können ebenfalls unerwünschte Nebenwirkungen haben. Über Langzeitwirkungen der meisten Präparate ist wenig bekannt. Sie sind zumeist schlechter untersucht als Medikamente aus dem Arsenal der konventionellen Medizin.

Wenn es um Gefahren durch Medikamente und Nebenwirkungen geht, ist nicht leicht zu erkennen, wie groß die Bedrohung tatsächlich ist. Was bedeutet ein um 15 Prozent erhöhtes Risiko konkret? Ist es bedrohlich, wenn eine gefährliche, aber seltene Wechselwirkung plötzlich doppelt so häufig auftritt? Um Gefahren abschätzen zu können, ist es hilfreich, die **absoluten Risiken** zu benennen. Wie viele von 1000 Frauen werden durch die Mammografie vor Brustkrebs bewahrt, wie viele erleiden vermutlich Nebenwirkungen durch die Hormongabe in den Wechseljahren? **Relative Risikoprozente** verschleiern hingegen die wahren Tatsachen, schließlich ist dabei nie klar, wie groß die Gefahr tatsächlich ist.

Im konkreten Beispiel: Wenn als »Erfolg« der Mammografie statt vier nur drei von 1000 Frauen in den nächsten zehn Jahren an Brustkrebs sterben, sind das relativ gesehen 25 Prozent weniger Todesfälle (relative Risikosenkung) – absolut gesehen ist es gerade mal eine von 1000 (absolute Risikosenkung). Statt relativen 25 Prozent »Erfolg« entspricht das absolut 0,1 Prozent, was deutlich weniger eindrucksvoll klingt.

Was also sollen Frauen tun? Wenn die **Lebensqualität massiv beeinträchtigt** ist, kann eine **kurze und niedrig dosierte Hormontherapie** hilfreich sein und Symptome lindern. Oft reicht auch schon die Hälfte der bisher allgemein empfohlenen Dosis aus, um weniger Symptome zu haben. Was aber mehr wiegt, die akuten Beschwerden oder das Risiko, das müssen die Frauen selbst entscheiden – wenn sie umfassend und fair aufgeklärt sind.

Sprechstunde

Frau R. ist 53 Jahre alt, sie sieht erschöpft aus. Nächtelang schläft sie schlecht, sie schwitzt so sehr, dass ihr das Wasser herunterläuft und sie sich mehrfach in der Nacht umziehen muss. Noch schlimmer sind die trockenen Schleimhäute. Trotz der zwei Liter, die sie täglich zu sich nimmt, könnte sie dauernd etwas trinken. Ihre Haut, ihre Augen und vor allem ihre Scheide fühlen sich an wie ausgetrocknet.

Hormone nehmen möchte sie aber auf keinen Fall, das weiß sie genau. Ihre Mutter und Großmutter sind an Brustkrebs erkrankt. Ihre Mutter hat mehr als 15 Jahre lang ein Hormonpräparat genommen, obwohl sie keine größeren Beschwerden hatte. Ihr damaliger Arzt motivierte sie, er sagte, damit würden viele Organe, auch Herz und Gefäße und auch die Konzentration profitieren. Doch sie möchte es lieber aushalten, irgendwann wird es ja wohl besser werden.

Was hilft

Natürliche Hilfsmittel

- **Salbeiextrakt** in konzentrierter Form (z. B. Sweatosan-Tabletten) am Abend kann das Schwitzen in der Nacht lindern.
- Extrakt der **Traubensilberkerze, Granatapfel** in Tablettenform
- Tee aus **Himbeerblättern, Brennnessel, Holunderblüten**
- Bei Stimmungsschwankungen kann Johanniskraut helfen. Aber Vorsicht: **Johanniskraut** kann Wechselwirkungen mit anderen Medikamenten auslösen und deren Wirkung verändern (verstärken oder vermindern).
- Gegen **Schlafstörungen** sind Baldrian und Melisse oft hilfreich. Vor allem sollte vor dem Schlafengehen noch ein Spaziergang gemacht werden. Es ist hingegen nicht hilfreich, vor dem Fernseher oder Computer einzudösen, danach schläft es sich unruhiger. Weiterhin sollte der Genuss von Alkohol, Kaffee und üppigem Essen am Abend eingeschränkt werden.

Frauen können einiges selbst tun: Am meisten hilft es Frauen, die unter Wechseljahrbeschwerden leiden, sich zu bewegen. Sport zu treiben, verbessert vor allem die Stimmungsschwankungen und die Schwitzattacken. Dafür bedarf es keines Fitnessstudios; wichtig ist es, sich eine **Bewegungsform herauszusuchen, die Spaß macht.** Ob das Joggen, Walken, Tanzen, Radfahren oder Yoga ist, entscheidend ist, dass sich Frauen regelmäßig 20 bis 30 Minuten pro Tag bewegen. Das verbessert die Lebensqualität im Klimakterium erheblich.

Unser ärztlicher Rat: Aus unserer Sicht kommen Hormone (als Gel und Kapsel) in den Wechseljahren infrage, wenn die Beschwerden heftig und dauerhaft sind, weil sonst die Lebensqualität der Frauen massiv leiden kann.
Für einen kürzeren Zeitraum (von maximal fünf Jahren) und in niedriger Dosierung sind die Risiken der Hormone nicht so ausgeprägt, und der Zugewinn an Wohlbefinden kann erheblich sein. Nach einiger Zeit sollte aber versucht werden, die Dosis zu reduzieren und gegebenenfalls ganz wegzulassen.
Die empfohlenen Maßnahmen zur Lebensführung wie Sport, Techniken zur Entspannung und ausgewogene Ernährung sind ebenfalls wichtig. Pflanzliche Mittel können zusätzlich zur Linderung beitragen.

Midlife-Crisis

Auch wenn frau gerade eine Talsohle durchschreitet, nicht aufgeben: **Nach der Krise geht es wieder aufwärts.** Spätestens in den 50ern beginnt der Aufschwung, und mit 60 Jahren ist die Lebenszufriedenheit oft wieder ähnlich groß wie bei 25- oder 30-Jährigen – sofern die Gesundheit nicht beeinträchtigt ist.

Für die wohlhabenden Länder gilt ein U-förmiger Verlauf in der Kurve der Lebenszufriedenheit – mit dem Tiefpunkt im Alter zwischen 45 und 54 Jahren. Diese Phase ist oft sehr produktiv, das Gehalt ist oft höher als in den Jahren zuvor, und Frauen wollen viel schaffen. Allerdings schränken die Wechseljahre das Wohlbefinden ein, und manche Anstrengungen gehen auf Kosten der Gesundheit – frau will für später vorsorgen und vergisst darüber die Gegenwart.

Zudem stellen sich in der heiklen Lebensphase zwischen 45 und 55 oft schmerzliche Erkenntnisse ein: Für den Karriereneustart ist es meist zu spät und im Beruf sind die Grenzen erreicht. Der eigenen Beziehung droht die Routine. Und dann sind da noch die Wechseljahre, die Knochen knirschen, das Kreuz drückt, und immer zwickt und zwackt es irgendwo. Und dann muss auch noch die Lesebrille her.

Ärzte und Therapeuten kennen die Probleme von Frauen, die das ernüchternde Gefühl haben, dass sie zwar manche Ziele erreicht haben, es nun aber nicht weiter nach oben geht. In dieser **»Plateau-Phase«** nehmen Schlafstörungen, Grübeleien, Freudlosigkeit und innere Abstumpfung zu, die Leistungskraft lässt nach. Häufig klagen Frauen in dieser Zeit über unklare Kopf-, Bauch- oder Rückenschmerzen.

Nach einigen Jahren geht die Stimmungskurve wieder nach oben, und **Gelassenheit** stellt sich ein. Sich einzugestehen, dass der Aufstieg nicht unbegrenzt weitergeht, ist wichtig für das seelische wie körperliche Wohlbefinden. Wer sich hingegen nicht mit **alterstypischen Grenzen** auseinandersetzt, erhöht sein Risiko, später in umso größere Zustände der Erschöpfung oder Depression zu geraten. Die Einsicht, dass es gut ist, so wie es ist, und jede Lebensphase auch Vorteile hat, trägt entscheidend dazu bei, eine Midlife-Crisis zu bewältigen.

Frauen müssen sich in dieser Zeit sowieso mit den Wechseljahren auseinandersetzen. Das macht die körperlichen Beschwerden womöglich schlimmer, bietet aber auch die Möglichkeit, sich dieser Zeit bewusster zu stellen. Eine Krise möchte man zwar gerne vermeiden. Das »Mittelalter« ist aber nicht nur eine Krisenzeit, sondern offenbart auch Chancen. Deshalb geht es nicht darum, die Midlife-Crisis zu vermeiden: **Die Phase wird umso weniger krisenhaft empfunden, je bewusster man sich damit auseinandersetzt.**

Es gilt zu erkennen, welche Einschränkungen die Zeit mit sich bringt, aber auch, welche Möglichkeiten sich auftun. Zudem fällt in diese Zeit oft die Erkenntnis, dass sich manches, was einen früher gehetzt und beunruhigt hat, gelassener angehen lässt. Die beste Behandlung der Midlife-Crisis besteht darin, anzuerkennen, dass diese mittlere Lebensphase ein **wichtiger Bestandteil eines gelingenden Lebens ist.**

In einer weltweiten Analyse wurden vor wenigen Jahren 100 Erwachsene in nahezu jedem Land jeden Tag danach befragt, wie zufrieden sie mit ihrem Leben sind, ob Glück, Ärger oder Traurigkeit vorherrschen und welchen Sinn sie dem Leben zumessen. Demnach sind in den westlichen Nationen Sorgen, Stress, Ärger und Unglück im Alter zwischen 45 und 55 so häufig wie nirgends sonst auf der Welt. Allerdings gibt es keine Region, in der diese Schwierigkeiten bald darauf so stark wieder nachlassen.

Eine weitere Erkenntnis: Im globalen Durchschnitt ist das Stimmungstief bereits mit 44 Jahren erreicht – in Deutschland sogar schon mit 42,9 Jahren. **Wer die 50 erreicht** und **die Wechseljahre gut bewältigt** hat, kann also aufatmen: **Es kann nur noch besser werden.**

In der Postmenopause

Wenn Frauen älter werden, wandelt sich vieles in ihrem Leben. Während der Wechseljahre verändern sich ihr Körper und oft auch ihre Stimmung. Sie sind reizbarer, launischer, manchmal unvermittelt traurig, dann wieder überraschend mutlos. Dann folgen wieder Phasen voller Energie und Lebensmut. Mit dem Ende der Fruchtbarkeit beginnt eine neue Lebensphase. Viele Frauen gewinnen neue Freiheiten. Die Kinder – sofern die Frauen welche haben – sind schon erwachsen oder kurz davor. Oftmals beginnen Frauen erst jetzt, stärker **auf eigene Bedürfnisse zu achten und unabhängiger** von ihrem Partner zu werden. Sie werden selbstständiger, neugieriger und entdecken neue Tätigkeitsfelder oder aktivieren alte Interessen. Manchmal findet eine Neuorientierung in der Partnerschaft statt.

In dieser Zeit treten manchmal allerdings auch **typische körperliche Symptome** auf. Die Schleimhäute sind trockener, was zu Juckreiz, Brennen, aber auch Beschwerden oder Schwierigkeiten beim Sex führen kann. Manche Frauen haben weniger oder gar keine Lust mehr, andere haben überhaupt keinen Sex mehr.

Die Trockenheit bringt es mit sich, dass auch Blasenentzündungen oder kleinere Blutungen begünstigt werden. Zudem senkt sich in der Zeit nach den Wechseljahren oft die Gebärmutter, was es schwierig machen kann, den Harn zu halten. Gerade wenn Frauen mehrmals geboren haben, ist Inkontinenz, also der unwillkürliche Harnverlust, ein ebenso häufiges wie häufig tabuisiertes Thema.

Von der Medizin wurden Frauen in diesem Alter oft vernachlässigt. In Lehrbüchern aus den 1970er- und 1980er-Jahren war noch von »Greisinnen« die Rede, wenn es um Frauen jenseits der

Wechseljahre ging. Ein verkrümmter Rücken durch Osteoporose im Alter hieß lange Zeit »Witwenbuckel«. Und mit dem Verlust der Fruchtbarkeit im Alter und dem Ende des evolutionären Sinns der Fortpflanzung wurden Frauen oftmals Weiblichkeit, Lust und Sinnlichkeit abgesprochen. Dass Frauen auch mit 60, 70 oder 80 Jahren ihren Körper genießen und ein erfülltes Liebesleben haben können, ist ein vernachlässigtes und manchmal schambesetztes Thema – während alte Männer, die mit 80 noch Vater werden, als vitale Potenzprotze gerühmt werden.

Sprechstunde

Die 68-jährige Frau hat vier Kinder, die längst erwachsen sind. Seit vielen Jahren hat sie keine frauenärztliche Untersuchung mehr wahrgenommen. Nun berichtet sie über neu aufgetretene Blutungen, sie ist deshalb beunruhigt. Seit vielen Jahren nimmt sie täglich ein Hormonpräparat ein. Sie hat sich damit immer gut gefühlt, weshalb sie auch keinen Grund für eine Untersuchung sah.

Manchmal nehmen Frauen Hormone bis ins hohe Alter ein, auch wenn sie über keine Beschwerden klagen und es ihnen gut geht. Sie haben sich an die Routine der täglichen Einnahme von Medikamenten gewöhnt, obwohl es keinen medizinischen Grund mehr dafür gibt. Manchmal vergessen es die Ärzte, Frauen darauf hinzuweisen, manchmal handeln sie bewusst so, nach dem Motto: Kann ja nicht schaden und erhält die Vitalität. Dabei kann es sehr wohl schaden.

Inkontinenz und Blasenprobleme

Mit zunehmendem Alter und nach mehreren Geburten haben viele Frauen Probleme, den Harn zu halten. Manchmal verlieren sie ein paar Tropfen, wenn sie husten oder lachen müssen, unterwegs oder einfach so. Oder der Harndrang wird plötzlich so heftig und stark, dass sie sich nirgendwohin trauen, wenn sie nicht genau wissen, wo dort die Toiletten sind.

Sprechstunde

Frau T. ist 74 Jahre alt und noch sehr rüstig. Sie unternimmt regelmäßige Radtouren, aber in der letzten Zeit merkt sie, dass es sich anfühlt, als hätte sie eine Kugel in der Scheide. Es wird immer schlimmer; sie war schon ein paar Jahre nicht bei der Vorsorge, hatte keine Probleme, aber jetzt macht sie sich Sorgen. Vermutlich ist ein schwacher Beckenboden der Grund für ihre Beschwerden.

Frau E. ist 28 Jahre alt und hat in jungen Jahren ihre erste Tochter geboren. Auf die problemlose Schwangerschaft folgte eine unkomplizierte Geburt. Beschwerden hat Frau E. keine, aber als sie wieder einmal bei der Vorsorge war, ist sie irritiert. »Sie haben einen Beckenboden wie eine Hängematte, da müssen Sie aufpassen, sonst werden Sie große Probleme bekommen«, hatte ihr der Frauenarzt ruppig gesagt. Danach wusste sie nicht, was sie tun sollte, einen Ratschlag bekam sie nicht. Sie suchte bei einer anderen Frauenärztin Unterstützung. Dort konnte sie beruhigt werden. Sie hat keine Beschwerden, und der Befund muss nicht behandelt werden.

Nach Geburten und im Alter verändert sich bei vielen Frauen der Beckenboden. Etwa **ein Drittel aller Frauen** sind davon betroffen. Die Blase lässt sich nicht mehr so gut wie vorher kontrollieren, der **Beckenboden gibt nach,** die Gebärmutter, die Blasen- oder die Enddarmwand drücken in Richtung der Scheide, was sich wie ein Fremdkörper anfühlt, der stört.

Wenn die inneren Organe durch den Stützapparat, dem Becken und der Muskulatur, nicht mehr ausreichend gehalten werden, weil die **Muskulatur verkümmert** oder weil durch Geburten mit großen und schweren Kindern oder nach sehr langen Geburtsphasen – besonders den langen Pressphasen – die **Muskulatur stark gedehnt** wurde, verändert sich der Winkel des Blasenhalses. Ist die Blase stark gefüllt, kann er nicht mehr gut geschlossen werden.

Beckenboden gesund und geschwächt

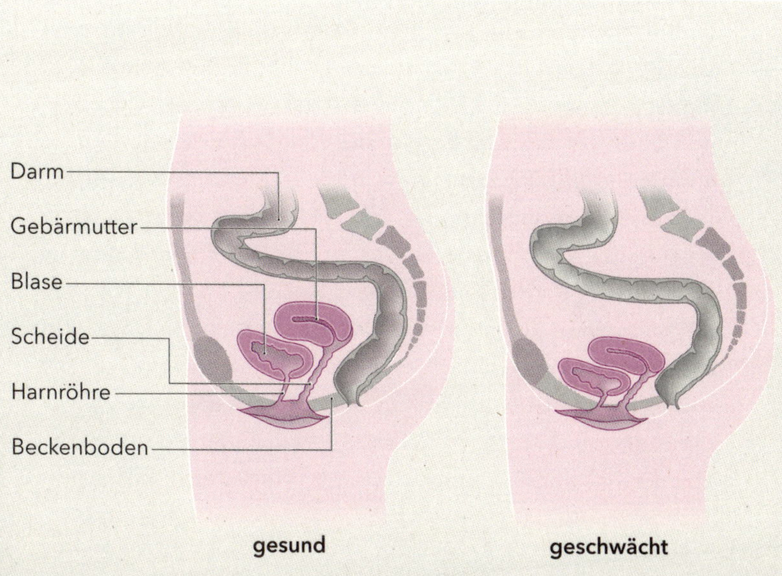

Sprechstunde

Frau S. ist 68 Jahre alt. Sie hat vier Kinder geboren und war bis vor ein paar Jahren im Verkauf tätig. Sie hat zeitlebens viel gearbeitet und musste immer viele schwere Kisten tragen. Nun ist sie im Ruhestand und freut sich, wenn sie aus ihrem Wohnort in die Stadt zum Bummeln kommt, was sie oft mit dem Arztbesuch verbindet. »Ich kenne jede Toilette in der Innenstadt!«, sagt sie. »Aber ohne Einlagen gehe ich nicht mehr aus dem Haus.« Seit einiger Zeit geht sie ungern einkaufen, da sie immer wieder starken Harndrang verspürt und sofort die nächste Toilette aufsuchen muss, sonst verliert sie Urin. Das Thema wird tabuisiert, aber viele Frauen haben Inkontinenzbeschwerden, wenn sie älter werden.

Nach Geburten, aber auch im Laufe der Jahre gibt das Bindegewebe nach. Dadurch senken sich Organe wie die Gebärmutter, die Blase, der Enddarm oder die Scheidenwand in Richtung Scheidenausgang. Der Halteapparat aus Bindegewebe lässt nach, und frühere Beanspruchungen – etwa nach einer schweren Geburt – wirken sich dann aus. Durch eine Senkung der Gebärmutter kann es dazu kommen oder weil die vordere Scheidenwand, vor der die Blase liegt, in die Scheide drückt. Das wird in der Fachsprache als **Zystozele** bezeichnet. Manchmal drückt sich auch die hintere Scheidenwand, die vor dem Enddarm liegt, in die Scheide, das wird **Rektozele** genannt. Bei jedem Stuhlgang wird das Gewebe gedehnt, sind die Scheidenwände sehr trocken – wie beispielsweise im Klimakterium durch den Östrogenmangel oder unter einer Chemotherapie –, wird das Gewebe immer starrer und weniger flexibel, es bleibt gedehnt. Neben der Blasenschwäche kommt es auch zu einem Druckgefühl, zu Blasenentzündungen und womöglich auch zu Schmerzen beim Geschlechtsverkehr.

Bei jungen Frauen gibt der Beckenboden nach, wenn die Blase gefüllt ist. Die Nerven werden stimuliert und geben das Signal weiter, dass die Blase entleert werden sollte. Wird der Beckenboden reflexartig angehoben, nimmt der Reiz ab. Wenn im Alter der Beckenboden nicht mehr gut angehoben werden kann, verspürt die Patientin **häufiger Harndrang.** Stimmen in dem feinen Gefüge zwischen Blase, Harnleiter, Scheide und Gebärmutter die Ebenen und Winkel nicht mehr, kann der Muskel um die Harnröhre diese nicht mehr richtig verschließen, und es kommt zum ungewollten Harnabgang.

Die Diagnose muss von erfahrenen Frauenärzten genau gestellt werden. Handelt es sich um einen willkürlichen oder unwillkürlichen Harnverlust? Unterschieden wird die **Dranginkontinenz,** bei der sich in kurzer Zeit starker Harndrang einstellt, von der **Stressinkontinenz,** zu der es vor allem bei erhöhtem Druck im Bauchraum kommt. Seltener sind die **Überlaufinkontinenz,** bei der zumeist Abflussstörungen vorliegen, sowie die **Reflexinkontinenz,** bei der die Nervenbahnen gestört oder irritiert sind, über die sowohl die Entleerung als auch der Harnrückhalt reguliert werden.

Ursache für die **Inkontinenz** ist zumeist eine **Erschlaffung des Beckenbodens** und der **Haltebänder.** Gerade nach mehrfachen schweren Geburten kann es zur Senkung – in der Fachsprache **Descensus** genannt – der Organe des kleinen Beckens kommen. Diese drücken dann auf die Harnblase, während der Verschluss der Harnröhre nicht mehr gesteigert werden kann.

Vor jeder Untersuchung steht die ausführliche Anamnese. Danach erfolgen die körperliche Untersuchung und der Ausschluss einer bakteriellen Harnwegsinfektion. Mit **östrogenhaltigen Cremes** und **Zäpfchen** kann ebenfalls viel erreicht werden; am hilfreichsten ist aber ein regelmäßiges und konsequentes

Beckenbodentraining. Es sind nur wenige und einfache Übungen, die gut zu Hause gemacht werden können.

Für die optimale Therapie ist es wichtig, genau zu unterscheiden: Liegt eine Zysto- oder eine Rektozele vor, hat sich die Gebärmutter gesenkt oder ist sie am richtigen Platz tief hinten in der Scheide? Danach richten sich auch die **Therapiemöglichkeiten:** Darunter sind **Physiotherapie,** die **Pessartherapie** (Hilfsmittel wie Würfel, Scheibe, Tampon, die in die Scheide eingeführt werden) und als **letzter Ausweg** die **operative Therapie,** die aber oftmals nur für eine begrenzte Zeit Linderung verschafft.

In leichten Fällen helfen eventuell auch Behandlungen mit dem Antidepressivum Duloxetin. Lässt sich die Gebärmutter nicht gut mithilfe eines Tampons (plus Creme) oder eines Pes-

Ausgewählte Übungen zum Beckenbodentraining

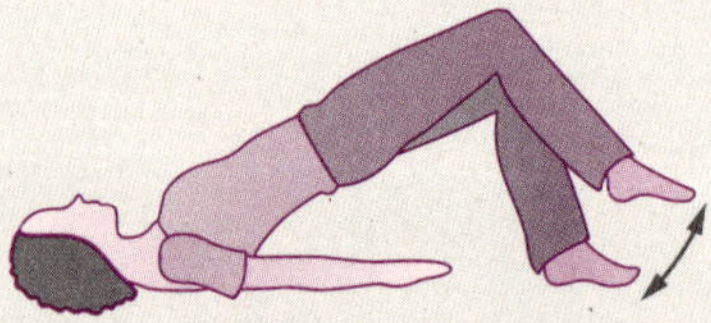

3 Einheiten à 4 Wiederholungen

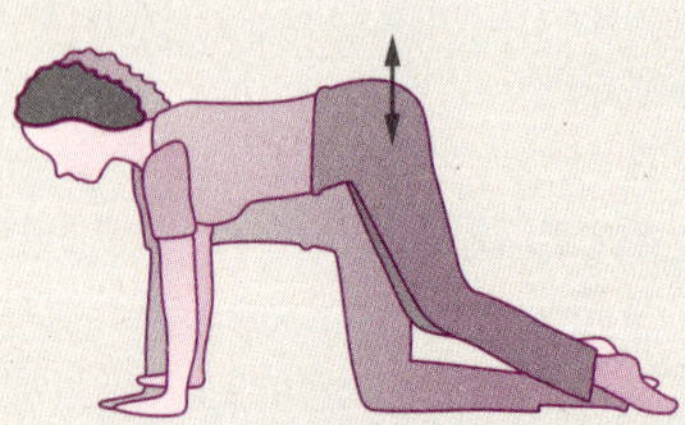

3 Einheiten à 5 Wiederholungen

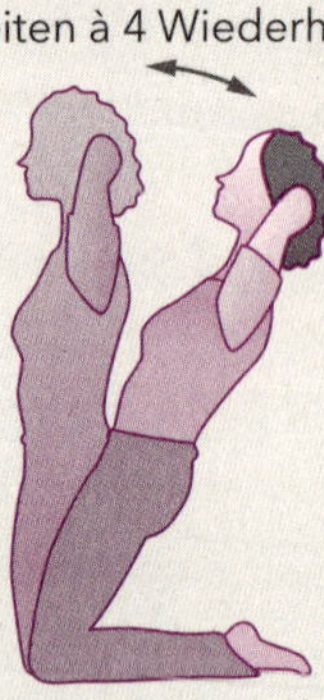

3 Einheiten à 5 Wiederholungen

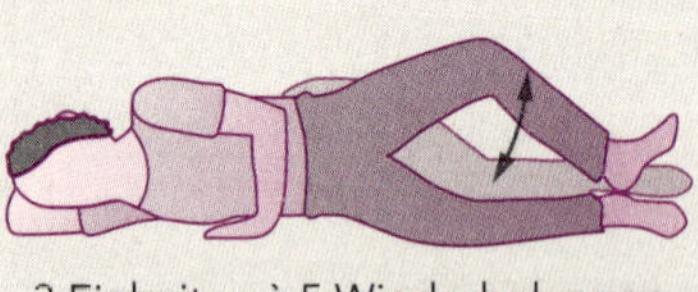

3 Einheiten à 5 Wiederholungen

Was passiert anatomisch beim Beckenbodentraining?

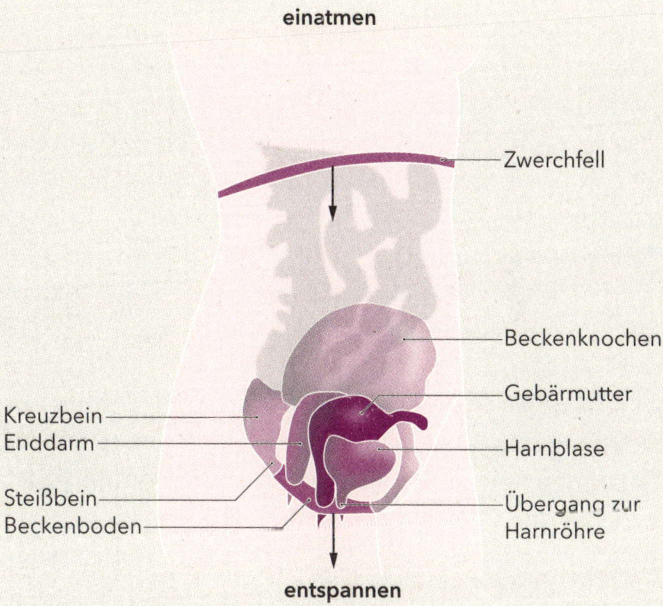

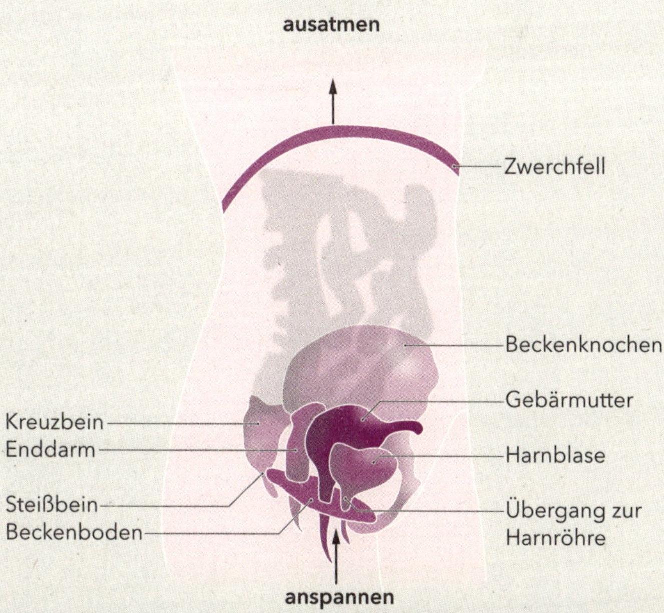

sars nach hinten schieben, muss sie herausoperiert werden, was in der Regel über die Scheide möglich ist (vaginale Hysterektomie) und einen geringen Operationsaufwand bedeutet.

Für schwerere Fälle stehen diverse Operationsmethoden zur Verfügung. Mithilfe verschiedener Techniken wird der Harnblasenhals gerafft und die Harnblase so weit angehoben, dass es nicht mehr zum ungewollten Urinverlust kommt. Es gibt seit Jahren immer wieder unterschiedliche Operationsvariationen mit Hilfsmitteln wie »Bändern«, »Schlingen« und »Netzen«, um die verschobene Blase an bestimmten Stellen im kleinen Becken zu fixieren.

Leider sind diese Maßnahmen oft nicht von dauerhaftem Erfolg gekrönt. Zudem ist dazu eine größere Operation nötig, bei der chirurgisch der Bauchraum eröffnet werden muss, da von dort der Zugang gewählt wird. Seit einigen Jahren sind jedoch die endoskopischen Operationen (»Schlüssellochoperationen«) immer populärer geworden; die allerdings von sehr routinierten und erfahrenen Operateuren vorgenommen werden sollten.

Unser ärztlicher Rat: Bei Urininkontinenz empfehlen wir, zunächst alle konservativen Therapien auszuschöpfen, etwa Beckenbodentraining, Behandlung von Blaseninfekten und vaginalem Östrogenmangel.
Organische Veränderungen, wie ein leichter Vorfall der Gebärmutter, der Vaginalwand oder des Enddarms, können zu Inkontinenz führen, aber mit Tampons oder Pessaren gut behandelt werden. Es gibt zahlreiche operative Verfahren, die aber leider selten zu einer langfristigen Verbesserung der Beschwerden führen. Deshalb sollte der chirurgische Eingriff zuletzt erwogen werden.

Inkontinenz im Alter

Sprechstunde

Frau J. ist 87 Jahre alt und kommt mit ihrem Rollator in die Praxis. Ihre Hausärztin hat sie geschickt, denn »beim Wasserlassen brennt es immer da unten, der Urin ist aber in Ordnung«. Sie sei sehr geplagt davon und weiß nicht mehr, was sie tun soll.

Während der Untersuchung zeigt sich eine typische Hautveränderung an der äußeren Schamlippe; durch den jahrelangen Hormonentzug nach den Wechseljahren wird in vielen Bereichen die Haut straff und trocken. Es bildet sich eine Art Hornhaut, und diese reißt dann immer wieder ein bisschen auf, was zu kleinen Wunden führt. Beim Wasserlassen brennt der saure Urin auf diesen Wunden.

Im hohen Alter können viele Frauen den Urin nicht mehr gut und nicht immer halten, sodass unkontrolliert etwas abgeht. Der Urin wirkt wie eine leichte Säure und setzt der Haut im äußeren Genitalbereich zu. Werden dann die typischen Einlagen im Slip getragen, kommt zu wenig Luft an die Haut. Sie wird feucht, zusätzlich bildet sich ein Biotop für die Pilze, die natürlicherweise im Scheiden- und Darmbereich vorkommen und dann überhandnehmen können.

Urin ist eine Flüssigkeit, die zwar steril aus der Blase kommt, das bedeutet ohne Bakterien. Aber es handelt sich um eine leichte Säure, damit Bakterien und andere Erreger abgetötet werden. Wird die Haut damit regelmäßig befeuchtet, wird die Oberfläche mit der Zeit angegriffen. Dies passiert vor allem bei Frauen mit Inkontinenz (Harnverlust) im höheren Alter oder nach Geburten.

Was hilft

Einfache Methoden bei Inkontinenz im Alter

- Die Haut nach dem Duschen oder Waschen **gut abtrocknen** und mit einer einfachen Vaseline-Creme, einem Mandelöl oder Olivenöl **eincremen.** Das macht sie weicher und geschmeidiger, und der Urin perlt ab.
- Auf das ständige Tragen von Einlagen sollte möglichst verzichtet werden bzw. nur dann, wenn es nicht anders geht. Auf diese Weise kommt **mehr Luft an die Haut.**
- Baumwollunterwäsche und das Tragen von **weiten Baumwollhosen und Röcken** unterstützen die Heilung.

Unser ärztlicher Rat: Nicht nur Frauen in den Wechseljahren, sondern auch Frauen im hohen Alter können erheblich unter den Folgen eines Östrogenmangels leiden. Trockene Scheide, Inkontinenz und sexuelle Schwierigkeiten sind häufig. Deshalb müssen auch im hohen Alter die Beschwerden ernst genommen und mit Cremes, Zäpfchen oder anderen Methoden behandelt werden.

Gutartige Veränderungen der Gebärmutter

Mit zunehmendem Alter bilden sich bei vielen Frauen gutartige Geschwulste in oder an der Gebärmutter, die Myome. Zumeist sind sie klein und führen nicht zu Beschwerden. Häufig werden sie zufällig entdeckt. Manchmal sind sie aber auch die Ursache für starke Schmerzen während der Periode oder verstärkte Blutungen. Früher wurden Frauen mit Myomen sehr oft operiert, ihnen wurde die Gebärmutter entfernt, obwohl auch andere Behandlungen möglich sind. Inzwischen behalten mehr Frauen das Organ, allerdings sind die Unterschiede in Deutschland groß.

Ob eine Frau ihre Gebärmutter behält oder nicht, ist in erstaunlichem Maß von ihrem Wohnort abhängig. In Hamburg, Berlin oder Bremen sind die Chancen am größten, dass die Frauen ihre Gebärmutter behalten, im Süden, das heißt in Baden-Württemberg und Bayern, liegt die Wahrscheinlichkeit auch über dem Durchschnitt. Weniger gut sind die Aussichten hingegen in Mecklenburg-Vorpommern, Thüringen und anderen ostdeutschen Bundesländern – aber auch in Rheinland-Pfalz und dem Saarland. Zu diesem Schluss kommt man, wenn man die umfangreiche Analyse zu Gebärmutterentfernungen auswertet, die 2011 im *Deutschen Ärzteblatt* erschienen ist. Forscher der Universität Halle-Wittenberg zeigen darin **starke regionale Schwankungen** in der Rate der auch als Hysterektomien bezeichneten **Eingriffe zur Entfernung der Gebärmutter** auf.

Die Mediziner haben für die Jahre 2005 und 2006 – neuere Daten gibt es bisher nicht – 305 000 derartige Operationen in Deutschland identifiziert. Der Eingriff ist sehr häufig, denn auch bei gutartigen Erkrankungen der Gebärmutter, beispielsweise bei den als Myomen bezeichneten Geschwulsten wie auch bei Absenkungen des Organs, nehmen Ärzte in 55 Prozent der Fälle eine Hysterektomie vor. Doch während in Hamburg nur 213 Eingriffe umgerechnet auf 100 000 Personenjahre vorgenommen wurden, waren es in Mecklenburg-Vorpommern 361 Gebärmutterentfernungen bei gutartigen Erkrankungen.

Die Unterschiede sind nicht medizinisch bedingt. Früher wurde bei großen Myomen, Blutungsstörungen, Beschwerden durch Absenkung und bei Karzinomen immer eine Gebärmutterentfernung durchgeführt. Ältere Frauen wissen darum.

Heute ist der Eingriff nicht mehr so verbreitet, doch der Wandel und die Bewusstseinsänderung unter Ärzten gehen unterschiedlich schnell vor sich.

Auch der Fortschritt der minimalinvasiven Operationstechniken trägt dazu bei, dass immer mehr Frauen organerhaltend operiert werden. In Großstädten hat sich dieser Trend schon verbreitet, weshalb die Stadtstaaten die wenigsten Eingriffe zu verzeichnen haben. In ländlichen Gebieten hat sich die Technik aber noch nicht überall durchgesetzt.

Der Schweizer Sozialmediziner Gianfranco Domenighetti hat schon vor Jahren gezeigt, dass es nicht nur von medizinischen Faktoren abhängt, wer operiert wird. **Ärzte und ihre Angehörigen** werden **viel seltener operiert** als medizinische Laien,

Anteil der Frauen in Deutschland, denen die Gebärmutter entfernt wurde

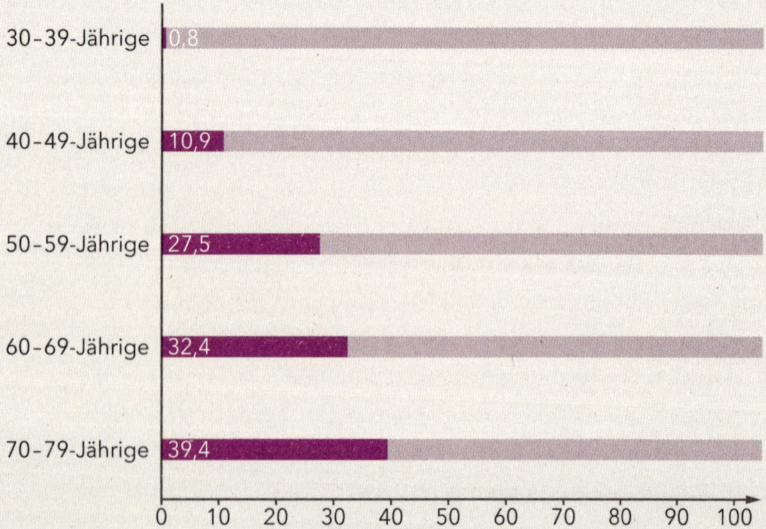

Anteil der Frauen ohne Gebärmutter in Prozent, Untersuchungszeitraum 2008 bis 2011

das gilt übrigens für alle chirurgischen Eingriffe. Dasselbe trifft für **Ehefrauen von Juristen** zu. Ihnen wie auch den Ärztinnen sowie den Gattinnen von Ärzten wurde nur halb so oft die Gebärmutter entfernt wie dem Durchschnitt der weiblichen Bevölkerung in der Schweiz.

Die Gründe sind naheliegend: In Arztfamilien ist bekannt, dass etliche Operationen riskant sein können und nicht unbedingt notwendig sind. Es gilt das Motto: Kann man machen, muss man aber nicht. Gegenüber Juristen und ihren Angehörigen sind viele Ärzte ebenfalls zurückhaltender mit Eingriffen, weil sie mögliche Kunstfehlerklagen und Folgekosten fürchten.

Domenighettis Analyse erbrachte erstaunliche Ergebnisse: So war in der Schweizer Allgemeinbevölkerung 15,7 Prozent der Frauen die Gebärmutter entnommen worden. Die entsprechende Rate bei Ärztinnen lag hingegen deutlich darunter und betrug nur 9,96 Prozent, jene von Anwaltsgattinnen gar nur 8,45 Prozent.

Auch andere Faktoren spielen eine Rolle, wenn es darum geht, wie schnell der Griff zum Skalpell erfolgt, beispielsweise **Einkommen, Bildung und Versicherungsstatus.** Unter Akademikerinnen hatten 13,88 Prozent der Frauen keine Gebärmutter mehr, bei den wenig Gebildeten lag der Anteil hingegen bei bemerkenswerten 29,9 Prozent. Unter den gesetzlich versicherten Schweizerinnen lag der Anteil der hysterektomierten Frauen bei 12,2 Prozent – während er unter den Privatversicherten 18,1 Prozent betrug. Der Eingriff ist für Ärzte lukrativ.

Zudem ist es offenbar von Bedeutung für die Häufigkeit der Operation, ob Frauen zum **Frauenarzt** oder zur **Frauenärztin** gehen. In einer älteren Untersuchung zeigte Domenighetti, dass Gynäkologinnen im Mittel 18 Operationen zur Entfernung der Gebärmutter durchführten – im Gegensatz dazu waren es bei ihren männlichen Kollegen 84 Eingriffe. Bleibt zu hoffen, dass sich im Zuge der Gleichberechtigung die Häufigkeit der Eingriffe durch männliche Ärzte weiterhin verringert.

Weil so viele **nicht medizinische Faktoren** eine Rolle spielen, sollten Patientinnen ihre Ärzte immer, wenn sie unsicher sind, **fragen, wie** die **Ärztin** oder der **Arzt selbst für sich oder die Angehörigen entscheiden** würde. Dieser einfache Kniff ist erstaunlich hilfreich, weil viele Ärzte dann freimütig bekennen: »Nein, ich würde es für mich (oder bei meinen Angehörigen) nicht machen – aber ich dachte, Sie wollten es unbedingt.« Die Absicherungsmedizin führt zu vielen Missverständnissen zwischen Arzt und Patient.

Der Wegweiser muss zwar nicht den Weg gehen, den er zeigt. Trotzdem ist es verblüffend, wie groß die Unterschiede zwischen dem sind, was Ärzte ihren Patienten empfehlen, und dem, was sie medizinisch für sich selbst in Anspruch nehmen. Gerade bei Operationen halten sich die Mediziner auffällig zurück – Ärzte zögern, wenn sie unters Messer sollen, und ihre Impfquote ist auch nicht besonders hoch. Wofür Ärzte sich entscheiden, hängt stark von ihrer Perspektive ab. Für sie selbst gelten andere Kriterien als für ihre Patienten.

Landestypische Vorlieben spielen ebenfalls eine große Rolle, wenn es um die Neigung geht, schnell zu operieren. Auch die Medizin ist von Traditionen, kulturellen Vorlieben und Vorurteilen geprägt und geht keineswegs immer rational vor. So wird in den USA und Australien Frauen deutlich häufiger die Gebärmutter entfernt als in Deutschland. In Schweden und Frankreich ist die Operation noch seltener. Die inzwischen verstorbene amerikanische Kulturkritikerin Lynn Payer hat in ihrem Buch »Andere Länder, andere Leiden« medizinische Verfahren und Operationen in England, Frankreich, den USA und Deutschland miteinander verglichen. Französische Ärzte entfernen demnach seltener die Gebärmutter, weil in Frankreich öfter versucht wird, gutartige Geschwulste herauszunehmen, das Organ aber weitgehend zu erhalten. Ärzte schätzen die Gebärmutter offenbar als wichtiger für den Beckenboden und als Sexualorgan ein als in anderen Ländern. Zudem hätten französische Frauen wohl »den stärker ausgeprägten Wunsch, ihre Gebärmutter nicht zu verlieren«, vermutete Payer in ihrer Analyse.

Etwas für sich tun

Etwas für sich tun, mit sich und seinem Körper im Reinen zu sein, bedeutet oft genau das Gegenteil von »Müssen«, »Planen«, »Machen«. Die Frau im 21. Jahrhundert ist jedoch zu sehr damit beschäftigt, ihre Rollen als Berufstätige, Partnerin, Mutter, Liebhaberin, Mode- und Gesundheitsexpertin, Schlankheitsqueen auszufüllen – und sie ist nur selten zufrieden. Immer denkt sie, sie könnte noch besser, noch klüger, noch schöner, noch fitter sein.

Gegen den Optimierungswahn

Im 21. Jahrhundert wollen wir nicht nur gut leben, sondern im Bestreben nach Gesundheit und Wohlbefinden auch alles richtig machen. Besonders Frauen haben dies stark verinnerlicht: Sie möchten alles perfektionieren, planen und organisieren.

Immer nach Plan: ausgewogene Ernährung, ausreichend Bewegung und die passende Balance zwischen Arbeit, Kindern und Erholung sind Klassiker dieser Optimierungsversuche. Wir geben uns fast nie zufrieden, denn schließlich gibt es immer etwas zu verbessern – mehr Sport, mehr Gemüse, mehr Entspannung. Etliche gesunde Frauen haben ein **latent schlechtes Gewissen,** weil sie meinen, zu wenig oder das Falsche für ihr Wohlbefinden zu tun. Essen, Sport und Gesundheit sind zur Ersatzreligion geworden. Es geht zwar nicht mehr um ein Leben nach dem Tod, aber immerhin um die Hoffnung auf ein längeres und besseres Leben.

Gleichzeitig spüren viele Frauen einen **moralischen Druck,** sich zu mäßigen und nicht in den Exzess zu verfallen. Gelingt dies nicht, halten sie sich für Versagerinnen, die ihr Leben nicht im Griff haben und die daran scheitern, genügend für ihre Gesundheit zu tun. Sie unterwerfen sich der Diktatur einer Gesinnungspolizei: Nicht nur im Sprechzimmer des Arztes, sondern auch in der Familie und im Freundeskreis sehen sie sich permanenter Kontrolle ausgesetzt. Das Gewicht, das regelmäßige Sportprogramm und der gesunde Speiseplan werden zu moralischen Prüfmarken für ein gelingendes Leben.

Der **Imperativ, ein gesundes Leben zu führen,** hat viele Frauen erfasst. Als »Healthism« bezeichnen Wissenschaftler den Zwang, über eine maßvolle Lebensführung hinaus alles für die Gesundheit zu tun – darf's noch ein bisschen mehr sein? Man kann ja so viel falsch machen! Schon vor Jahren hat ein New Yorker Ernährungswissenschaftler ein anschauliches Bild für den grassierenden Gesundheitswahn gewählt: Wenn sich jemand einen Cheeseburger an die Lippen hält, ist das mittlerweile moralisch gleichbedeutend damit, sich eine Pistole an die Schläfe zu setzen.

Kann man unter Freundinnen offen sagen, dass man jeden Abend zwei Gläser Wein trinkt, ohne tadelnd-skeptische Blicke zu ernten, die in übergriffiger Fürsorge doch nur bedeuten: Solltest du mit deinem Arzt nicht mal über Möglichkeiten des Entzugs reden? Daher gilt eher die Devise, sich zu verstellen, um das Bild einer Frau zu wahren, die allzeit maßvoll und diszipliniert lebt und alles im Griff hat.

Die Erwartungshaltung hat zugenommen, Kontrolle über das Leben und damit auch über etwaige Leiden zu haben: vernünftig essen, vernünftig trinken, sich vernünftig bewegen – und bei Bedarf vernünftig sein und die Anweisungen des Arztes befolgen. Dann klappt schon alles. Was für eine Anmaßung! Es ist ein gesamtgesellschaftliches Phänomen, dass immer mehr Menschen den Druck verspüren, ihre **Gesundheit unter Kontrolle** zu haben und sich komplett dafür verantwortlich zu fühlen. Die Ursache für Befindlichkeitsstörungen aller Art und erst recht für ausbleibende Heilung schreiben sie sich dann zwangsläufig selbst zu.

Uns wird seit Jahren und zunehmend auch schon in Kindheit und Jugend immer wieder vermittelt, mit Bewegung, Ernährung und Stressregulation wirksame Hebel zu haben, mit denen wir unser Befinden selbst beeinflussen können. Da ist es naheliegend, auch im Negativen die Verantwortung bei sich zu suchen, nach dem Motto: Nicht genug angestrengt, nicht gelassen genug, nicht genug vom Richtigen gegessen. Als Fazit bleibt: Du bist nicht genug!

Lifelogging-Armbänder, Pulsuhren, Blutdruckmesser und andere Insignien des Quantified Self sind niedrigschwellige Angebote, um den gegenwärtigen Status ständig zu überprüfen und weiter an der Selbstoptimierung zu feilen. Dadurch wird man permanent an die eigene Unzulänglichkeit erinnert. Mit der technischen Aufrüstung ist die Selbstüberwachung näher an den Körper gerückt – eine in Software übersetzte innere Stimme, die das schlechte Gewissen zum Dauerzustand macht.

Als Folge dieser Entwicklung wird ein **Gefühl des Wohlbefindens** als fragil empfunden. Es kann einem doch nicht einfach nur gut gehen. Schließlich ist die Bedrohung, nicht genügend Schritte zurückzulegen, die Kalorienzufuhr zu überschreiten oder das Ziel anderweitig zu verfehlen, ständig im Bewusstsein. Dadurch verstärkt sich die Gefahr, sich schon bei kleinen Abweichungen für vermeintliches Fehlverhalten zu verurteilen und zu schämen. Und das ist alles andere als gesund.

Nebenbei verschwindet die klare Unterscheidung zwischen krank und gesund; die Grenzen verschwimmen. Es handelt sich nur noch um graduelle Abstufungen des allzeit prekären Befindens – komplette Gesundheit ist der weit entfernte Fixstern, den man nie erreichen wird. Aber man hat es ja selbst in der Hand, alles dafür zu tun: Immer kann man noch ein bisschen gesünder werden – allerdings droht ständig, dass man es doch nicht schafft.

Unser ärztlicher Rat: Irgendetwas ist immer – und nie ist es genug. Wer hohe Ansprüche hat und alles immer richtig machen will, überfordert sich und andere mit diesem Perfektionismus. Frauen sind dafür besonders anfällig und können dadurch krank werden. Kleine Pausen in den Alltag einzubauen, bringt einen enormen Gewinn an Lebensqualität. Nicht die endlosen »To-do-Listen« helfen, sondern die Listen mit »Not-to-do«-Dingen erleichtern den Alltag!
Hilfe von außen zulassen! Dann bleibt wieder Zeit für eigene Hobbys und Projekte. Das macht zufriedener – besonders, wenn sich die Einstellung verändert, alles immer zu 100 Prozent machen zu wollen.

Erkennen, was guttut

Manche Frauen wissen es schon früh, andere müssen erst lernen, was ihnen guttut und dazu beiträgt, dass sie sich besser fühlen. Patentrezepte kann es nicht geben, dazu sind die Erfahrungen, Vorlieben und Bedürfnisse jeder Frau zu unterschiedlich. Es ist aber keineswegs selbstverständlich und erst recht nicht einfach, für sich das Passende zu finden und zu erkennen, was hilft.

Um besser für sich selbst sorgen zu können, sind ein paar erste **Unterscheidungen grundsätzlicher Art** wichtig: Empfinden Sie es als hilfreicher, allein zu sein oder von anderen umgeben, wenn gerade alles zu viel ist und Körper wie Geist keine

Ruhe finden können? Ist eher Entspannung oder doch lieber Bewegung das Richtige, wenn gerade die Welt kopfsteht? Hilft ein köstliches Essen oder ist kulinarische Zurückhaltung besser, ist einem eher nach körperlicher Nähe und Berührung oder doch Distanz und Enthaltsamkeit? Lärm oder Stille?

Aus diesen Dualitäten lässt sich schon ziemlich klar ableiten, ob sich die gestresste Frau besser mit ihrer Yogamatte zurückzieht, einen Tee trinkt und dann ein heißes Bad nimmt – oder in der Runde mit ihren besten Freundinnen um die Häuser zieht, nachdem sie sich zuvor im Fitnessstudio ausgepowert und das Dreigängemenü genossen hat. Viele Menschen haben sich angewöhnt, in ihren täglichen Ritualen **unkritisch den Gewohnheiten der anderen zu folgen,** ob es sich nun um Freundinnen, Arbeitskolleginnen oder Familienmitglieder handelt, ohne wirklich für sich herausgefunden zu haben, ob sie für sie tauglich sind.

Viele Frauen vernachlässigen eine zentrale Frage: **Was tut mir gut, was brauche ich gerade – und wie kann ich das erreichen?** Manchmal stellt sich dann heraus, dass der Spaziergang um den Block viel erholsamer und stärkender sein kann als der gemeinsame Kantinenbesuch mit den lärmenden Kollegen. Und so sinnvoll Bewegung auch generell ist, manchmal profitiert die erschöpfte Frau mehr davon, wenn sie nach der Arbeit die Füße hochlegt und sich entspannt, statt sich noch zur Joggingrunde zu quälen.

Ständig fühlen wir uns schuldig, permanent haben wir ein schlechtes Gewissen, weil wir zu wenig arbeiten, zu wenig kommunizieren, zu wenig entspannen und das eine vernachlässigen, während wir das andere nachzuholen versuchen. Wer soll da überhaupt noch Zeit zur Muße finden?

Die Leiden der **Getriebenen, Gehetzten und Überforderten,** die immer schneller laufen, um auf dem Laufenden zu bleiben, und doch das Gefühl haben, nicht voranzukommen, gehen in der modernen Medizin schnell unter. Dabei leiden bis zu 40 Prozent der Frauen, die einen Hausarzt aufsuchen, an sogenannten somatoformen Störungen: Der Körper signalisiert Beschwerden, doch eine naturwissenschaftlich klar umrissene Ursache ist beim besten Willen nicht zu entdecken.

Mythos Multitasking

Die Wissenschaft hat immer wieder gezeigt, dass Multitasking **keine erstrebenswerte Fähigkeit** ist, sondern die Menschen überfordert. Forscher der Universität Stanford haben nachgewiesen, dass intensive Mediennutzung keineswegs die Konzentrationsfähigkeit schult, sondern verschlechtert. »Heavy Media-Multitasker« lassen sich leichter ablenken, können sich Inhalte schlechter merken und schneiden in Tests nicht so gut ab. Die strukturierte Informationsverarbeitung leidet darunter, so das ernüchternde Fazit.

Immer mehr Frauen werden in ihren kognitiven Fähigkeiten überfordert, wenn sie an immer größeren Bildschirmen mehrere Fenster und Browser geöffnet haben und erwartet wird, dass sie zudem noch per Chat, SMS und Tablet erreichbar sind und antworten. Trotzdem gilt die Fähigkeit zum Multitasking als erstrebenswerte Anpassungsleistung des bedrängten Bürgers, der vor beruflichen wie familiären Pflichten und permanentem Freizeitstress gar nicht anders kann, als mehrere Dinge gleichzeitig zu tun. In vielen Unternehmen wird von den Mitarbeitern geradezu erwartet, dass sie während der Konferenzen mit einem Ohr, wie es so schön heißt, dem Vortragenden zuhören, während sie mit dem anderen Ohr dem Kollegen neben ihnen lauschen und nebenbei Mails mit Geschäftspartnern in aller Welt austauschen, weil manche ja nur in diesem Zeitfenster zu erreichen sind.

Umso erstaunlicher, dass immer noch darum gerungen wird, ob Frauen oder Männer besser das Multitasking beherrschen. Frauen beanspruchen diese Fähigkeit meist für sich. Auch in der Gender-Diskussion gibt es das unausrottbare Zerrbild der »modernen« Frau, die mit einer Hand Essen kocht, mit der anderen telefoniert, dabei das Kleinkind im Blick hat und berufliche Termine für die nächste Woche regelt – während Männer an den Anforderungen der Gleichzeitigkeit scheitern.

Mit dem Slogan »Ich leite ein kleines, erfolgreiches Familienunternehmen« wertete die Werbung das Dasein als Hausfrau (von angestellter Tätigkeit war hier nichts zu sehen) vor ein paar Jahren gesellschaftlich auf. Dabei warb die Firma Vorwerk in dem Spot dafür, der so bezeichneten »Familienmanagerin« die Arbeit zu erleichtern, indem sie neue Bügeleisen, Staubsauger und Küchenmaschinen benutzte, die noch mehr Funktionen in sich vereinten. Dazu passt der Siegeszug des »Thermomix«, der kocht, gart, knetet und mixt – und in dem Suppen wie auch Eis angerührt werden können.

Bei Fachärzten klagen je nach medizinischer Disziplin bis zu 50 Prozent der Frauen über **psychosomatisch überlagerte Symptome.** Besonders häufig haben Neurologen und Gastroenterologen mit Patientinnen zu tun, bei denen sich kein Grund für die **Kopfschmerzen,** das **Kreuzweh,** den **Schwindel,** den **Reizdarm** oder das **Magendrücken** finden lässt. Auch bei Frauen, die zur Gynäkologin kommen, haben viele Beschwerden eine psychische Komponente. Unklare Schmerzen im **Unterleib, Blasenentzündungen, Beschwerden beim Sex** oder ein **unerfüllter Kinderwunsch** können mit Schwierigkeiten in der Partnerschaft oder im Job zusammenhängen.

Herauszufinden, was hilft, um den Alltag besser zu bewältigen, ist für Frauen keine leichte, aber eine lohnende Aufgabe. Um die Zeit mehr zu genießen, sich selbst besser kennenzulernen – und um zu verhindern, dass man krank wird.

Unser ärztlicher Rat: Es ist wichtig, für sich herauszufinden, was hilft, was guttut und was frau braucht. Erste Unterscheidungen helfen: allein oder in Gesellschaft, in Gedanken mit sich oder Berieselung von außen? Daran müssen sich viele Frauen erst gewöhnen, die sich jahrelang nur um die Familie oder den Beruf gekümmert haben. Psychosomatisch überlagerte Beschwerden verschwinden dann zwar nicht sofort, aber mit den auf diese Weise gestärkten Ressourcen sind Körper und Geist bald weniger anfällig für Störungen.

Gesunder Schlaf

Der Mensch ist das einzige Lebewesen, das sich freiwillig Schlaf entzieht – so schlimm wie heutzutage war es allerdings noch nie. Statt sich um mehr Ruhe zu kümmern, greifen viele Erwachsene zu Medikamenten. Nach einer Erhebung aus dem Jahr 2017 fühlen sich nahezu 80 Prozent der Arbeitnehmer von **Schlafstörungen** betroffen. Hochgerechnet auf die Bevölkerung entspricht das 34 Millionen Menschen. Seit 2010 sind demnach die Schlafstörungen bei Berufstätigen zwischen 35 und 65 Jahren um 66 Prozent angestiegen. Unter besonders schweren Schlafstörungen, der Insomnie, leidet jeder zehnte Arbeitnehmer. Frauen sind mit 11 Prozent etwas häufiger betroffen als Männer, von denen 8 Prozent ganz schlecht schlafen.

Besonders schlecht schlafen Frauen während der **Wechseljahre.** Sie wälzen sich im Bett hin und her, schrecken mitten in der Nacht auf und können nicht mehr einschlafen. Hitzewallungen und innere Unruhe rauben ihnen den Schlaf, und das macht sie zusätzlich zu ihrer bereits labilen Psyche und Stimmung noch gereizter. Das bleierne Gefühl während des Tages verstärkt die Beschwerden zusätzlich. Manche Frauen fühlen sich in dieser Zeit chronisch unausgeschlafen.

Auch die **frühe Mutterschaft** ist oftmals eine Belastung für den Schlaf. In den ersten Monaten und Jahren nach der Geburt schlafen Frauen oft ziemlich schlecht und zu wenig. Sie stillen alle paar Stunden, oder sie werden durch den noch unregelmäßigen Schlafrhythmus ihrer Kinder immer wieder um die Nachtruhe gebracht. Je nachdem, wie oft sich die Kinder nachts melden und wie intensiv die Unterstützung durch den Partner ausfällt, wird die erste Zeit mit Kind oft zu einer großen existenziellen Belastung und Geduldsprobe für die Beziehung.

Neben den Auswirkungen auf die Partnerschaft hat der chronische Schlafmangel auch für die Gesundheit massive Folgen. Schließlich gilt zugespitzt: Zu wenig Schlaf kann dick, dumm und krank machen. Bekommt der Körper zu wenig Erholung in der Nacht, beeinträchtigt dies den Stoffwechsel, und der Mensch nimmt zu. Außerdem führt zu wenig Schlaf zu Konzentrationsstörungen, und das Gedächtnis leidet. Frauen können sich im Job oder in der Ausbildung weniger konzentrieren.

Und schon ein paar Tage ungenügender Schlaf erhöhen auch das Risiko für Infektionen deutlich. Wer nicht ausgeschlafen ist, erkältet sich leichter und steckt sich eher mit anderen Krankheiten an.

Weil sich nur wenige Betroffene ärztlich behandeln lassen oder krankmelden, hat das enorme Konsequenzen für die Wirtschaft: 43 Prozent der Erwerbstätigen sind bei der Arbeit müde, und nahezu **ein Drittel fühlt sich regelmäßig erschöpft.** Eine apathische Gesellschaft, die da in Büros, in Handwerksbetrieben und Geschäften dem Feierabend entgegendöst.

Ursache für die verbreiteten Schlafprobleme sind unter anderem die Arbeitsbedingungen. Wer häufig an der Grenze seiner Leistungsfähigkeit schuftet, steigert sein Risiko, die schwere Schlafstörung Insomnie zu entwickeln. Auch starker **Termin- und Leistungsdruck, Überstunden** sowie **Nachtschichten** und **ständige Erreichbarkeit** nach Feierabend gelten in diesem Zusammenhang als wichtige Risikofaktoren. Viele Frauen haben das Gefühl, nie genug für die Arbeit, aber auch nicht genug für die Familie zu tun, ständig E-Mails abrufen und in Gedanken schon beim nächsten Projekt sein zu müssen. Ein Teufelskreis der Hetze.

Technik, Arbeitswelt und Kommunikation beschleunigen und verdichten sich, aber Zeit ist nun mal eine begrenzte Ressource und lässt sich nicht steigern. Irgendwann kommt das überforderte Ich nicht mehr mit. Wie auch? Ein typischer Haushalt um 1900 umfasste etwa 400 Gegenstände; heute **umgeben wir uns durchschnittlich mit 10 000 Dingen,** die befasst, besehen, benutzt werden wollen – und sei es nur, dass man sich fragt, ob man sie endlich wegwirft. Und ein Pendler in öffentlichen Verkehrsmitteln einer Großstadt sieht morgens auf dem Weg zur Arbeit heute mehr Zeitgenossen als ein Mensch im Mittelalter während seines ganzen Lebens.

Dass nach dieser Eskalationslogik des Schneller-Höher-Weiter abgehängt wird, wer zu langsam ist, wissen psychosomatisch geschulte Ärzte schon länger. Zunächst gibt es noch den Versuch, das Lebenstempo zu beschleunigen und sich den rasenden Stillstand schönzureden: Die paar Minuten mit der Familie werden zur »Quality Time« geadelt, das Ruhebedürfnis zum »Power Nap« verkürzt, aus dem man hochschreckt, sobald der Tiefschlaf naht und der Bleistift aus der Hand fällt.

Aber dann geht bald nichts mehr, sondern es drohen: **innerer Stillstand, fehlende Schwingungsfähigkeit, Entfremdungsgefühle.** Ärzten und Therapeuten ist es egal, ob dieser Zustand als Burn-out, Depression, zynische Weltbeziehung oder Verstummen aller Resonanzebenen bezeichnet wird. Die Folgen sind offensichtlich, aber auch die Ursachen müssen ins Visier genommen werden. Das Erlebnis von Ausgrenzung, Hilflosigkeit oder Überforderung hat enorme Auswirkungen auf die körperliche wie seelische Gesundheit.

Während viele Menschen genau darauf achten, dass die Akkus ihrer Smartphones voll sind, laden sie ihre eigenen Batterien nicht mehr richtig auf. Auch den meisten Frauen ist nicht bewusst, wie wichtig Schlaf für ihre Gesundheit ist. Sie achten zu wenig auf ihre Bedürfnisse. In der Medizin findet das Thema ebenfalls zu wenig Beachtung. Dabei **wirken sich Schlafstörungen erheblich auf die seelische wie körperliche Gesundheit aus.** Bei fast allen psychischen Krankheiten können Ein- und Durchschlafstörungen oder Tagesmüdigkeit auftreten. Besonders häufig sind Patienten mit Depressionen davon betroffen. Aber auch Angststörungen, Demenzen und Suchterkrankungen gehen oft mit Schlafstörungen einher.

Statt sich um mehr Ruhe zu kümmern und ihren Lebensstil zu ändern, greifen viele Menschen zu Medikamenten. Im Vergleich zu 2010 schlucken wir heute fast doppelt so viele Schlafmittel. Jeder Zweite kauft **Schlafmittel ohne Rezept** und greift zur Selbstmedikation. Knapp jeder Vierte nimmt die Schlafmittel sogar länger als drei Jahre ein. Viele Mittel machen abhängig.

Über »Mother's little Helper« und den schnellen Griff zu Tranquilizern, Benzodiazepinen und Co. haben die Rolling Stones schon 1966 einen Song geschrieben, doch bis heute wird der massenhafte Gebrauch von Schlafmitteln unter Frauen mittleren Alters verschwiegen, vernachlässigt oder tabuisiert.

Viele Frauen könnten selbst Abhilfe schaffen. Doch statt aktiv zu sein und sich trotzdem immer wieder Auszeiten zu nehmen und abends abzuschalten, tragen viele selbst zu ihrem Leid bei. Wir sehen vor dem Einschlafen Filme und Serien (83 Prozent der Erwachsenen), erledigen verschiedene Angelegenheiten an **Laptop** oder **Smartphone** (68 Prozent) oder kümmern uns um dienstliche Dinge wie **E-Mails** oder die Planung des nächsten Arbeitstages. Dabei braucht der Körper eine Weile, um nach einem stressigen Tag abzuschalten und sich auf den Schlaf einzustellen. Das ist einerseits banal – viele Frauen setzen es dennoch nicht in ihrem Alltag um.

Hinzu kommt, dass der Anschein einer schlaflosen Nacht oft trügt: Wer das Gefühl hat, kein Auge zugemacht zu haben, war vielleicht nur dreimal für eine halbe Stunde wach. Das bleierne Gefühl am nächsten Morgen kann einen demnach auch ereilen, wenn man zwar genügend Schlaf bekommen hat, aber im ungünstigen Moment, das heißt inmitten einer Tiefschlafphase, aufwacht.

Die Einschätzung, der Schlaf vor Mitternacht sei der gesündeste, wird seit Generationen weitergegeben. Bei dieser Empfehlung handelt es sich aber weniger um eine medizinische Weisheit als um ein probates Mittel, Nachtschwärmer früher ins Bett zu bekommen. Womöglich rührt die Vermutung daher, dass die ersten zwei, drei Stunden des Schlafes tatsächlich die tiefsten sind. Und je tiefer der Schlaf, desto größer ist die Erholung. Wer früh ins Bett geht, also etwa um 21 oder 22 Uhr, erlebt die Phase des erholsamsten Schlafes deshalb vor Mitternacht, und ein Abweichen von diesem Rhythmus kann zum Schweregefühl am Morgen danach führen.

Wer daran gewöhnt ist, erst um ein Uhr ins Bett zu gehen, hat

Was hilft

- sich **tagsüber** möglichst viel **bewegen;** der Abstand zum Schlafengehen nach dem Sport sollte allerdings mindestens zwei Stunden betragen.
- feste **Entspannungsrituale** kurz vor dem Einschlafen: Lesen, ein Spaziergang, ein ruhiges Gespräch mit dem Partner, Musik
- **Koffein, Alkohol** und **üppige Speisen** vor dem Schlafengehen **vermeiden,** mindestens drei Stunden Abstand werden empfohlen.
- **beruhigende Tees und Bäder** auf Basis von **Baldrian, Passionsblume, Melisse** oder **Lavendel**
- Im **Dunkeln** schläft es sich besser, Augenklappen helfen. Zudem sollte es im Schlafzimmer kühl sein, die Temperatur nicht mehr als 18 oder 19 Grad betragen. Ist es wärmer, laufen die körpereigenen Regenerationsprozesse nicht so gut ab.
- **Fernsehen** und **Smartphone** haben am und im Bett nichts zu suchen. Der Inhalt kann zu sehr aufregen, und zudem beeinträchtigt das bläuliche Licht die innere Uhr.
- Wer sich **gedanklich** noch lange **mit seiner Arbeit** beschäftigt, sollte nicht bis direkt vor dem Zubettgehen am Schreibtisch sitzen. Den Computer mindestens zwei Stunden vorher ausschalten, keine Mails mehr beantworten.
- Das **Schlafzimmer** sollte möglichst **frei von Ablenkungen** sein. Es ist nur für zwei Dinge gedacht, und die fangen mit S an.
- Ein **regelmäßiger Schlaf-Wach-Rhythmus** hilft dabei, besser zu schlafen. Wer jeden Tag ungefähr um die gleiche Zeit ins Bett geht, gewöhnt seinen Organismus daran, und das tut ihm gut.
- Ruhe bewahren, wenn man doch mal aufwachen sollte. **Kurze Unterbrechungen** gehören zum normalen Schlaf dazu. Dann sollte man allerdings nicht immer wieder auf die Uhr sehen und panisch daran denken, wann man denn endlich wieder einschläft.

seine tiefste Schlafphase zwischen ein und drei Uhr nachts. Und die ist genauso gesund und erholsam wie die vor Mitternacht, wenn dies der regelmäßige Schlafrhythmus ist. Nur der ständige Wechsel, etwa bei Schichtarbeitern, laugt Körper und Seele auf Dauer aus und kann krank machen.

Wie spät es ins Bett geht, ist nicht so wichtig, wenn nur die Schlafdauer stimmt. Die biologische Mitternacht ist erst um drei Uhr nachts erreicht, wer davor eine Mütze Schlaf bekommt und dann genügend lang schläft, macht nicht viel falsch. Es gibt zudem die Morgen- und die Abendtypen. Und wer will sich schon an die Norm halten, wonach die Deutschen im Durchschnitt von 23.04 Uhr bis 6.16 Uhr schlafen?

Wer den verkürzten Nachtschlaf tagsüber aufzuholen versucht, tut sich nur bedingt etwas Gutes. Der Nachtschlaf ist der gesündeste. Zudem sollte der Mittagsschlaf nicht länger als eine halbe Stunde dauern, weil danach der Tiefschlaf beginnt, und aus dem fällt das Erwachen deutlich schwerer. Wer mittags jemals in diese bleierne Phase geraten ist, weiß, dass die Schlaftrunkenheit danach mindestens so lange andauert wie der Schlaf zuvor.

Das optimale Gewicht

Vor ein paar Jahren geriet das Weltbild von Laien wie Ärzten ins Wanken. Zuvor galt es als unumstößliche Wahrheit, dass ein paar Pfunde mehr auf den Rippen ungesund sind und die Lebenserwartung verkürzen. Übergewicht und erst recht die Steigerung davon – als Fettleibigkeit bezeichnet – wurden als medizinischer Makel und Folge mangelnder Disziplin gebrandmarkt. Je mehr Kilos, desto riskanter für das Wohlergehen, so die Annahme. Doch dann häuften sich seit 2005 große Studien, die zeigten, dass die Menschen **gesünder** sind und **länger leben,** wenn sie **ein paar Polster** und einen Body-Mass-Index (BMI) um die 27 oder höher vorzuweisen haben – bereits ein Wert von 25 markiert die Grenze zum Übergewicht, ab 30 beginnt die Fettleibigkeit. Der BMI berechnet sich aus dem Körpergewicht geteilt durch die Körpergröße zum Quadrat.

Zu ihren Erkenntnissen gelangten die Wissenschaftler mit einer verblüffend einfachen Frage: Mit welchem Gewicht wird man wie oft krank und erreicht welches Alter? Das Ergebnis ist einigermaßen paradox: Übergewicht gilt zwar als Risikofaktor für Diabetes und Herz-Kreislauf-Erkrankungen. Dennoch haben übergewichtige Menschen ein vermindertes Sterberisiko gegenüber Normalgewichtigen. Seither gilt: **Ein bisschen rund ist gesund** – niemand sollte sich von Schlankheitsfanatikern die Lust am Essen verderben lassen. Übergewicht wird zu Unrecht verteufelt.

Die entlastenden Befunde passen jedoch weder der Lebensmittelindustrie, die nach Low-Fat, Low-Protein und Low-Carb mittlerweile jeden Einzelbestandteil im Essen zu reduzieren versucht, noch jenen Ärzten, die den mahnenden Zeigefinger zu ihrem Markenzeichen gemacht haben. Immer wieder haben sie das Adipositas-Paradox (Englisch: »Obesity Paradox«) widerlegen wollen. Es könne doch nicht sein, dass Übergewicht zwar schädlich sein soll, die Menschen aber dennoch nach Krankheiten schneller wieder gesund werden und länger leben, wenn sie runder gebaut sind als die sogenannten Normal- oder gar Idealgewichtigen.

Der Streit der Wissenschaftler – Gewicht und Lebenserwartung

Forscher der Universität Cambridge haben im Jahr 2016 die Messwerte von mehr als zehn Millionen Menschen auf vier Kontinenten analysiert und im Fachmagazin *Lancet* veröffentlicht. Demnach erhöht Übergewicht zwar die Sterblichkeit, allerdings ist die Lebenserwartung bei übergewichtigen Menschen im Mittel nur um ein Jahr verringert, fettleibige verlieren demnach drei Jahre. Es gibt offenbar einen Unterschied zwischen den Geschlechtern: Übergewichtige Männer haben ein weitaus größeres Risiko, früher zu sterben, als übergewichtige Frauen. Doch die Kontroverse um die Bedeutung des Gewichts für die Gesundheit ist mit der Studie aus England keineswegs beendet.

Beobachtungsstudien sind schließlich anfällig für Verzerrungen und lassen keine Schlüsse auf Ursache und Wirkung zu. So kann ein niedriger BMI auch Folge eines Krebsleidens sein. Ein früher Tod wäre dann nicht durch niedriges Körpergewicht, sondern durch den Krebs zu erklären. Raucher sind schlanker als Nichtraucher, sterben aber meist früher. Diabetes, Bluthochdruck und koronare Herzkrankheit verlaufen bei Schlanken oft schwerwiegender als bei Übergewichtigen.

Diese Aspekte sind wichtig. Um nur den Einfluss des BMI zu berechnen, wurden nämlich 60 Prozent der ursprünglichen Teilnehmer und damit mehr als sechs Millionen Probanden aus der Studie ausgeschlossen. Nicht berücksichtigt wurden alle, die geraucht haben, an Krebs oder Herzerkrankungen litten. Für die verbleibenden 40 Prozent Gesunden war ein BMI im Normalbereich zwischen 22 und 24 optimal für die Lebenserwartung. Diese Auswahl entspricht jedoch nicht der Normalbevölkerung. Wer ist – gerade im Alter – schon frei von Leid?

Bei Betrachtung aller Studienteilnehmer kommt auch die Analyse aus dem *Lancet* zu dem Schluss, **dass Erwachsene mit leichtem Übergewicht die höchste Lebenserwartung** haben. Dies bedeutet, dass für die Mehrheit der Menschen – im Fall der Studie die 60 Prozent zunächst ausgeschlossenen Teilnehmer – ein höherer BMI optimal für die Lebenserwartung sein müsste.

Das Adipositas-Paradox ist also keineswegs gelöst. Vielmehr könnte eine andere Vermutung stimmig sein: Personen aus bildungsfernen, einkommensschwachen Schichten sind häufiger übergewichtig und haben ein höheres Risiko, chronisch zu erkranken und früher zu sterben. In vielen Analysen wird der sozioökonomische Status aber nicht berücksichtigt. Dabei haben Frauen mit niedrigem Einkommen eine um acht Jahre geringere Lebenserwartung als wohlhabende; bei Männern beträgt der Unterschied sogar elf Jahre.

Der Grund für den **vorzeitigen Tod der sozial Benachteiligten** ist nicht allein das Übergewicht. Lebensführung sowie negative berufliche und private Perspektiven stehen einem gesunden, langen Leben entgegen. Insgesamt wird das Körpergewicht als Risikofaktor für die Lebenserwartung der Menschen vermutlich überbewertet. Vielen Menschen scheint Übergewicht nicht zu schaden, sondern eher zu nutzen. Wahrscheinlich wäre es für die Bevölkerung gesünder, sich für Bildung, Einkommen und bessere Lebensbedingungen zu engagieren, als gegen das Körpergewicht vorzugehen.

Unser ärztlicher Rat: Das Gewicht, mit dem Sie sich am besten fühlen, ist oft auch das gesündeste. Obwohl die Menschen angeblich immer dicker werden, nimmt die Lebenserwartung ebenfalls beständig zu. So ungesund kann leichtes Übergewicht daher gar nicht sein. Der Stress, sich ständig selbst kasteien zu müssen und ein vermeintliches Idealgewicht anzustreben, ist hingegen schädlicher als ein paar Pfunde zu viel. Vor Diäten und einseitigen Ernährungsformen warnen wir, weil sie zumeist nicht ausgewogen sind und der Zusatz fragwürdiger Ergänzungsmittel oder Diätpräparate nötig ist.

Unsinnige Gewichtsschwankungen

Frauen, die abnehmen wollen, bringt das auf Dauer wenig. Das Gewicht kehrt fast immer wieder zurück. Der **Jo-Jo-Effekt** schlägt zu. Es ist ernüchternd, aber nach spätestens einem Jahr haben die meisten Diätwilligen ein bis zwei Drittel des ursprünglich verlorenen Gewichts wieder auf den Rippen, nach fünf Jahren den Rest. Ein Drittel der Menschen, die doch eigentlich abnehmen wollten, trifft es besonders schwer: Sie wiegen hinterher sogar mehr als zu Beginn ihrer Diätbemühungen.

Doch damit nicht genug der schlechten Nachrichten. Ärzte warnen sogar vor diversen Gesundheitsschäden durch den gefürchteten Jo-Jo-Effekt. Die **ständigen Ausschläge** auf der Waage nach unten und wieder nach oben **belasten Herz und Kreislauf.** Forscher zeigten am Beispiel von mehr als 150 000 Frauen, dass jene, die ihr verlorenes Gewicht wieder dazugewonnen haben, ein deutlich höheres Risiko für einen Infarkt und andere Herzleiden aufweisen als Frauen, deren Gewicht stabil geblieben ist. Die Gefahr für plötzlichen Herztod ist sogar um das Dreifache erhöht.

Beunruhigend an diesen Ergebnissen ist, dass auch Normalgewichtige, die abnehmen wollen, erhöhten Risiken ausgesetzt sind. Schon länger sehen Ärzte mit Sorge, dass es Herz, Kreislauf und Stoffwechsel erheblich zusetzt, wenn das Gewicht immer wieder stark schwankt. Eine 1,72 Meter große und 86 Kilogramm schwere Frau, die zunächst auf 74 Kilogramm abnimmt, dann wieder auf 90 Kilogramm zunimmt und diese Gewichtswechsel immer wieder vollführt, mutet ihrem Organismus mehr zu, als wenn sie bei ihren 86 Kilogramm Ausgangsgewicht bleibt. Der Begriff **»Wohlfühlgewicht« hat durchaus eine medizinische Bedeutung.** Weltweit könnte der Jo-Jo-Effekt zu einem zunehmenden Risiko für die Gesundheit werden, weil immer mehr Menschen abnehmen wollen. Die Gefahren dieser Entwicklung sind bisher unterschätzt worden.

Als Freifahrtschein, ungebremst zuzunehmen, sollen diese Erkenntnisse jedoch nicht verstanden werden. Leichtes bis mittleres Übergewicht ist zwar medizinisch unbedenklich, mit starker Fettleibigkeit drohen aber diverse Leiden.

Unser ärztlicher Rat: Das individuelle Wohlfühlgewicht mag nicht dem Schlankheitsideal jeder Frau entsprechen, ist aber gesünder und tut der Seele gut. Leichtes Übergewicht ist medizinisch unbedenklich. Ein schlechtes Gewissen wegen ein paar Pfunden zu viel ist fehl am Platz.
Wer wirklich abnehmen will, sollte dies mit Verstand und Augenmaß tun. Diäten oder einseitige Ernährungsempfehlungen sowie Nahrungsergänzungsmittel taugen meistens nichts und sind unausgewogen oder unnötig. Langfristig hilft nur eine Umstellung der Gewohnheiten. Und das heißt: dauerhaft weniger essen und mehr bewegen.

Essstörungen und Untergewicht

Die öffentliche Diskussion kreist hauptsächlich um Übergewicht und Adipositas. Dabei ist das Durchschnittsgewicht der Deutschen seit Ende der 1990er-Jahre kaum gestiegen. Auch dass die Kinder immer dicker werden, stimmt nicht. In den USA ist der Anteil der dicken Kinder seit Jahren konstant. Nach Daten des Robert Koch-Instituts sind von den Drei- bis 17-Jährigen 6,3 Prozent adipös, unter den 18- bis 20-Jährigen sind es 3 Prozent.

Falsche Schlankheitsideale fordern hingegen **mehr Opfer** als die vermeintliche Epidemie der Dicken: Von den Drei- bis

17-Jährigen sind 7 Prozent untergewichtig oder stark untergewichtig. 100 000 Frauen leiden in Deutschland an **Magersucht,** etwa 15 Prozent von ihnen sterben daran. Die Zahl derjenigen, die an **Bulimie,** der Ess-Brech-Sucht erkrankt sind, liegt hierzulande bei fast 700 000. Von beiden Essstörungen sind zu mehr als 90 Prozent Frauen betroffen. Besonders in Berufsgruppen, in denen ein schlanker Körper erwartet wird (Tänzerinnen, Models, Schauspielerinnen) oder hohe Leistungsanforderungen bestehen, sind die jungen Frauen anfällig.

Sprechstunde

Der 21-Jährigen ist auf den ersten Blick nichts anzumerken. Sie hat einen gesunden Appetit und erzählt, dass sie erstaunliche Mengen isst. Manchmal schlingt sie geradezu, sagt sie. Wo steckt sie das nur hin bei diesem grazilen Körper? Bei einem Kontrolltermin offenbart sie sich ihrer Ärztin. Sie weint und schämt sich für ihr Verhalten: Nach jedem Essen, egal ob eine kleine Zwischenmahlzeit oder ein Menü, verschwindet sie auf der Toilette und bringt sich zum Erbrechen. Seit ein paar Jahren geht das schon so. Erst hat sie Brechmittel genommen, inzwischen steckt sie sich den Finger in den Hals, das geht ganz schnell. Abführmittel braucht sie sowieso schon lange. Es dauert, bis sie von dem Ernst der Krankheit und einem dringend notwendigen Aufenthalt in einer psychosomatischen Klinik überzeugt werden kann. Dort lernt sie mühsam, sich ausgewogener und sinnvoll zu ernähren und sich nicht alles gierig einzuverleiben - und vor allem ihren Körper so zu akzeptieren, wie er ist. Manchmal verschwindet sie noch auf der Toilette, aber diese Episoden werden immer weniger. Sie nimmt bald drei, vier Kilo zu - ihre Freundinnen sagen, dass sie so viel besser aussieht. Für die betroffenen Frauen bleibt es aber ein täglicher Kampf über Jahre, sich immer wieder mit dem Thema Essen auseinandersetzen zu müssen. Ein schwieriger Prozess für die Patientinnen mit einer Essstörung. Denn Essen braucht man zum Leben, auf andere Suchtmittel, wie z. B. Alkohol oder Drogen, kann man vollständig verzichten.

Wenn trotzdem hauptsächlich die Dicken im Mittelpunkt der Aufmerksamkeit stehen, gibt es dafür keine medizinische, sondern eine soziologische Erklärung. Das Gerede über die zunehmende Fettleibigkeit der Deutschen bietet nämlich die Gelegenheit, Vorurteile als Vorsorge zu kaschieren und zu unterstellen, dass Dummheit dick macht und Bildung schlank hält. Wer es in Zeiten des Überflusses schafft, schlank zu bleiben, beweist – so die Unterstellung – einen starken Willen und Askese. Ein hagerer, **schlanker Körper wird mit Disziplin gleichgesetzt,** während Dicken schnell unterstellt wird, dass sie sich gehen lassen.

Unser ärztlicher Rat: Schon kleine Anzeichen für eine Essstörung sind sehr ernst zu nehmen. Besonders in der Pubertät und bei jungen Frauen ist die Gefahr groß. Nicht oder nicht ausreichend behandelte Essstörungen können zum Tode führen. Die Frauen selbst sehen oft nicht ein, dass sie gefährdet sind. Wenn ihr Umfeld, vor allem Eltern und Freunde, den Eindruck haben, dass sich das Essverhalten in diese Richtung ändert, sollte baldmöglichst psychotherapeutische Hilfe angestrebt werden. In vielen Städten gibt es Beratungsstellen und gut ausgebildete Therapeuten, die darauf spezialisiert sind.

Unterschätzte Gefahr: Alkohol

Vielleicht übertreiben es die Frauen manchmal mit dem Streben nach Gleichstellung. Dabei sollte sich herumgesprochen haben, dass Männer nicht immer als Vorbild taugen. Trotzdem **steigt in vielen Teilen der Welt der Anteil der Frauen, die rauchen,** während jener der Männer stagniert oder zurückgeht. Ein ähnlicher Trend ist beim Alkoholkonsum zu beobachten. **Auch beim Hochprozentigen holen die Frauen auf** und verringern damit den Abstand zwischen den Geschlechtern.

Vor 100 Jahren kamen Alkoholgenuss und damit verbundene Gesundheitsschäden mehr als doppelt so häufig bei Männern vor wie bei Frauen. In manchen Regionen der Welt waren Männer sogar bis zu zwölfmal so oft davon betroffen. Inzwischen haben die Frauen jedoch nachgezogen und aufgeholt. Suchtforscher aus Australien haben den Alkoholkonsum von mehr als 4,4 Millionen Menschen rund um den Globus ausgewertet. Die Analyse aus dem Jahr 2016 umfasste die Jahrgänge von 1891 bis 2001 und damit mehr als 100 Jahre. **Mit jedem Jahrzehnt** wurde der **Unterschied im Alkoholkonsum zwischen den Geschlechtern geringer.**

Alkoholkonsum und die daraus folgenden Störungen wurden historisch immer als männliches Phänomen aufgefasst, aber diese Sicht ist veraltet. Mittlerweile sollten besonders die jungen Frauen als Risikogruppe angesehen werden. Gerade in den **Jahrgängen ab 1980 und besonders ab 1990** zeigt sich, dass **Frauen fast so oft zum Rausch neigen wie Männer** und – da sie weniger vertragen – fast ebenso häufig von alkoholbedingten Schäden betroffen sind. Was »problematisches Trinkverhalten« angeht, liegt das Verhältnis zwischen Männern und Frauen für die Jahrgänge 1991 bis 2000 bei 1,2 zu 1. Frauen haben die Männer in einigen Bereichen sogar schon überholt.

In Deutschland warnen Institutionen wie die Bundeszentrale für gesundheitliche Aufklärung (BZgA) immer wieder vor den Risiken des Alkoholkonsums. Zwar hat sich der Anteil junger Erwachsener, die regelmäßig – das heißt mindestens einmal pro Woche – Alkohol trinken, seit 1970 ungefähr halbiert. Das ist eine erfreuliche Entwicklung. Aber Frauen vertragen nicht so viel. Der gleiche Alkoholkonsum ist für sie auf Dauer gesundheitlich riskanter als für Männer.

Vor diesem Hintergrund ist es bedenklich, dass im Vergleich zu vor zehn Jahren zwar deutlich weniger junge Männer gesundheitlich riskante Mengen Alkohol zu sich nehmen, der **Rückgang bei jungen Frauen hingegen nur minimal ausgefallen** ist. Die Quote von jungen Männern und Frauen ist inzwischen fast gleich.

Dabei sind **Frauen** eindeutig **empfindlicher**, was Alkohol angeht. Trotz niedrigerer Grenzwerte werden **Leber, Hirn, Herz und Kreislauf** früher und stärker **geschädigt**, und auch die **Krebsgefahr** steigt schneller an, wenn Frauen über dem Limit trinken. Zwar geht es nicht darum, jedes Glas zu verbieten. Aber Frauen müssen stärker aufpassen als Männer, wie viele Suchtstoffe sie zu sich nehmen.

Die Grenze für gemäßigtes Trinken wird für Männer in der Fachliteratur mit maximal zwei Drinks angegeben – **ein Drink entspricht ungefähr einem 0,4-Liter-Glas Bier, halb so viel Wein oder einem Schnaps.** Für Frauen liegt die Höchstmenge, ab der es gesundheitlich gefährlich werden kann, nur knapp halb so hoch.

Tägliche maximale Alkoholdosis bei Männern und Frauen

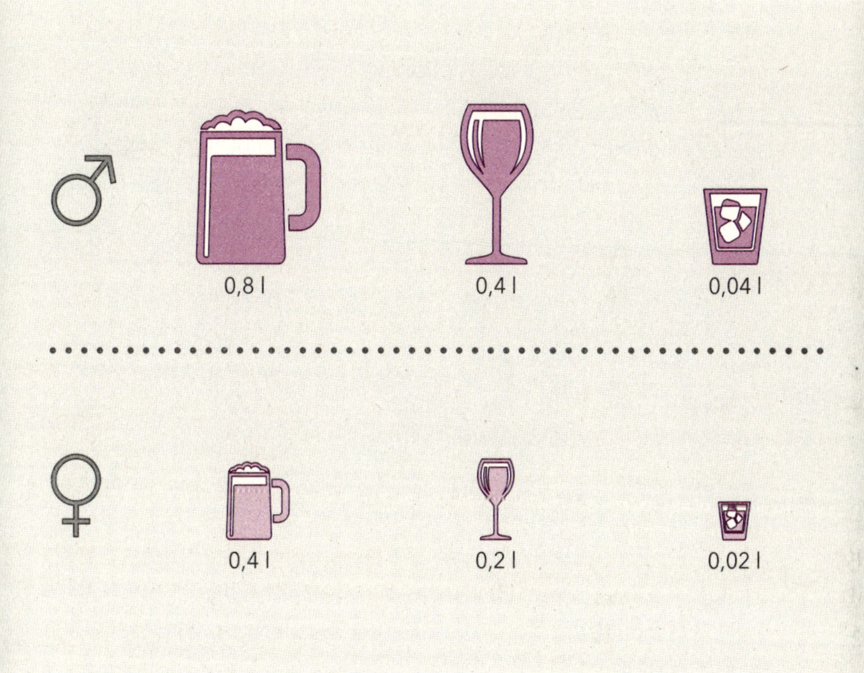

Gefährliche Verharmlosung

Die Gefahren durch Alkohol werden immer noch verharmlost. Dabei konsumieren **in Deutschland** laut Robert Koch-Institut 9,6 Millionen Menschen Alkohol in riskanter Form. 1,3 Millionen gelten als alkoholabhängig, **74 000 Menschen sterben jährlich an den Folgen des Rausches.** Exzesse sind auch hier sehr verbreitet; **10,8 Prozent der Frauen** und 31 Prozent der Männer **trinken mindestens einmal im Monat übermäßig,** was Forscher mit sechs oder mehr Alkoholika bei einer Gelegenheit definieren.

Übermäßiger Alkoholkonsum ist übrigens entgegen anderslautender Vorurteile ein **Problem aller Gesellschaftsschichten.** Wer viel arbeitet, neigt sogar zu riskanterem Alkoholkonsum. Darunter verstehen Suchtmediziner mehr als 14 Drinks für Frauen und mehr als 21 für Männer in der Woche. Wird die empfohlene Höchstdosis regelmäßig überschritten, drohen Leber, Hirn, Herz und andere Organe Schaden zu nehmen. Dass viel Arbeit viel Alkohol nach sich zieht, gilt laut aktueller Analyse gleichermaßen für Männer wie Frauen in allen sozialen Schichten und Ländern. Die negativen Folgen exzessiver Arbeitswut sind unabhängig von Geschlecht, Alter oder Klasse.

Ein bisschen Alkohol gilt nicht nur als harmlos, sondern womöglich gar als gesundheitsfördernd. Wer Wein zu sich nimmt, steht im Ruf des Genießers, der etwas für sein Herz tut. Dabei ist selbst diese Vermutung umstritten. Dafür gibt es Belege, dass schon wenig Alkohol das Krebsrisiko erhöht. Demnach könnten **13 Prozent der Tumore in Brust, Enddarm, Leber, Speiseröhre und Rachen** auf Alkohol zurückgehen. Die neuen Belege gehen auf die »Million Women Study« zurück, für die von 1996 bis 2001 mehr als 1,28 Millionen britische Frauen untersucht wurden. Die meisten Teilnehmerinnen der Studie nahmen täglich ein Glas Alkohol zu sich – eine übliche Menge in westlichen Ländern. Während der siebenjährigen Nachbeobachtungszeit erkrankten fast 70000 Frauen an Krebs.

Demnach treten statistisch unter 1000 Frauen elf Fälle an Brustkrebs, ein Krebs im Rachenraum und ein Enddarmkrebs zusätzlich auf, wenn Frauen täglich ein Glas Alkohol trinken. Das Risiko für Krebs der Speiseröhre und des Kehlkopfs steigt überproportional, wenn Frauen zusätzlich rauchen. Der Anstieg erscheint gering, aber da Alkohol so verbreitet ist, hat das enorme gesundheitliche Auswirkungen. Das Risiko durch Alkohol ist unabhängig davon, ob die Frauen Wein, Bier oder andere Spirituosen zu sich nehmen.

Alkohol macht mittels verschiedener Mechanismen krank. Hirn- und Leberzellen schädigt er direkt. Er erhöht die Konzentration der Geschlechtshormone im Blut, wodurch Brustkrebs gefördert werden kann. Wenn Raucher trinken, dient Alkohol zudem als Lösungsmittel für Karzinogene im Tabak.

Unser ärztlicher Rat: Alkohol gilt nach wie vor gesellschaftlich als weithin akzeptiert. Darüber geht das Bewusstsein für die Gefahren verloren. Frauen trinken inzwischen fast so viel wie Männer, sind aber weitaus empfindlicher für die körperlichen Schädigungen. Es geht nicht darum, jedes Glas zu verbieten, aber die Wahrnehmung für die Bedrohung durch regelmäßiges oder übermäßiges Trinken zu schärfen.

Vorbeugung gegen mürbe Knochen

Es ist eigentlich ganz einfach: **Ausreichend Bewegung** ist entscheidend, um Osteoporose und Knochenbrüche zu verhindern. Dies gilt besonders für Frauen nach dem 60. Lebensjahr, ist aber auch vorher schon ratsam. Ausreichend Kalorien zuzuführen ist ebenso wichtig wie eine ausgewogene Ernährung. Kalzium-Zusatzpräparate sind nicht nötig, auch wenn viele Menschen denken, dass sie sich damit im Alter etwas Gutes tun. Der Forschungsstand zeigt jedoch, dass dies nicht günstig ist. Die reine Kalzium-Gabe bringt zudem nichts, wenn nicht genügend Vitamin D vorhanden ist. Auf **ausreichend Aufenthalt in der Sonne sowie Vitamin-D-haltige Lebensmittel wie Innereien, fetten Fisch, Eier und Milchprodukte** sollten Frauen deshalb auch achten.

Statt bis zu 1200 Milligramm Kalzium am Tag als optimale Zufuhr zu erklären, wie dies etwa die Osteoporose-Vereinigung der USA proklamiert, reichen schon 700 bis 800 Milligramm täglich aus – und diese werden fast immer mit der normalen Nahrung aufgenommen. Das pharmakritische Institut für Qualität und Wirtschaftlichkeit im Gesundheitswesen (IQWiG) hält sogar maximal 500 Milligramm Kalzium täglich für ausreichend, weil sonst die Gefahr von Nierensteinen steigt. Diese Menge ist fast immer in der Nahrung enthalten.

Neben Kalzium ist **Vitamin D** wichtig für die Knochen, weil es ihnen dabei hilft, Kalzium aufzunehmen. Unter Mitwirkung von **Sonnenlicht** – 15 Minuten im Sommer, 10 bis 25 Minuten im Herbst und Winter – auf Gesicht und Händen bildet der Körper den Großteil des Vitamin D selbst. Um einen ausreichenden Nutzen zu erzielen, reicht es, wenn Hände und Gesicht unbekleidet sind.

Frauen ab 65 Jahren können von einer zusätzlichen Vitamin-D-Gabe profitieren, besonders wenn sie wenig an der Luft oder chronisch krank sind. Raucherinnen haben ebenfalls mehr Bedarf. Im Winter sind 800 bis 1000 Einheiten pro Tag als tägliche Schmelztablette oder in einer wöchentlichen Dosis angeraten, im Sommer reichen 500 Einheiten.

Es ist normal, dass im Alter die Knochen weicher werden. Ständige Messungen der **Knochendichte** sind deshalb unnötig, wenn sie keine Konsequenzen haben, außer die Frauen zu verunsichern und nur zu weiteren Kontrollen führen. Die Knochendichtemessung wird häufig als eine IGeL-Leistung (Individuelle Gesundheitsleistung) von Radiologen und Frauenärzten angeboten und in ihrer Bedeutung überschätzt.

Einer der am meisten unterschätzten Faktoren für starke Knochen ist Zufriedenheit. **Eine aktive und fröhliche Frau** hat statistisch gesehen **festere Knochen** und eine stärkere Muskulatur als eine depressive, inaktive Frau. Fröhlichkeit ist Balsam für Knochen – ein Spruch, den Orthopäden ihren Patienten immer wieder nahebringen sollten. Vereinfacht und wissenschaftlich fundiert kann man sagen: Glück stärkt die Knochen!

Umgekehrt gilt dieses Diktum leider auch. Der Mineralgehalt des Skelettsystems wird bei **Schwermütigen** – vermutlich durch ständige Belastungen, die als chronischer Stress empfunden werden und zu einem erhöhten Kortisolspiegel führen – so vermindert, dass es innerhalb von zehn Jahren zu 40 Prozent mehr Knochenbrüchen unter Depressiven kommt. Dichtemessungen zeigen, dass die Knochen bei depressiven Frauen erheblich dünner sind als bei den psychisch stabilen. So zeigt der Oberschenkelhals bei 17 Prozent der Frauen mit Depressionen einen **Schwund der Knochenmasse,** während die Knochen nur bei 2 Prozent der normal gestimmten Frauen solche Veränderungen aufweisen. Der Knochen ist kein starres Material, sondern auch ein Spiegel des Gemüts und der Seele.

Unser ärztlicher Rat: Bewegung stärkt die Knochen, ebenso wie gute Stimmung. Um die Knochendichte zu erhöhen, ist nicht das ausgefeilte Sportprogramm nötig. Auch regelmäßige Spaziergänge und Sonnenlicht tragen dazu bei. Knochendichtemessungen werden viel zu oft empfohlen. Vitamin D ist gerade für ältere Frauen sinnvoll.

Bewegung hält gesund

Es ist unbestritten, mit **Ausdauersport** lässt sich die **Lebenserwartung** beträchtlich **steigern.** Je nach Untersuchung sind im statistischen Mittel drei, fünf oder sogar neun Jahre mehr drin für die, die regelmäßig laufen, schwimmen, radeln, rudern oder anderweitig ihre Langstreckenfitness schulen. Allerdings sollte man die gewählte Sportart wirklich gerne mögen und sich nicht dabei quälen, kalauern Sportmediziner, denn die gewonnene Lebenserwartung geht fürs Training drauf.

Wer **regelmäßig Sport** treibt, **senkt** seine **Gesundheitsrisiken um 30 bis 40 Prozent** und erkrankt seltener an **Infarkt, Krebs** oder **Schlaganfall.** Unterschiedliche Angaben gibt es hinsichtlich der richtigen Dosis. Optimal sind der Weltgesundheitsorganisation zufolge **mindestens 150 Minuten** moderate Bewegung **pro Woche.** Es ist allerdings wichtig, diese zweieinhalb Stunden Sport sozialkompatibel zu gestalten, sodass Familie und Freundeskreis nicht darunter leiden. Für den gesundheitlichen Nutzen ist es egal, ob man zweimal je 75 Minuten am Wochenende Sport treibt oder fünfmal jeweils 30 Minuten über die Woche verteilt.

Da viele Menschen vor diesem hohen Pensum zurückschrecken, wurde untersucht, wie viel es bringt, wenn man sich weniger als 150 Minuten wöchentlich bewegt. Eine geringere Dosis ist auch bereits von erstaunlichem Nutzen: **75 Minuten intensive Anstrengung** in der Woche sind beispielsweise **ähnlich günstig wie die doppelte Menge mit geringerer Belastung.** Wer sich also am Wochenende auspowert, tut etwas für seine Gesundheit, auch wenn er nicht auf die angestrebten 150 Minuten kommt.

Viele Menschen halten allerdings sogar diese reduzierten Vorgaben von regelmäßiger Bewegung ab, da sie vor den hohen

Ansprüchen von vornherein kapitulieren. Dabei ist auch noch weniger Sport bereits segensreich für Herz und Kreislauf. Schon die kleinste Einheit ist besser, als gar nichts zu tun.

Schon **fünf Minuten Jogging am Tag** stärken Herz und Kreislauf und senken das Risiko für einen Herz-Kreislauf-Tod erheblich. Bereits ein kurzer Lauf täglich nutzt also der Gesundheit. Jene, die auch nur ein bisschen laufen, leben immerhin im Mittel mehr als drei Jahre länger als die Nichtläufer. Das Risiko, an Herz-Kreislauf-Problemen zu sterben, ist um 30 Prozent gegenüber den Bewegungsmuffeln gesenkt.

Es gibt also eine Art sportliches Minimalprogramm. Selbst wer nur auf 35 Minuten Ausdauersport pro Woche kommt und nur kurze Strecken absolviert, profitiert gesundheitlich. Fehlende Zeit ist eines der größten Hindernisse für die Leute, sich

Bewegung hält fit und gesund

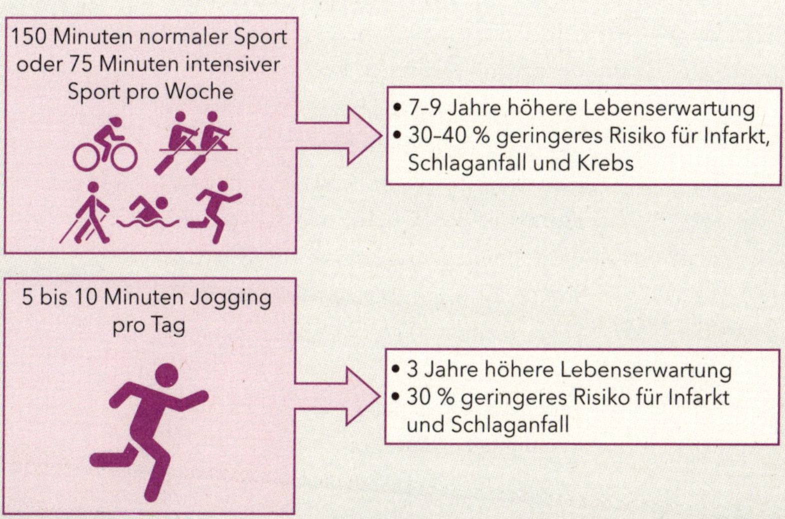
150 Minuten normaler Sport oder 75 Minuten intensiver Sport pro Woche
• 7-9 Jahre höhere Lebenserwartung
• 30-40 % geringeres Risiko für Infarkt, Schlaganfall und Krebs
5 bis 10 Minuten Jogging pro Tag
• 3 Jahre höhere Lebenserwartung
• 30 % geringeres Risiko für Infarkt und Schlaganfall

regelmäßig zu bewegen. Das motiviert vielleicht Menschen, mit Sport zu beginnen, weil diese Ziele locker erreicht werden können. Ein Lauf von fünf bis zehn Minuten täglich ist bereits wirkungsvoll.

Vermutlich ist es sinnvoller, **Bewegungsmuffel zu ein wenig Aktivität zu motivieren,** statt das ferne Wochenprogramm von 150 oder 200 Minuten im Blick zu haben. Manche Frauen müssen komplett von vorn anfangen, denen nützt ein Übungsplan mit dreimal 45 Minuten Jogging wöchentlich gar nichts. Für sie ist es bereits ein Erfolg, wenn sie kurze Strecken laufen oder eine halbe Stunde lang zügig gehen können. Der größte Nutzen für Herz, Kreislauf und Lebenserwartung stellt sich ein, wenn ein paar schweißtreibende Minuten in den trägen Alltag eingebaut werden.

Unser ärztlicher Rat: Bewegung ist gesund, auch schon in einer geringen Dosis. Besser häufige, kurze Einheiten als seltene, aber dafür intensive. Wichtig ist es, für sich die richtige Bewegung zu finden und Spaß daran zu haben. Es muss nicht das Fitnessstudio oder die Jogging-Runde sein, auch Tanzen oder Rudern stärken die Ausdauer.

Nachwort

Frauen spüren häufig, was ihnen hilft und was sie brauchen. Dieses Gefühl ist ein ziemlich guter Kompass für alle Entscheidungen, die ihr Wohlbefinden und ihren Körper betreffen. Wir wollen Frauen ermutigen, auf ihr »Bauchgefühl« zu hören, ihren Körper besser kennenzulernen und wertzuschätzen und sich nicht irritieren und verängstigen zu lassen.

Ebenso wichtig wie das Gespür dafür, was individuell richtig und angemessen ist, sind aber auch unabhängige Informationen und Aufklärung. Es braucht manchmal Neugier, Offenheit und Toleranz, um sich von lieb gewonnenen Ansichten zu trennen und von neuen oder besseren Argumenten überzeugen zu lassen. Ausgewogenes Wissen, eigene Erfahrungen und Kenntnisse tragen dazu bei, sich im Dschungel der medizinischen Angebote und Versprechen nicht zu verirren.

Was für eine Frau stimmig ist, muss für die andere noch lange nicht stimmen. »Richtig und Falsch« trifft in der Medizin nie auf alle Frauen zugleich zu. Wenn wir mit diesem Buch einen Beitrag dazu leisten können, dass Sie den passenden Weg für sich finden, haben wir unser Ziel erreicht.

Nützliche Adressen

Beratung u. a. zu den Untersuchungen während der Schwangerschaft
Pro familia: www.profamilia.de
Bundeszentrale für gesundheitliche Aufklärung: www.bzga.de

Welche Medikamente sind während der Schwangerschaft erlaubt
Arzneimittelsicherheit in Schwangerschaft und Stillzeit: www.embryotox.de

»Ausbildung« für werdende Eltern
»Sichere Ausbildung für Eltern«: www.safe-programm.de

Nach dem Verlust eines Kindes, ob durch eine Fehl- oder Totgeburt oder im Kleinkindalter
Bundesweite Selbsthilfegruppe »Schatten und Licht«: www.schatten-und-licht.de
Selbsthilfe für verwaiste Eltern: www.initiative-regenbogen.de
Selbsthilfegruppen »Leere Wiege« (regional organisiert), z. B.: www.leere-wiege-hannover.de

Kriterien für eine erhöhte Wahrscheinlichkeit, an Brust- oder Eierstockkrebs zu erkranken
Arbeitsgemeinschaft Gynäkologische Onkologie e. V.: www.ago-online.de

Beratungsstellen für krebskranke Mütter und ihre Kinder
Stiftung Mutter und Kind: www.bundesstiftung-mutter-und-kind.de
Rexrodt von Fircks Stiftung: www.rvfs.de

Der Medizinische Dienst der Krankenkassen führt alle rund 350 IGeL-Leistungen auf und bewertet sie: www.igel-monitor.de

Institut für Qualität und Wirtschaftlichkeit im Gesundheitswesen
www.gesundheitsinformation.de

Wildwasser – Beratungsstelle gegen sexualisierte Gewalt
www.wildwasser.de

Hilfetelefon »Gewalt gegen Frauen«
08000 116 016

Arbeitskreis Frauengesundheit in Medizin, Psychotherapie und Gesellschaft e. V.
www.akf-info.de

Website von Dr. med. Silke Bartens
www.drbartens.de

Website von Dr. Werner Bartens
www.werner-bartens.de
https://youtube.com/c/DrmedWernerBartens

Experten und Quellen

Wir haben mit vielen Patientinnen, Ärzten und Wissenschaftlern geredet oder uns ihre Erkenntnisse zunutze gemacht. Unser Buch geht in manchen Teilen auf die Arbeiten und Anregungen folgender Experten zurück, vielen Dank dafür:

Prof. Dr. Emanuele Di Angelantonio, Universität Cambridge

Prof. Dr. Gerd Antes, Deutsches Cochrane-Zentrum, Freiburg

Prof. Dr. Karl-Heinz Brisch, Experte für Bindungsstörungen am Haunerschen Kinderspital der Universität München

Prof. Dr. Marie-Luise Dierks, Gesundheitswissenschaftlerin an der Medizinischen Hochschule Hannover

Prof. Dr. Peter Gøtzsche, Nordisches Cochrane-Zentrum, Kopenhagen

Prof. Dr. Peter Henningsen, Chefarzt für Psychosomatik an der Technischen Universität Freiburg

Prof. Dr. Sven Mahner, Direktor der Universitätsfrauenklinik München

Prof. Dr. Ingrid Mühlhauser, Gesundheitswissenschaftlerin an der Universität Hamburg

Prof. Dr. Mikko Myrskylä, Max-Planck-Institut für demografische Forschung in Rostock

Prof. Dr. Martin Reincke, Hormonexperte an der Ludwig-Maximilians-Universität München

Prof. Dr. Anke Rohde, Professorin für Gynäkologische Psychosomatik an der Universitätsklinik Bonn

Prof. Dr. Carl Scheidt, Chefarzt für Psychosomatik in Freiburg

Prof. Dr. Norbert Schmacke, Gesundheitswissenschaftler an der Universität Bremen

Prof. Dr. Petra Thürmann, Klinische Pharmakologin in Wuppertal

Quellennachweis Infografiken

Entwicklung der Brust und der Schambehaarung in der Pubertät: die Tanner-Stadien (S. 27)
Datengrundlage: H. Stolecke (Hrsg.): *Endokrinologie des Kindes- und Jugendalters*, Springer, Berlin / Heidelberg 1997, S. 568. Illustration nach nach Michal Komorniczak / wikipedia.

Faktoren, die zu einem früheren Pubertätsbeginn beitragen (S. 29)
Datengrundlage: Recherche der Autoren.

Pubertätsbeginn bei Mädchen seit dem 19. Jahrhundert (S. 31)
Datengrundlage: N. Kluge: *Beiträge zur Sexualwissenschaft und Sexualpädagogik*, 2007.

Anteil der Frauen, die im Intimbereich rasiert sind (S. 52)
Datengrundlage: D. Herbenick u. a.: Pubic Hair Removal among Women in the United States: Prevalence, Methods, and Characteristics, in: *Journal of Sexual Medicine* 7 (10), 2010, S. 3322–3330.

Typische PMS-Symptome (S. 63)
Datengrundlage: Recherche der Autoren.

Typische psychosomatische Beschwerden (S. 66)
Datengrundlage: Recherche der Autoren.

Typische Ursachen für akuten Unterbauchschmerz bei jungen Frauen (S. 84)
Datengrundlage: Recherche der Autoren.

Der Pearl-Index (S. 122–123)
Datengrundlage: Recherche der Autoren.

Abnehmende Pillenstärke seit 1960 (S. 131)
Datengrundlage: Recherche der Autoren.

Thromboserisiko bei typischen Pillen (S. 133)
Datengrundlage: Recherche der Autoren.

Entstehung neuen Lebens nach der Befruchtung (S. 156–157)
Datengrundlage: Recherche der Autoren.

Die Wahrscheinlichkeit, ein Kind mit Down-Syndrom zu bekommen, in Relation zum Alter der Mutter (S. 171)
Datengrundlage: U. Sancken u. a.: Die Bedeutung des mütterlichen Alters für die Entstehung von numerischen Chromosomenaberrationen, in: *Journal für Reproduktionsmedizin und Endokrinologie 2* (2), 2005, S. 109–114.

Totgeburten weltweit (S. 205)
Datengrundlage: V. Flenady u. a.: Stillbirths. Recall to Action in High-Income Countries, in: *Lancet 387*, 2016, S. 691-702 (doi.org/10.1016/S0140-6736(15)01020-X).

Weltweite Hausgeburtenraten (S. 210)
Datengrundlage: *Qualitätsbericht 2010. Außerklinische Geburtshilfe in Deutschland* und R. Zielinski u. a.: Planned Home Birth. Benefits, Risks, and Opportunities, in: *International Journal of Women's Health 7*, 2015, S. 362 (doi.org/10.2147/IJWH.S55561).

Entwicklung der Kaiserschnittrate in Deutschland (S. 218)
Datengrundlage: Statistisches Bundesamt und geburtskanal.de

Weltweite Kaiserschnittraten (S. 224)
Datengrundlage: G. Molina u. a.: Relationship between Cesarean Delivery Rate and Maternal and Neonatal Mortality, in: *Journal of the American Medical Association 314* (21), 2015, S. 2263–2270 (doi:10.1001/jama.2015.15553).

Wo werden die meisten Kaiserschnitte in Deutschland durchgeführt? (S. 225)
Datengrundlage: Bertelsmann Stiftung, faktencheck-gesundheit.de, 2011.

Anteil der Mütter und Väter, die eine postpartale Depression entwickeln (S. 240)
Datengrundlage: Recherche der Autoren.

Ursachen für ungewollte Kinderlosigkeit bei Frauen und Männern (S. 264)
Datengrundlage: Recherche der Autoren.

Konisation des Muttermundes (S. 276)
Datengrundlage: Illustration nach portale.aok.de.

Gebärmutterhalskrebs bei Frauen in Deutschland (S. 281)
Datengrundlage: Gesundheitsinformation.de/IQWIG.

Gebärmutterhalskrebs bei Frauen weltweit (S. 282)
Datengrundlage: L. Bruni u. a.: *Human Papillomavirus and Related Diseases in the World.* Summary Report auf www.hpvcentre.net am 27.7.17.

Symptome bei Eierstockkrebs (S. 296)
Datengrundlage: Recherche der Autoren.

Verteilung von Tumoren in der Brust (S. 304)
Datengrundlage: C. Byer u. a.: *Dimensions of Human Sexuality,* McGraw-Hill, New York 1999.

TNM-Klassifikation (S. 313)
Datengrundlage: C. Wittekind u. a. (Hrsg.): *TNM. Klassifikation maligner Tumoren,* Wiley, Weinheim 2010, 7. Auflage, S. 6.

Wie sinnvoll ist das Mammografie-Screening? (S. 354)
Datengrundlage: G. Gigerenzer: Breast cancer screening pamphlets mislead women, in: *British Medical Journal Online 2014* (doi: 10.1136/bmj.g2636).

Schaden und Nutzen des Mammografie-Screenings (S. 361)
Datengrundlage: G. Gigerenzer: Breast cancer screening pamphlets mislead women, in: *British Medical Journal Online 2014* (doi: 10.1136/bmj.g2636).

Ausgewählte Übungen zum Beckenbodentraining (S. 408)
Datengrundlage: nach bgv-blasenschwaeche.de.

Anteil der Frauen in Deutschland, denen die Gebärmutter entfernt wurde (S. 414)
Datengrundlage: Robert Koch-Institut, 2014.

Tägliche maximale Alkoholdosis bei Männern und Frauen (S. 441)
Datengrundlage: Recherche der Autoren.

Bewegung hält fit und gesund (S. 447)
Datengrundlage: Recherche der Autoren.

Register